CW01509100

Síndrome del intestino irritable
Para no dar palos de ciego

SII para no dar palos de ciego.
Dr. Antonio Linares Rodríguez

ISBN: 9798374204100.

No se permite la reproducción total o parcial de este libro, ni su incorporación a un sistema informático, ni su transmisión en cualquier forma o por cualquier medio, sea éste electrónico, mecánico, por fotocopia, por grabación u otros métodos, sin el permiso previo y por escrito del editor. La infracción de los derechos mencionados puede ser constitutiva de delito contra la propiedad intelectual (Art. 270 y siguientes del Código Penal)

© de las imágenes. Las imágenes originales son de diseño propio (Dr Antonio Linares Rodríguez, Ramón Alonso Cajigas, Félix Castañon) o de istockphoto.com. En aquellas con información en inglés el autor la tradujo al castellano. Algunas imágenes fueron realizadas con bioRender.com

Maquetación: Contracorriente

© Primera edición en libro electrónico (epub): 2022. Antonio Linares.

Síndrome del intestino irritable
Para no dar palos de ciego

Dr. Antonio Linares Rodríguez

"Nuestro propósito principal en esta vida
es ayudar a otros.
Y si no puedes ayudarles,
al menos no les hagas daño"

Dalai Lama

Muchísimas gracias por confiar en mí
y tomarte la molestia
de adquirir este Libro

Agradezco a Ramón Alonso Cajigas
su ayuda técnica y sus consejos.

*Para todos los pacientes que padecen un síndrome
del intestino irritable, sobre todo para aquellos que
intentando buscar una salida se han visto atrapados en
un laberinto de intereses.*

*Para mis pacientes.
Sabéis que todo lo que hago es por vosotros.*

*Para mi familia, por quererme tanto
y por ser tan comprensiva con mis largas horas recluido
en mi despacho, robándoles una parte de ese escaso
tiempo de ocio que debería compartir con ellos.*

INDICE

1. Introducción

Existen unos mil millones de personas en el mundo que padecen **síndrome del intestino irritable** (probablemente la cifra se quede corta, si nos atenemos a los estudios de prevalencia); es posible que tú seas uno de ellos, ya que te estás planteando leer este manual, aunque tal vez no te lo hayan diagnosticado.

Muchas personas lo ignoran, no están correctamente diagnosticadas ni tratadas y **dan palos de ciego** buscando tratamientos que no resuelven su problema.

Si sufres de dolor abdominal, distensión o hinchazón, estreñimiento o diarrea probablemente este sea el diagnóstico más verosímil, aunque todavía nadie se tomó 30 minutos para explicarte cuáles son las causas más probables y las medidas más razonables para mejorar.

Porque vivimos en un mundo en donde el tiempo es oro y todo el tiempo que excede solicitar una prueba diagnóstica pulsando una tecla o realizar una prescripción electrónica pulsando otra tecla es un tiempo excesivo que condena a quienes lo necesitan para mejorar a recorrer laberintos interminables en los que los augurios o indicaciones de una salida feliz muchas veces no son más que un espejismo, un enredo, una farsa.

Cada ser humano vive sus síntomas de forma personal, única, cada cual vive su propio sufrimiento, y por eso también requiere un trato personalizado. Aunque en ese manual no puedo entrar en particularidades, durante su lectura te sentirás identificado innumerables veces con el contenido, que es fruto de toda una vida tratando pacientes con esta patología. Eso contribuirá no sólo a orientarte, sino también a aliviarte.

La medicina ha experimentado afortunadamente unos cambios extraordinarios en muchos ámbitos, en consonancia con el progreso científico y tecnológico, sobre todo en el campo de las infecciones, de la prevención de las enfermedades cardiovasculares y en oncología, y gracias a ello la esperanza de vida se ha incrementado de forma espectacular en las últimas décadas y es la mayor de la historia de la humanidad.

Por sorprendente y paradójico que resulte, los pacientes con **síndrome del intestino irritable**, siguen sufriendo gran parte de su vida, sin apenas avance alguno en las últimas décadas.

Después de toda una vida dedicado a la gastroenterología, que me ha ofrecido la oportunidad de vivir con entusiasmo avances espectaculares como la curación de la hepatitis C, el trasplante de hígado, los tratamientos biológicos en el campo de la enfermedad de Crohn y de la colitis ulcerosa, la virtual desaparición de la úlcera péptica después del descubrimiento de su relación con el Helicobacter Pylori y los extraordinarios avances en oncología, de forma más notable en el cáncer de hígado, una de mis mayores frustraciones ha sido que tantos y tantos pacientes con **SII** sigan sufriendo sin haberles podido ofrecer hasta hace muy poco tiempo un tratamiento realmente eficaz.

He vivido con ilusión el desarrollo y la comercialización de algunos fármacos muy prometedores para el tratamiento de esta enfermedad, pero la mayoría acabaron siendo un estrepitoso fracaso, y algunos incluso han sido retirados del mercado farmacéutico.

He intentado seguir todos los avances científicos, todas las guías clínicas; he puesto toda mi ilusión, mi empeño, mi entusiasmo, mi tiempo y mis conocimientos al servicio de los pacientes... pero en muchos todo ha resultado inútil.

Hasta hace muy poco tiempo apuntamos a una diana que no era la correcta. Ahora comenzamos a vislumbrar dónde radica el problema.

Para mí lo más cómodo sería escribir un manual de autoayuda al uso, uno de tantos, sencillo, en el que te contase más de lo mismo, para regalarte el oído con buenas noticias y explicarte con entusiasmo las medidas terapéuticas de moda y las que se contemplan en el corto plazo.

Pero no van por ahí los tiros. No busco otra farsa más, otra salida errónea en el laberinto en el que tal vez te encuentras, aunque vendería más manuales y sería políticamente correcto, que al fin y al cabo es también lo que está de moda en todos los ámbitos: cultural, social, económico, político...

Los pacientes con enfermedades crónicas benignas como el **SII** son los consumidores y en ocasiones víctimas incautos de promesas, de ilusiones, de remedios milagrosos...Intentaremos dar una visión lo más objetiva y sincera posible, sin dogmatismos y tratando de resaltar lo que parece más útil y prometedor, a la luz de los conocimientos científicos actuales.

En resumen, me voy a centrar en todo aquello que le puede beneficiarte de forma eficaz y a largo plazo, lo que puede mejorar tu calidad de vida y hacerte más feliz, sin que tengas que invertir una partida de tu presupuesto en promesas que, una vez más, te acabarían decepcionando.

Me puedo equivocar una vez más, pero nada más lejos de mi intención. Hasta hace menos de 10 años la mayoría de las publicaciones concluían que la dieta era irrelevante en el síndrome del intestino irritable. Yo lo defendía con vehemencia. Contradecía a veces a mis colegas y a los expertos en dietética. Me he tenido que tragar mis palabras... En el momento actual está demostrado que algunas dietas son muy importantes en muchos pacientes.

La mayoría de los pacientes con síndrome del intestino irritable que llegan a mi consulta ya han recorrido un tortuoso camino de consultas y tratamientos, llegan frustrados y desesperanzados por el fracaso, por el desencanto, porque nadie los escucha, porque están hartos de que les digamos: "se lo voy a cambiar por este otro (producto) que es más nuevo y va muy bien". Pulsamos una tecla y un nuevo producto aparece en la impresora o se incorpora a nuestra tarjeta sanitaria electrónica.

Por ello me he planteado, desde mi experiencia, desde mi frustración y desde una reflexión profunda, la humilde tarea de informar de la forma más clara, sincera y concisa posible acerca de esta enfermedad con la confianza de que sea realmente de ayuda para ti, por más que algunas informaciones incluso te molesten o incomoden.

Pero a veces es necesario tocar fondo para salir reforzado, para emprender un camino distinto que nos lleve a buen puerto.

No pretendo cambiar nada en la sociedad, absolutamente nada, así que nadie tiene porque ofenderse y lanzarme dardos envenenados. Cuento con grandes amigos en la industria farmacéutica y de la alimentación, así como entre profesionales no médicos que intentan ayudar a los pacientes con **SII**: nutricionistas, farmacéuticos, psicólogos. Saben que me esfuerzo en separar el trigo de la paja, en seleccionar lo que sí sirve, sin descartar nada ni a nadie porque sí.

Saben que lo que no tolero y me crispa sobremanera es que se les utilice priorizando el beneficio económico, prometiendo el oro y el moro, ahora que están tan de moda toda suerte de populismos, pero sin curarles. Porque si se curan se termina la gallina de los huevos de oro.

Este manual es una cuestión entre tú, querido paciente y yo. Una conversación privada, sin ofender a nadie, sin destruir nada, y profundizando en lo que de verdad importa. Espero que tú salgas francamente mejorado, aunque tal vez con la penitencia de renunciar a algunas de tus creencias, de ruborizarse ante algunos hechos, ante algunas verdades o formas de entender la enfermedad distintas de cuanto le habían contado.

Ojalá aparezca pronto un fármaco realmente eficaz para tratar el **SII**, para tratarlo de verdad, y este manual quede obsoleto y sea considerado un ejemplo de ridiculez divulgativa. Sin embargo, estoy seguro que su lectura no te va a decepcionar.

El **SII** constituye un problema muy complejo y difícil porque intervienen factores genéticos, personales, familiares y sociales que en ocasiones acaban asociados a problemas psicopatológicos graves.

Yo no puedo cambiar tus genes, ni tu educación en la infancia; el médico no puede resolver el problema de una madre con dolor abdominal que ha perdido a su hijo de 20 años o a la esposa que hincha hasta parecer un embarazo a término viviendo en una situación precaria con un marido alcohólico, y no le llega al salario a fin de mes; tampoco puede resolver la vida de un brillante ejecutivo que viaja 100.000 km al año con diarrea incontrolable cada vez que le espera una reunión complicada en algunos de los países por los que viaja. Yo no puedo trastocar los planes de tu vida, porque tal vez tu vida es la mejor de las posibles.

Todo lo que puedo hacer es aconsejarte, proporcionarte la información y los medios para que a pesar de tus circunstancias, tus síntomas te permitan una aceptable calidad de vida o incluso te olvides de ellos largas temporadas. No puedo cambiar los hechos, pero sí puedo hacer todo lo posible para reducir tus síntomas y para hacer que los vivas de una forma diferente.

Mi recomendación es que comiences este manual por el capítulo 16: "Lo que tienes que saber sobre el síndrome del intestino irritable si sólo dispones de 15 minutos"

A partir de ahí puedes leer en tus ratos libres, relajadamente, los demás capítulos. No es preciso seguir un orden determinado.

Aunque no he podido evitar recurrir en algunas ocasiones a información científica compleja, estoy seguro que la lectura de este manual te resultará entretenida y muy útil.

¡No tienes nada que perder si te tomas algunos minutos en su tiempo libre en ello!

En cambio tienes mucho que ganar. ¡Puedes mejorar sustancialmente tu calidad de vida!

¡Qué te mejores!

2. Una breve historia de desencuentro

"Una locura es hacer la misma cosa una y otra vez esperando obtener resultados diferente. Si buscas resultados distintos, no hagas siempre lo mismo"

Atribuida a Albert Einstein, pero también al Mariscal Rommel, a Mark Twain, a Benjamin Franklin e incluso a la escritora Rita Mae Brown

Entra en mi consulta la última paciente del día; son las 9 de la noche de una tarde fría de invierno en mi ciudad. Es la segunda paciente urgente que veo ese día, prolongando mi horario habitual de consulta. Es una hora a la que tendría que estar descansando con mi familia, pero la paciente insistió repetidamente acerca de la gravedad de su enfermedad y de su pésimo estado de salud e incluso consiguió que un médico afín nos llamase para que le hiciésemos el favor de atenderla cuanto antes. Había sido un día en el que habían consultado pacientes con problemas banales, pero otros de seguimiento con patología grave como colitis ulcerosa o cáncer, incluso un primer diagnóstico de cáncer. Un día en el que como casi siempre la entrada del paciente sucesivo se va retrasando porque a menudo los 30-45 minutos asignados para cada paciente resultan insuficientes. En la nota de la secretaria consta que "viene de Madrid", lo que siempre me abruma por mi temor a decepcionar a quien se toma el esfuerzo de desplazarse desde 500 km a mi consulta.

Se trata de paciente joven (27 años), elegante, impecablemente vestida, aunque el cuidado maquillaje de su cara y de sus ojos no ocultaba cierto rictus de tristeza. Excesivamente delgada (probablemente en una primera impresión no llegaría al índice de masa corporal mínimo de 18 kg/m^2).

Su porfolio, de un grosor de unos 3 cm. contenía obviamente una gran cantidad de documentos. Cuando llega a la consulta un paciente con una carpeta con tanta información me pongo en lo peor y me echo a temblar.

La invito a sentarse.

Lo primero que me cuenta es que viene a que le ayude porque le han hablado de mí, mientras se hace rizos con los mechones de sus cabellos.

Con su mirada triste, reservada, desconfiada, desesperada, rara vez mirando directamente a mis ojos, comienza a explicar todas las visitas a profesionales sanitarios, todas las pruebas diagnósticas y todos los tratamientos.

Está a punto de llorar cuando concluye que hasta entonces todo ello no ha funcionado.

Escucho todo lo atento y respetuosamente que puedo lo que me va contando.

Después de un largo rato le digo: "De acuerdo, Beatriz (nombre ficticio), pero me gustaría que me detallases cuáles son los síntomas, sobre todo los que más te molestan, desde cuándo los presentas y si sospechas de algo que los haya desencadenado".

De entrada, omite referirme esos detalles, que le parecen probablemente banales y de nuevo lleva la entrevista a su terreno. Insiste en que presenta un grave problema de permeabilidad intestinal que ahora están investigando en una clínica especializada de Madrid, por una "eminencia en la materia". No descartan un problema asociado de "histaminosis".

Asimismo manifiesta presentar un grave problema de intolerancia a alimentos de forma que todo lo que come le sienta mal y me relata que incluso los dos alimentos que tomaba últimamente y venía tolerando (arroz y pollo cocido) también le sientan mal y ya no sabe qué comer.

En su porfolio existe un exhaustivo test de microbiota, con la disbiosis que presenta y las recomendaciones nutricionales, que no sólo no han resultado útiles, sino que contribuyeron a agravar los síntomas. Otro cuaderno es el de la prueba de tolerancia a alimentos con una veintena de ellos, algunos esenciales para la salud, con punto rojo. Otro es un extenso estudio de pruebas de laboratorio incluyendo todas las vitaminas y oligoelementos, determinaciones que permiten supuestamente evaluar la permeabilidad intestinal, estudios genéticos y enzimáticos acerca de los cuales no existe una información científica contrastada acerca de su utilidad clínica, pero que en cualquier caso se encontraban dentro de los parámetros normales o a lo sumo mínimamente alterados, según los estándares de los laboratorios que los había realizado.

Me tomo el tiempo necesario para mirar respetuosamente los resultados, procurando que la paciente no perciba desinterés por mi parte en cuanto a las pruebas que aporta. Realmente me cuesta mirar página por página toda la información a una hora tan avanzada del día.

La sigo escuchando, continúa con referencias prioritariamente a todos los profesionales a los que ha acudido y a todas las medidas que le han recomendado.

Después de larga media hora de consulta consigo que me especifique cuáles son los síntomas. Estos consisten en dolor abdominal, distensión y estreñimiento, desde hace años. Relata los síntomas marcadamente emocionada y cuando habla de que su distensión abdominal por la tarde le produce una deformidad del abdomen que simula un embarazo a término, no puede evitar que una lágrima le recorra la mejilla después de estropearle el rímel.

Por otra parte presentó un largo período de amenorrea que ahora se subsanó con un tratamiento hormonal. Asimismo refiere muy a menudo dolor de cabeza, cansancio intenso desde que se levanta, molestias musculares a múltiples niveles y precisa levantarse por la noche a orinar, lo que agrava lo de por sí ya importante insomnio.

Últimamente ha precisado solicitar la baja laboral en su actividad como doctora en matemáticas en una importante corporación bancaria y sus relaciones interpersonales son prácticamente nulas. Carece de vida social e incluso las relaciones familiares se han deteriorado.

Insiste encarecidamente en que revise toda la información y una vez que lo haga, quiere que le explique la relación entre los síntomas, sus problemas de permeabilidad intestinal, de disbiosis, de posible histaminosis y el significado de las pruebas de laboratorio que me aporta... y que le recomiende unos alimentos que no la hinchen ni le produzcan dolor abdominal. El estreñimiento lo tiene aceptablemente bien resuelto con preparados de sen, que son prácticamente los únicos que no le hinchan.

Le explico que los síntomas son compatibles con un **síndrome del intestino irritable**, con la variante con estreñimiento. Pretendo informarla de que en esa patología existen factores probablemente genéticos, cambios en la microbiota y cuando se asocian otros síntomas además de los aparato digestivo suelen estar implicados factores emocionales (lo que rechaza rotundamente) y que desde luego la dieta es uno de los tratamientos, pero no el único y cuando no funciona es preciso recurrir a otros procedimientos para mejorar la calidad vida del paciente. Le explico brevemente la existencia y la importancia del sistema nervioso entérico o cerebro intestinal y su interacción con el sistema nervioso central y que no puede cerrarse en banda al empleo de determinados fármacos que han demostrado su utilidad y cuyos beneficios superan con creces los posibles efectos adversos.

A pesar de intentar hacerlo todo con el mayor cuidado, esmero y respeto, la paciente me mira con cara de incredulidad y me culpabiliza por no considerar a rajatabla unos diagnósticos de los mejores expertos en permeabilidad intestinal y nutrición, de reconocido prestigio en todo España, eminencias conocidas por los medios de comunicación y que tratan a prestigiosas modelos, "influencers" en las redes sociales y profesionales muy conocidos en todos los ámbitos.

Por otra parte la paciente, tal vez herida en su amor propio, me recuerda que es doctora en matemáticas y que revisa personalmente los artículos más destacados en las mejores revistas del mundo (me insiste en que son prestigiosas revistas publicadas en inglés, porque ella todo lo que lee está en inglés) y confirman sin duda su patología y concluye que lo que realmente espera de mí es que la diga qué alimentos puede comer sin que le agraven los síntomas e insiste en que no está dispuesta a tomar medicación alguna y que desde luego no ha venido para que cuestione su diagnóstico.

Le imprimo una revisión reciente en inglés del síndrome del intestino irritable que incluye los criterios diagnósticos (Roma IV), con las medidas terapéuticas más actuales (el último algoritmo terapéutico de la Sociedad Americana de Gastroenterología, obviamente en inglés) y le pido que ya que me tomé la molestia de leer sus informes se tome ella la molestia de leerlo también y de tomarlo en consideración. Es algo que no hago habitualmente, pero en su caso me pareció oportuno.

Le digo que me apena mucho que una persona tan inteligente y brillante (lo creo sinceramente) llegue a una situación tan dramática, no sé si por una orientación inicial inadecuada en la que se priorizaron más los intereses económicos que la búsqueda de una mejoría del paciente. Le insisto en que aunque no considere para nada mis criterios, se permita una reflexión sobre los mismos.

Le insisto para que no deje de considerar otras alternativas.

Dedico un tiempo adicional a explicarle lo que se conoce como cerebro digestivo, una especie de comunicación intestino-cerebro y las guías científicas recomiendan, cuando todos los tratamientos convencionales fallan, el empleo de otras técnicas y tratamientos farmacológicos que tienen la capacidad de actuar sobre el sistema nervioso produciendo un alivio de los síntomas.

Después de hora y media se va agradeciendo amablemente el tiempo que le he dedicado, pero muy educadamente me comenta que se marcha profundamente decepcionada y me recuerda que no cejará en el empeño de buscar a otros profesionales que la ayuden más que yo.

Intenté durante el largo tiempo de consulta racionalizarle el problema, ayudarla, hacerle ver que aquel no era el camino. La exploré cuidadosamente en la camilla, la traté con mimo y cariño, le realicé una ecografía abdominal como a todos mis pacientes, pues no sería la primera vez que pudiese encontrarme con un problema incidental grave.

"Lo que no voy a consentir es que nadie me envenene, no estoy dispuesta a tomar medicación alguna", sentencia.

La economía manda y probablemente los 40 euros que cobré de su compañía de seguros por intentar ayudarla, no pueden competir con los más de 10000 euros que llevaba desembolsado (tal vez derrochado) en profesionales y exámenes que no financian la mayoría de las pólizas de seguros.

Tal vez tú eres ese paciente y el médico soy yo mismo.

Tal vez tú eres uno de esos pacientes que me has visitado o has visitado a otro especialista de mi perfil.

Y la relación entre ambos acabó como el rosario del a aurora.

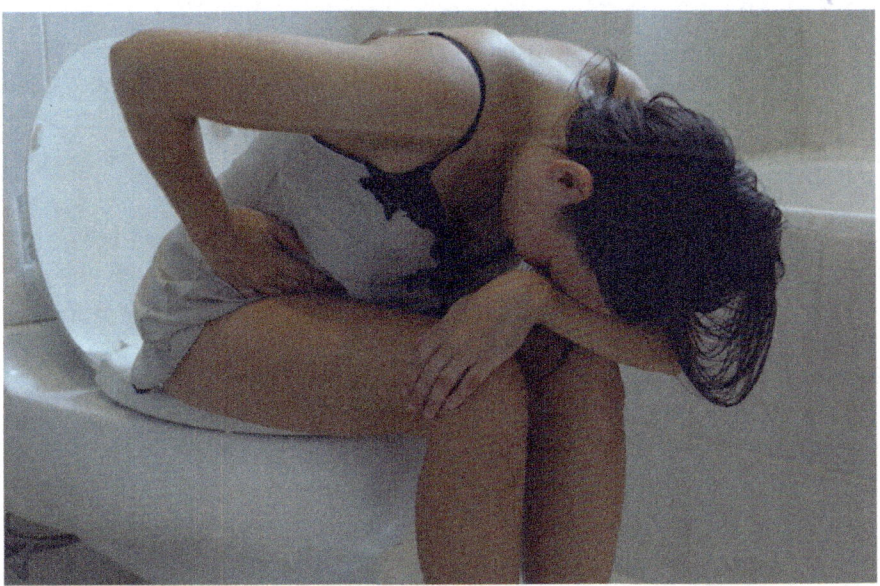

...Y la relación entre el médico y la paciente acabó como el rosario del a aurora.

Cuando hablamos de Beatriz no estamos hablando de un problema banal, no estamos tratando de "pacientes de segunda" porque no padecen una enfermedad grave o que les merme su esperanza de vida, estamos hablando de pacientes que procuramos evitar porque padecen una enfermedad crónica y no conocemos la forma de ayudarles o no estamos dispuestos a dedicar tanto tiempo y esfuerzo para hacerlo y acuden repetidamente solicitando ayuda porque no están bien y nada ofende más al médico, a su prestigio, a su autoestima, a su valía, a su soberbia a veces que un paciente le diga que no va bien.

Y que le señalen por incompetente.

"Ya está ahí otra vez esa pesada"

"A ver que le cuento"

"A ver que le pido"

"Ya no me queda nada más que darle"

"Hoy no tengo el día, atiéndela tú, por favor"

Recientemente el Dr Alexander Ford y colaboradores publicaron un estudio sobre pacientes con síndrome del intestino irritable en el que demuestran que el 28,5% presenta absentismo laboral. Sí, casi un 30% de los pacientes con SII tienen dificultades para realizar su trabajo con normalidad e incluso para hacer su trabajo todos los días. Y no sólo eso: el 91% (sí, 9 de cada 10, o sea, casi todos) no son capaces de disfrutar de la vida, del placer, del ocio, ni en su vida privada ni en su vida familiar ni en su vida social... ni de estrechar vínculos[1].

Beatriz cumple criterios clínicos de un síndrome del intestino irritable, pero padece mucho más que un síndrome del intestino irritable, presenta otros síntomas que a menudo se asocian (cefalea tensional, fibromialgia, vejiga hiperactiva), se trata de un **trastorno grave en la interacción intestino-cerebro** al que posiblemente se añade un trastorno del comportamiento alimentario restrictivo (una anorexia nerviosa) que constituye un problema muy grave. Pero lamentablemente cuando más necesario vemos necesario un tratamiento multidisciplinar en el que intervenga un psicólogo experto en síndrome del intestino irritable y el empleo de psicofármacos, más reticente se muestra el paciente a aceptar esas propuestas.

Muchos pacientes con síndrome del intestino irritable ni siquiera precisan tratamiento. Una vez diagnosticados y después de explicarles su enfermedad y tranquilizarles dicen con eso les basta, que les preocupaba más lo que podrían padecer que la intensidad de los síntomas, de los que muchas veces ni se acuerdan. Ni siquiera precisan revisiones.

Pero también vemos pacientes como Beatriz, vemos niños o adolescentes que llevan semanas sin acudir a clase y algunos pierden incluso el curso, adultos brillantes que echan a perder su futuro por una patología que, aunque altera en ocasiones mucho la calidad de vida, es benigna y nunca supone un mayor riesgo de cáncer o de otra enfermedad grave.

Los médicos carecemos de los medios para modificar el complejo entramado social que se traduce en una potente maquinaria que crea primero los problemas para luego vender una solución. Existen demasiados intereses de todo tipo contra los que es muy difícil luchar. Este manual no pretende centrarse en criticar nada de eso sino centrarse en ti, en lo que puede hacer tú, en lo que tú y yo podemos hacer juntos para que mejores, sin implicarnos en la tarea que se me antoja utópica de cambiar el mundo.

Pero tú y yo podemos hacer grandes mejoras juntos. Quienes se empeñan en cambiar el mundo porque le culpabilizan de todos sus males, viviendo en esa autocomplacencia de sentirse víctimas y no están dispuestos a hacer un mínimo esfuerzo de reflexión, están condenados a repetir una y otra vez los mismos errores.

La mayoría de las personas viven en el mismo mundo que tú, consumen tus mismos alimentos, posiblemente su microbiota está tan alterada o más que la tuya, puede que incluso padezcan una predisposición genética similar a la tuya.

Y sin embargo son felices y procuran hacer felices a los demás.

Por ello, insisto, la opción que me parece más realista que es cuidar de ti, que eras la víctima, tarea sin duda difícil, pero no contemplo a corto plazo otras opciones.

En esta enfermedad concurre un amplio grupo humano con los mismos síntomas, pero con realidades individuales totalmente dispares. Abordar exclusivamente los síntomas conduce al fracaso. Es preciso abordar tu realidad individual, tus problemas, tus vivencias, profundizar en tus miedos, pero no tengo varitas mágicas con capacidad para cambiar tu realidad social.

Tengo que conseguir que mejores siguiendo inmerso en tu familia, en tu trabajo, en tu vida social, en tus múltiples problemas y esperanzas.

El síndrome del intestino irritable representa de alguna forma la paradoja y contradicción de la medicina actual, sofisticada, costosísima, técnicamente avanzada, con tratamiento pioneros en muchos ámbitos, pero nada de eso es útil en esta enfermedad.

> El síndrome del intestino irritable es el paradigma en el que un ser humano tiene que ayudar por sí mismo a otro ser humano, con compasión, con entusiasmo, con vehemencia, con paciencia, sin cortapisas, sin tabús y sin mirar el reloj.

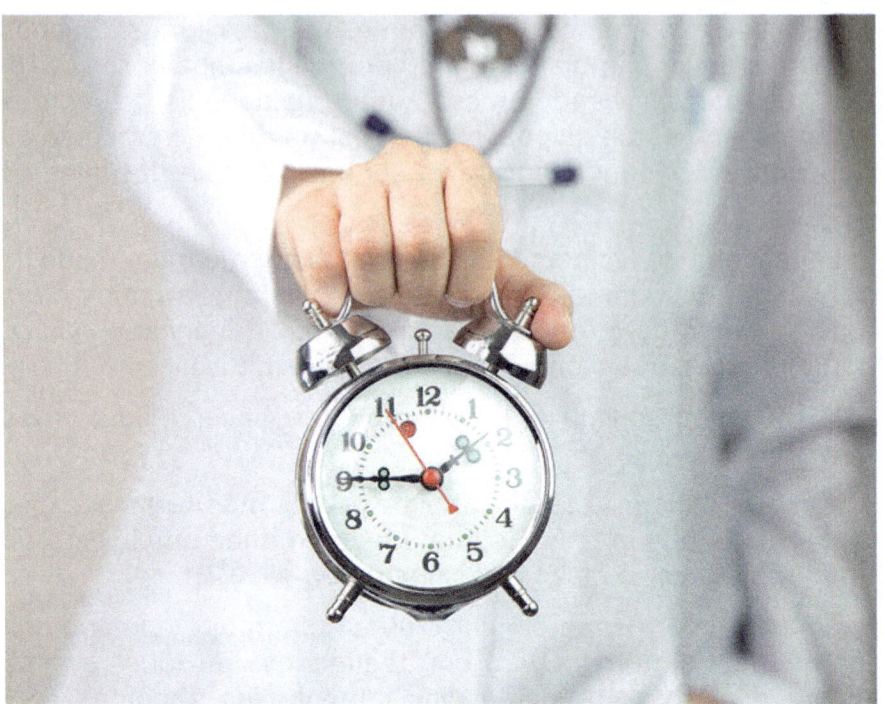

El SII es el paradigma en el que un ser humano tiene que ayudar por sí mismo a otro ser humano, con compasión, con entusiasmo, con vehemencia, con paciencia, sin cortapisas, sin tabús y sin mirar el reloj.

3. Nociones de anatomía y fisiología

No es preciso que leas este capítulo o al menos que lo haga ahora. Sin embargo, a menudo la lectura y conocimiento de lo básico o esencial es fundamental para que no nos den gato por liebre. Esta faceta se suele omitir en todos los ámbitos de la información, no sólo en divulgación médica, sino en cualquier noticia referida a la política, a la cultura o la economía.

Parece que todo el mundo conoce lo básico... o que a nadie le interesa.

Nadie lee las posibles razones de la invasión de Ucrania o de las reivindicaciones de China con respecto a Taiwán. Muchas personas que leen día tras días los titulares ni siquiera saben bien dónde está Ucrania o Taiwán. Nadie investiga las razones del incremento del precio de la luz o de los combustibles, que precedieron a cualquier acontecimiento bélico en Europa. Tampoco conocemos las razones por la que se producen tantos incendios intencionados cuando las condiciones climáticas son propicias para ello.

El conocimiento básico, la lectura pormenorizada de las razones reales del porqué sucede algo suele ser tedioso, monótono y aburrido. Si a alguien se le ocurre en la prensa escribir un artículo riguroso sobre los orígenes de cualquier noticia, la mayoría no se lo lee, aunque vaya acompañado de profusas ilustraciones explicativas. No vende periódicos. Interesa más una noticia de impacto, la que nos emociona, nos ilusiona o decepciona, nos permite criticar abiertamente a alguien, la que nos hacer tomar partido a favor o en contra, sin conocer la realidad objetiva, mucho más tediosa y que además podría hacernos cambiar de opinión, algo a lo que no solemos estar dispuestos.

Se pretende que en la vida sólo exista el blanco y el negro. La escala de grises sobra. Se pretende que vivamos con emociones, buenas o malas, que son las que liberan neurotransmisores y nos entusiasman o nos enervan. Las emociones son adictivas. En cambio, la reflexión es tediosa y neutra y no suele despertar emoción alguna.

Así es como nos mantienen prisioneros y en el fondo privados de libertad, de una libertad que creemos disfrutar a raudales.

En los manuales de divulgación ocurre lo mismo. La información básica es tediosa y sobra. Por ello sólo cito aquella que es absolutamente imprescindible si el lector quiere indagar en la razón última de algunas afirmaciones que tal vez le resulten paradójicas.

A menudo la mejor forma de ocultar la verdad es comunicar reiteradamente noticias falsas. Sorprendentemente acabamos creyéndolas. ¿Quién no se cree que existen remedios fantásticos para mejorar la memoria tanto en los adolescentes como en los adultos? Nadie quiere complicarse la vida, prefiere oír frases sencillas, convincentes, que generen ilusión y no plantearse dudas. El mundo actual es un hervidero de noticias en donde parece que todos sabemos de todo cuando en realidad muy pocos conocen la verdad de los hechos o la raíz de los problemas.

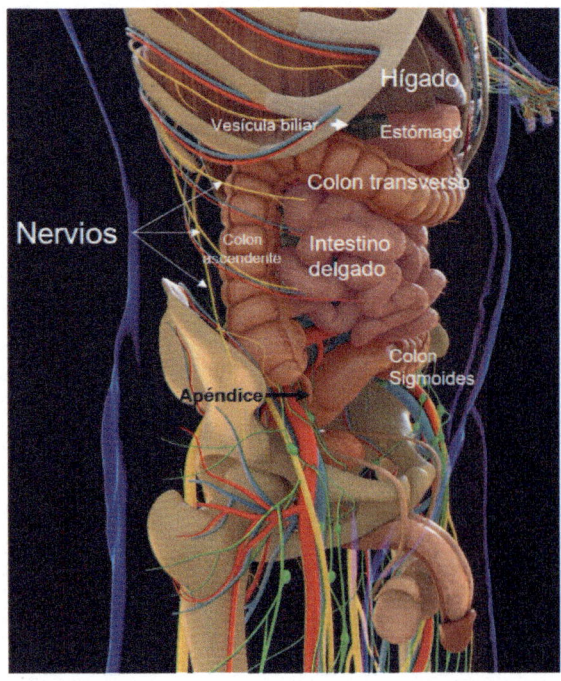

En esta figura falta el esófago, el páncreas, situado detrás del estómago, pero falta otro órgano también esencial en la patología digestiva y sobre todo en el síndrome del intestino irritable: el cerebro. Se identifican en color amarillo las fibras nerviosas que comunican en ambas direcciones el intestino y el cerebro. Aunque existe un "cerebro intestinal", nuestro cerebro, el de la cabeza, desarrolla un papel fundamental en la aparición de los síntomas del síndrome del intestino irritable, y a veces es imprescindible contar con él si el paciente pretende mejorar.

Por ello conocer unas nociones de anatomía, de histología, de fisiológica y de genética te permitirá ser más objetivo, sobre todo para detectar publicidad o información potencialmente engañosa.

Anatomía básica del aparato digestivo

El aparato digestivo es extraordinariamente complejo. Está formado por la boca, el esófago, el estómago, el intestino delgado (duodeno, yeyuno, íleon), el intestino grueso (el colon y el recto), el hígado, la vesícula, las vías biliares y el páncreas. Y deberíamos añadir al menos con fines didácticos nuestra microbiota intestinal, otro "órgano" más, no menos importantes que los anteriormente citados, pues las bacterias de nuestro intestino grueso, cuyo número oscila entre 10 y 100 billones funcionan en su conjunto como un verdadero órgano. En general se habla de "**tubo digestivo**" para referirse al conjunto de estómago, estómago, intestino delgado e intestino grueso.

Funciones del aparato digestivo

> La función del aparato digestivo es proveer a nuestro organismo de los nutrientes imprescindibles para la vida.

Existen tres tipos de nutrientes, **las proteínas** que forma parte esencial de la estructura de nuestro organismo, los **hidratos de carbono**, que nos aportan la energía para toda la actividad que realizamos y las **grasas** que es la forma de almacenar energía en poco espacio, disponible para utilizar cuando se agotan las reservas de hidratos de carbono. Nuestra salud depende del consumo equilibrado de esos tres tipos de nutrientes, también denominados **"principios inmediatos"**

> **La idea de que los nutrientes son utilizados por nuestro organismo prácticamente tal como los ingerimos es totalmente errónea.**

Nuestro organismo realiza una ingente labor de fragmentación hasta su más mínima expresión, hasta las moléculas más elementales... y luego otra labor todavía más ardua y compleja, la de volver a sintetizar los nutrientes, a construir de nuevo los edificios a partir de los ladrillos elementales de la manera que cada organismo necesita. Y en esa ingente labor además se producen impurezas, que elimina el hígado, ayudado por el riñón.

El despiece de los nutrientes comienza en la boca, continúa en el estómago, se completa con el páncreas (que además produce la insulina, imprescindible para el metabolismo de la glucosa), facilitado por la secreción biliar producida por el hígado y almacenada en la vesícula, y el intestino delgado, lugar en el que además se produce la absorción de las moléculas elementales o "ladrillos" si empleamos el símil de un edificio.

Aunque el estómago carece prácticamente de capacidad digestiva, el jugo gástrico, que contiene ácido clorhídrico (ClH), extraordinariamente ácido (una disolución concentrada de ácido clorhídrico tiene un pH de menos de 1), resulta "corrosivo" para los nutrientes, pero también para muchas cápsulas de medicamentos y para la propia sustancia activa, si no se administra correctamente protegida. Los productos en cápsulas de gelatina o de otros materiales resistentes al ácido pasan al intestino delgado y liberan la sustancia activa en un medio donde puede absorberse y desarrollar su acción farmacológica. En cambio aquellos dispensados en cápsulas vegetales, tan de moda, son liberados en el propio estómago puesto que el ácido clorhídrico destruye la cápsula primeramente y muy a menudo la propia sustancia queda inactivada por el ácido. Muchos complementos alimenticios, aunque estuviesen dotados de alguna actividad terapéutica (en la mayoría no está demostrado) ni siquiera llegan a absorberse porque se destruyen en el estómago.

En **el intestino grueso se extrae el agua de los residuos no absorbidos y las bacterias del colon (la microbiota intestinal que allí vive), desarrolla todavía importantísimas funciones metabólicas**, al digerir sustancias para las que carecemos de enzimas, mediante el proceso de fermentación (en ausencia de oxígeno) y producir diversas moléculas, fundamentalmente ácidos grasos de cadena corta, muy importantes en la fisiología humana.

En el intestino grueso ya no se absorben los nutrientes y por ello aunque exista una diarrea que se origine en el mismo, la nutrición no se resiente.

El hígado es el órgano que desempeña la colosal labor de construir de nuevo los edificios a la medida de cada individuo. También se encarga de inactivar moléculas tóxicas que se acaban eliminando por la bilis o por el riñón.

DIGESTION
(Disolución, absorción, fermentación)

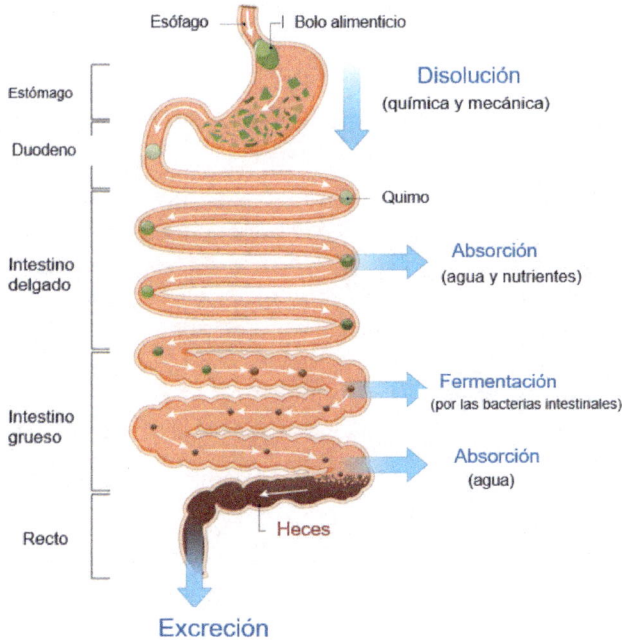

Esquema de la digestión

Aunque se puede sobrevivir sin el esófago (prácticamente se limita a transportar los alimentos desde la boca hasta el estómago), sin la vesícula (prácticamente un mero almacén de la bilis, producida en el hígado), sin el páncreas (aunque sea preciso administrar enzimas sustitutivos e insulina para sobrevivir) y sin el intestino grueso, en cambio no se sobrevive sin el intestino delgado aunque se empleen técnicas modernas de nutrición intravenosa (parenteral). Sin el hígado fallecemos en unas horas, por ese motivo cuando se produce un fallo agudo fulminante (por un virus, por un fármaco, por una intoxicación por amanita phalloides o por otras razones) es preciso poner en marcha un sistema de alerta denominado "urgencia cero" por la unidad de trasplantes para conseguir un donante cuanto antes.

El intestino delgado consta de tres partes: Duodeno, yeyuno e ileon. Se encarga de la digestión (con la ayuda de la bilis, procedente del hígado y de los enzimas pancreáticos) y de la absorción de los nutrientes. La pared del intestino presenta vellosidades que aumentan la superficie de absorción varias veces, a su vez cada una de las células del intestino, **denominas enterocitos,** que son las encargadas de una parte de la digestión y sobre todo de la absorción, presentan microvellosidades, que aumentan aún más la superficie de absorción.

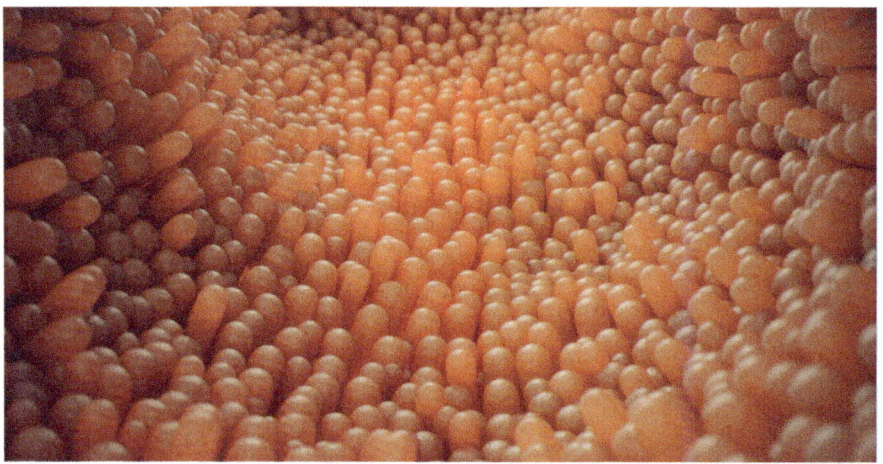

La pared del intestino delgado está enormemente plegada formando vellosidades y microvellosidades, lo que amplía la superficie para absorber alimentos hasta llegar a adquirir el tamaño de un campo de fútbol.

La mucosa del intestino delgado está por lo tanto *superplegada* (vellosidades y microvellosidades), de modo que **si estirásemos la superficie sería aproximadamente la de un campo de fútbol**. Este es el truco para poder absorber la cantidad de nutrientes que nuestro organismo necesita.

Pero **no todos los alimentos son digeribles**... ¡Si fuera así, no existirían las **heces**!. Existen determinados alimentos, sobre todo algunos hidratos de carbono (por ejemplo la inulina y almidón no digerible) que constituye lo que denominamos **fibra**, por lo tanto llegan al colon más o menos tal como lo hemos ingerido ("expulso los trozos de pimiento tal como los he comido", comenta algunos pacientes, sorprendidos y preocupados, a veces incluso temerosos que esos trocitos de pimiento rojo sean en realidad pequeños coágulos de sangre).

Aunque nuestro organismo no digiere la fibra, la microbiota de nuestro intestino grueso (la mayoría de nuestra flora bacteriana se encuentra en el intestino grueso, en el intestino delgado apenas existen bacterias) fermenta dicha fibra en ausencia de oxígeno (en la luz del colon no existe oxígeno) y se producen nutrientes, sobre todo ácidos grasos de cadena corta (propiónico, butírico, acético) que se absorben generalmente en el colon derecho (ciego y colon ascendente) así como otras moléculas que nuestro propio organismo no es capaz de producir y que desarrollan funciones importantes para nuestra salud (no sólo mejorar la nutrición).

Como contrapartida, al tratarse de un proceso de fermentación, se desprende gas, ese es el origen del gas, que la mayoría de las personas toleran muy bien y no les molesta en absoluto, pero que, por razones que luego veremos, resulta tan molesto a muchos pacientes con síndrome del intestino irritable (SII).

Los nutrientes no se asimilan directamente; se trata de moléculas de gran tamaño que no son capaces de atravesar la membrana de las células del epitelio intestinal.

Nuestro aparato digestivo tiene que fragmentar dichas moléculas, lo que realiza fundamentalmente mediante **enzimas**, para que podamos absorberlas y nos resulten útiles.

- **Los hidratos de carbono se transforman en monosacáridos.**
- **Las proteínas y péptidos en aminoácidos.**
- **La grasas, generalmente triglicéridos, en monoglicéridos o ácidos grasos libres (de cadena corta hasta 13 átomos de carbono y los de cadena larga, con 14 o más átomos de carbono) y glicerina.**

Los supuestos **complementos alimenticios**, desde las proteínas tan utilizadas en gimnasios, hasta el colágeno, y productos de belleza que le prometen una vigorosa y eterna juventud en realizad en el aparato digestivo se transforman en moléculas simples, como si hubiésemos ingerido cualquier otro alimento.

Dice José Miguel Mulet, autor, entre otros, del libro 'Qué es la vida saludable' (ed. Destino). "El colágeno es una proteína hecha de aminoácidos. **Cuando la ingerimos, nuestro cuerpo la degrada en sus partes más pequeñas, que ya no son colágeno**. Y por supuesto, esas piezas no van a volver a unirse para volver a formar otra vez colágeno dentro de nuestro cuerpo. **Eso no sería nutrición. Sería un MILAGRO**".

La nutricionista **Paloma Gil escribe** en su blog: **comer un tipo de tejido (y las moléculas de colágeno lo son) no produce la generación de ese tejido en nuestro cuerpo.** Si eso fuese cierto, los calvos comerían pelo y problema resuelto.

Por eso insisto en que es imprescindible conocer algunas ideas básicas de la anatomía y fisiología de nuestro organismo. ¡Para que las decisiones que tomemos las tomemos con conocimiento de causa!

Como vemos en la figura, la membrana de los **enterocitos (células endoteliales del intestino delgado)** no permite el paso de moléculas de gran tamaño. Dicha membrana contiene unos canales o poros a través de los que pasan sólo moléculas de pequeño tamaño, a veces de forma pasiva y a veces con la ayuda de un transportador.

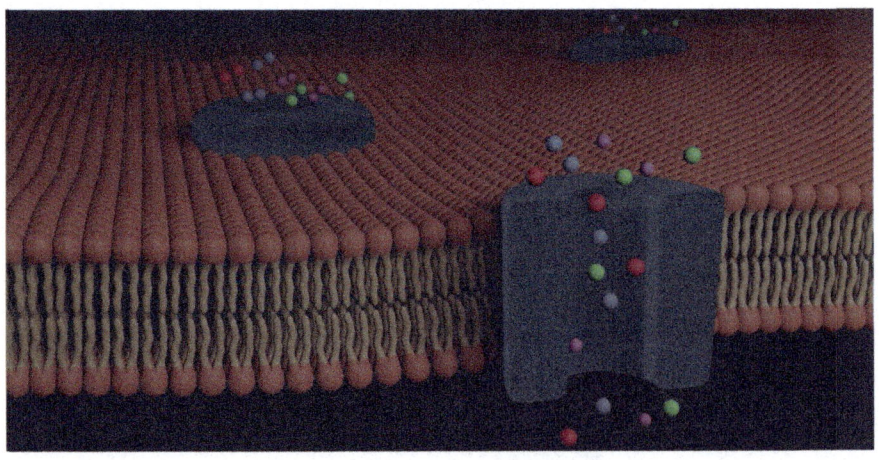

La membrana de los enterocitos (las células endoteliales del intestino delgado) no permite el paso de moléculas de gran tamaño; es preciso fragmentarlas previamente. Como vemos en la figura, la membrana contiene una especie de canales o "poros" a través de los que se "cuelan" las moléculas, en ocasiones de forma pasiva y otras ayudadas por un transportador.

En cuanto a los **hidratos de carbono**, sólo se absorben los **monosacáridos** (glucosa, fructosa, galactosa), nuestro intestino tiene que destruir moléculas de mayor tamaño, como la lactosa, formada por una molécula glucosa y otra de galactosa.

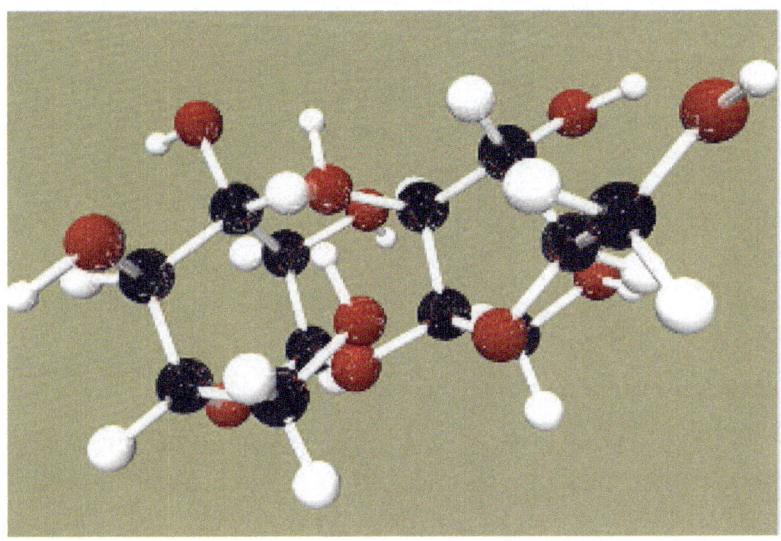

Lactosa

La sacarosa o sucrosa, que es el azúcar que utilizamos habitualmente para endulzar los alimentos precisa ser desdoblada también en dos moléculas, una de glucosa y otra de fructosa.

Sin embargo nosotros ingerimos a menudo moléculas de carbohidratos mucho mayores, denominados **polisacáridos** como la **celulosa** (fibra) (no disponemos de enzimas para fragmentarla) el **glucógeno y el almidón**, que se han de fragmentar, primero en disacáridos y luego en monosacáridos. Una vez en el hígado, éste los vuelve a ensamblar formando de nuevo glucógeno, que constituye el almacén de energía.

Parece un verdadero despilfarro energético que sea preciso primero destruir algo para posteriormente construirlo de nuevo en una forma sólo ligeramente diferente, pues en todos es procesos se consume una importante cantidad de energía.

Pero es así como funcionamos los seres vivos. **Tenemos que destruir primero los nutrientes para acto seguido sintetizar otros a nuestra justa medida.**

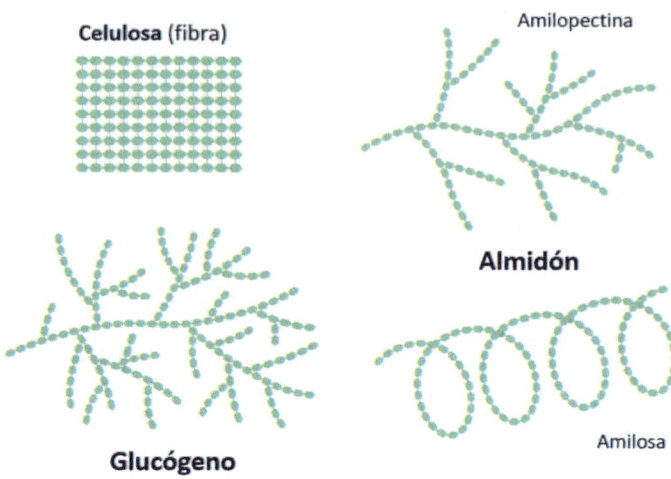

Moléculas de polisacáridos (una forma de hidratos de carbono)

Es sorprendente que aunque prácticamente todos los seres humanos nacemos con la capacidad de desdoblar la **lactosa**, el azúcar de la leche, tan importante para nuestra vida en el periodo de lactancia, porque poseemos en las vellosidades de los enterocitos un enzima que se llama **lactasa**, a partir de los 3 años en muchas personas la lactasa va desapareciendo, de forma que no sólo no se pueden aprovechar las propiedades nutritivas de la lactosa, sino que al llegar esta intacta al colon las bacterias la fermentan, con la consiguiente producción de gas y además debido a sus propiedades osmóticas (retiene agua en el intestino) se produce generalmente diarrea. Es decir, lo peor en ese caso no es que no podamos ya aprovechar las propiedades nutritivas de la lactosa, sino que nos produce gases y diarrea. **Es lo que se llama intolerancia a la lactosa, aunque se debería denominar con más propiedad malabsorción de lactosa.**

Muchos alimentos que ingerimos en nuestra vida cotidiana contienen hidratos de carbono que nuestros enzimas no son capaces de fragmentar en el intestino delgado y por lo tanto pasan al colon.

En el colon ese "órgano" llamado microbiota es la que da buena cuenta de ellos, los utiliza para vivir mediante un proceso de digestión en ausencia de oxígeno, denominado fermentación, en el que se produce gas (como en cualquier otro proceso de fermentación, de ahí los "agujeros" en algunos quesos fermentados, en el pan o las burbujas en los vinos espumosos, por ejemplo, en los que un micoorganismo fermenta sus hidratos de carbono o azúcares).

Pero no todos los alimentos contienen la misma cantidad de hidratos de carbono que no asimila nuestro intestino y por lo tanto "fermentables" por las bacterias.

Existen alimentos con **elevado contenido en FODMAPs** (por el acrónimo en inglés "**Fermentable Oligosaccharides, Disaccharides, Monosaccharides And Polyols**") que son los que generan mayor producción de gas y por ello ocasionan más síntomas, aunque curiosamente las personas sanas no suelen experimentar molestias por el gas, por muy abundante que este sea.

Aunque si eres un paciente con SII te parezca increíble, la mayoría de las personas nos podemos permitir ingerir cantidades ilimitadas de estos alimentos ricos en FODMAPs sin presentar síntoma alguno. ¡Menuda envidia!

Eso se debe a que en los pacientes con SII ocurre un problema que denominamos **hipersensibilidad visceral**, es decir, vuestro cerebro, por razones que luego veremos, detecta como anómalas cantidades incluso normales de gas en vuestro intestino.

En cuanto a las proteínas, mediante los enzimas del páncreas y del intestino delgado, denominadas **proteasas**, se fragmentan primeramente en péptidos y posteriormente en aminoácidos.

Esto mismo ocurre con el colágeno.

Esto ocurre con cualquier preparado de proteínas que uno adquiera en cualquier establecimiento, incluso en el gimnasio o en el centro de belleza más exclusivo.

En el intestino no queda absolutamente nada que recuerde a la proteína de colágeno original.

El hígado sintetiza de nuevo los péptidos y proteínas que nuestro organismo necesita, a partir de los aminoácidos absorbidos.

Digestión de las proteínas

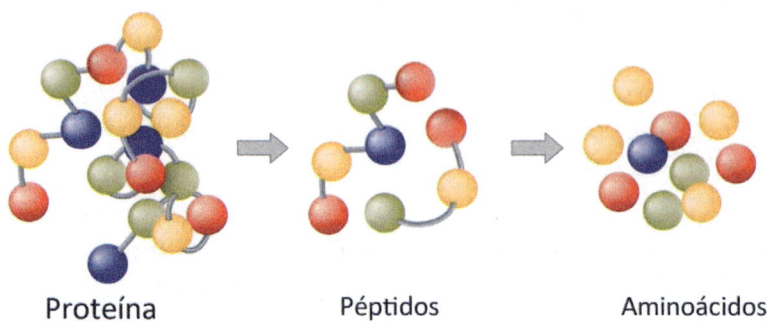

Proteína   Péptidos   Aminoácidos

Las proteínas, mediante los enzimas del páncreas y del intestino delgado fragmentan primeramente la molécula en péptidos y posteriormente en aminoácidos (representados por esferas de colores). No importa el tipo de proteína, sea colágeno o cualquier otra, el organismo actúa siempre de la misma forma y el hígado no vuelve a ensamblar los aminoácidos como los de la proteína que hemos ingerido, sino según las necesidades del organismo en ese momento.

En cuanto al metabolismo de las grasas, ocurre algo similar a lo que ocurre con las proteínas. Las grasas y aceites generalmente están en forma de triglicéridos. Si se trata de triglicéridos de origen animal se encuentran en estado sólido a temperatura ambiente, como la mantequilla, si son de origen vegetal se encuentran en estado líquido a temperatura ambiente (aceites). El triglicérido está formado por tres moléculas de ácidos grados unidos a otra sustancia denomina glicerina.

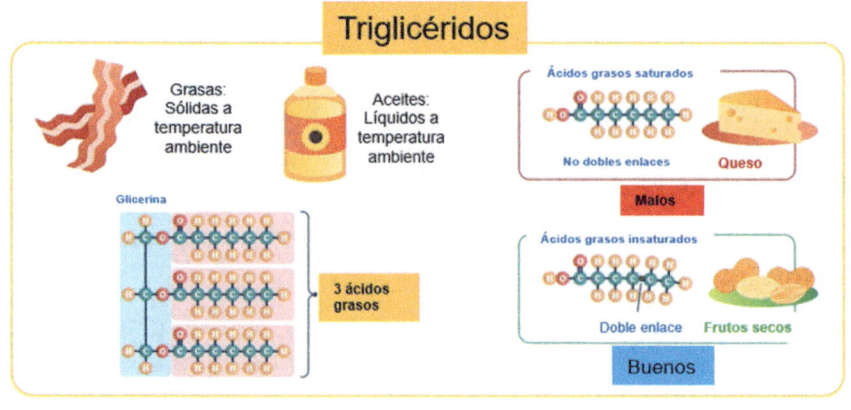

Triglicéridos

Para que se absorban los triglicéridos es preciso fragmentarlos, ya que en el intestino sólo se pueden absorber los monoglicéridos (glicerina más 1 sólo ácido graso) o incluso los ácidos grasos libres, separados de la glicerina. Los **ácidos grasos saturados** son aquellos que poseen un sólo enlace entre sus átomos de carbono.

Los **ácidos grasos insaturados** son aquellos que poseen al menos un doble enlace entre los átomos de carbono

Es importante conocer la diferencia entre ácidos grasos saturados e insaturados, **porque los ácidos grasos saturados se consideran más perjudiciales para la salud** (queso, mantequilla, aceite de coco y de palma) que los poliinsaturados (frutos secos).

Espero que con esta breve explicación entienda la diferencia cuando le hablen de ácidos grasos saturados e insaturados.

Es sorprendente como dependiendo de si entre dos átomos de carbono de un ácido graso se compartan menos electrones (un único enlace, es decir, saturados) o más electrones (doble enlace, es decir, insaturados) cambian tanto las propiedades y se torne de enemigo en amigo.

Así de apasionante es la medicina, la biología, la química... la vida.

El colesterol es otra grasa que se considera en general y con fundamento nociva, aunque es esencial en la estructura de la membrana celular de los seres vivos.

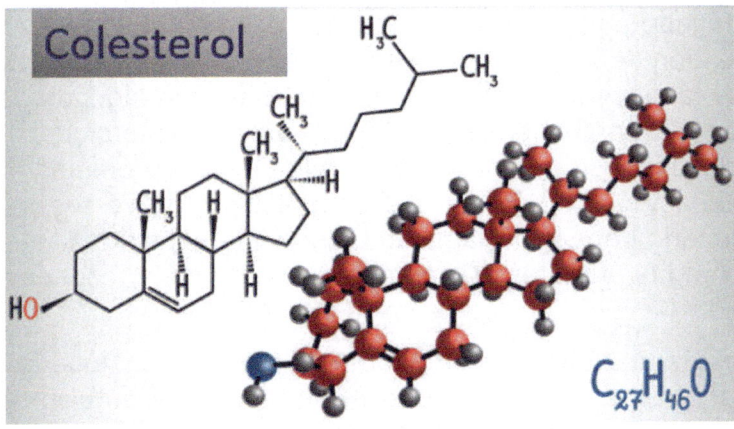

Colesterol.

Los ácidos grasos omega-3 (ω-3) son un grupo de ácidos grasos poliinsaturados de cadena larga y de cadena muy larga que se encuentran en alta proporción en los tejidos del pescado azul y ciertos mariscos y en algunas fuentes vegetales tales como el aceite de soja o las nueces.

De modo que comamos lo que comamos, por ingeniosa, hermosa y atractiva que resulte la estructura que llegue a nuestro intestino, por ejemplo, el colágeno, en pocas horas todo se desmorona y sólo quedan los ladrillos (aminoácidos, ácidos grasos, monosacáridos) y el organismo lo reconstruye según las necesidades de cada individuo, tanto en un joven modelo de 25 años como en un anciano de 85 años, sin matiz alguno que tenga que ver con la belleza o la energía.

A veces los pacientes me preguntan en que parte del abdomen se localiza el hígado, la vesícula o los divertículos, otras para qué sirve un órgano determinado.

A veces la respuesta más sincera es "para hacernos sufrir", porque en el caso de algunos órganos probablemente no compensa el beneficio que producen frente al sufrimiento que pueden ocasionar.

Cuando un paciente con **cólicos de vesícula** le recomiendo extirpar la vesícula piensa que las consecuencias pueden ser dramáticas, le explico que la bilis la produce el hígado, que el hígado sí es muy importante, que la vesícula almacena la bilis producida en el hígado para contraerse después de la digestión y ayudar a la digestión de las grasas. Su función la suplen los conductos biliares y la digestión no se menoscaba. Salvo en algunos pacientes que presentan diarrea "colerreica" por malabsorción de sales biliares después de la cirugía, no suele plantear problema alguno su extirpación. Y no digamos el apéndice que salvo ser un resto embrionario con algún papel en la madurez del sistema inmunológico en las primeras etapas de la vida, no se le reconoce gran utilidad.

El **esófago**, aunque es fundamentalmente una "tubería" para que pase la comida de la faringe al estómago, presenta en cambio una función extraordinariamente compleja que requiere una coordinación exquisita con el sistema nervioso y una mucosa intacta.

En nuestro organismo, sorprende la complejidad de esa mera tubería de paso. Pero a la hora de producir sufrimiento no se queda corto, porque la enfermedad por reflujo (esa sensación de fuego que sube hasta el cuello) es uno de los síntomas más frecuentes en la civilización de la opulencia.

El estómago apenas posee alguna función digestiva, aunque el ácido clorhídrico que se produce en algunas de sus células, llamadas parietales, sirve para iniciar el proceso de la digestión y transformar el pepsinógeno, que se libera en otro tipo de células llamadas células principales, en pepsina, que inicia la digestión de las proteínas. Entre la amilasa que producen las glándulas salivales y el ácido clorhídrico y la pepsina del estómago, los alimentos llegan ya un tanto "triturados" (es lo que llamamos quimo) al intestino delgado para que este complete la digestión.

Aunque no es objeto de este manual, el estómago es responsable de una patología benigna muy frecuente que se denomina **dispepsia funcional**, que se asocia a menudo al SII.

El estómago suele molestar en la parte central y alta del abdomen, lo que se denomina epigastrio aunque los pacientes a menudo dicen que les duele el estómago cuando notan molestias en cualquier parte de su abdomen. En esa zona también duele cuando existe patología del páncreas, de la vesícula biliar, también por supuesto cuando existe un SII, e incluso cuando se produce un infarto de miocardio.

> **Y si la digestión de los nutrientes ocurre en el intestino delgado, ¿qué pinta en todo esto el colon?, además de ocasionar tantos problemas, no sólo el SII, los divertículos, los pólipos, el cáncer de colon, la colitis ulcerosa, la enfermedad de Crohn...?**

El intestino grueso consta de varias partes: ciego, colon ascendente, colon transverso, colon descendente, sigma y recto. Su función primordial es la absorción del agua del contenido fecal, para que las heces, que llegan en forma líquida al ciego, se tornen sólidas a medida que avanzan por esta estructura.

En el intestino delgado se segregan unos 9 litros de líquido (unos 2 litros en el duodeno, unos 5 en el yeyuno y unos 2 en el íleon terminal); el contenido llega al colon totalmente líquido (se llama quilo), y de no ser por el colon presentaríamos una diarrea incoercible, con incapacidad para reponer tantos líquidos. El colon desarrolla la función primordial de absorber el agua hasta formar heces sólidas de forma que expulsamos por el ano una media de 200 mL de líquido, aunque esto varía notablemente dentro de los límites fisiológicos según las personas. Véase la escala de Bristol.

Pero además existen hidratos de carbono no absorbibles, que constituyen la fibra que se fermenta en el colon proximal produciendo ácidos grasos de cadena corta (AGCC) (butírico, propiónico y acético) de forma que realmente sólo se elimina un 5% de los alimentos sin digerir.

Tipo	Características	Interpretación
1	Trozos duros separados, como nueces o excrementos de oveja, que se expulsan con dificultad	Estreñimiento grave
2	Como una salchicha con relieves, como si estuviese formada por bolas unidas	Estreñimiento leve
3	Con forma de morcilla con grietas en la superficie	Normal
4	Como una salchicha o serpiente, lisa y blanda	Normal
5	Trozos de masa pastosa con bordes definidos, que son defecados fácilmente	Falta de fibra
6	Trozos blandos y esponjosos con bordes irregulares y consistencia pastosa	Diarrea leve
7	Acuosa, sin trozos sólidos, totalmente líquida	Diarrea grave

Morfología de las heces, según la escala de Bristol

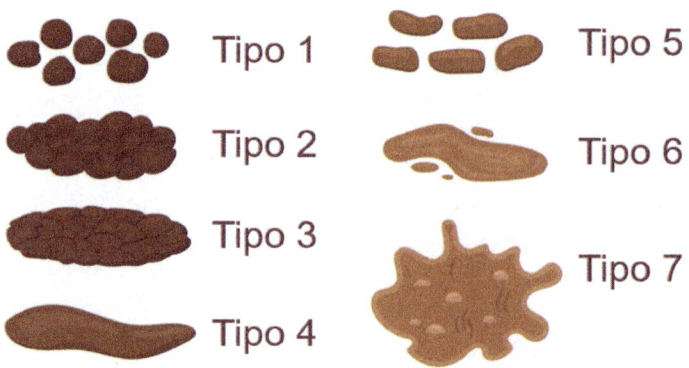

Tipo 1

Tipo 2

Tipo 3

Tipo 4

Tipo 5

Tipo 6

Tipo 7

Morfología de las heces, según la escala de Bristol

Las capas de la pared del tubo digestivo

Además del endotelio (enterocitos, colonocitos) en el intestino (delgado y grueso) existen otras capas más externas, la submucosa, la muscular (longitudinal y circular) y la serosa.

Para que todo esto funcione así de bien, no basta con que funcione perfectamente la membrana de los enterocitos, que absorbe los nutrientes, o la de los colonocitos, que absorben el agua, **sino que es preciso una exquisita coordinación de las capas musculares y del sistema nervioso entérico.**

En la pared del tubo digestivo existen dos capas de músculo, la interna o circular, que va "enroscada" en el propio tubo y otra externa, denominada longitudinal. Es esencial para desarrollar con normalidad las funciones de la digestión.

La capa muscular es responsable de los movimientos peristálticos, una serie de movimientos coordinados en los que a la vez que se produce una contracción proximal, se produce una relajación distal, y de este modo se empuja el contenido.

Además en el colon se producen contracciones simultáneas en dos puntos cercanos para "atrapar" los restos fecales y "exprimirlos" o extraerles el agua para que las heces dejen de ser liquidas.

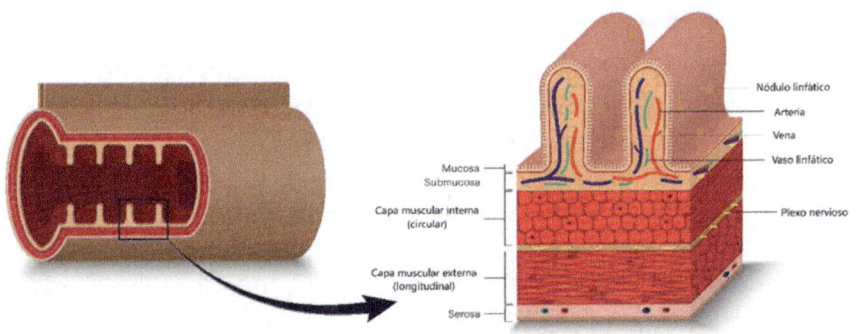

La pared del intestino presenta varias capas, la más interna se denomina mucosa, y sus células enterocitos (en el intestino delgado) o colonocitos (en el colon), le sigue la submucosa, que aloja vasos sanguíneos, linfáticos y una parte del cerebro intestinal denominado plexo submucoso, más externa está la capa muscular circular y longitudinal, y entre ambas la otra parte del cerebro intestinal, el plexo mientérico. La capa más externa se denoma serosa

Las personas normales **no detectamos estos movimientos peristálticos,** como tampoco percibimos el latido de nuestro corazón o la entrada de orina en la vejiga procedente de los uréteres, ni tampoco las contracciones de nuestra vesícula biliar para expulsar la bilis...

Nuestro cerebro sólo nos "avisa" en determinadas circunstancias, generalmente cuando un conducto se obstruye por algún motivo y los movimientos peristálticos se vuelven tan intenso para vencer la resistencia que envían a nuestro cerebro señales de alarma.

Nuestro cerebro debería avisarnos cuando existiese algún problema potencialmente grave en nuestro intestino, pero en la realidad los sistemas de aviso no funcionan todo lo bien que sería deseable; en ocasiones nos envía señales de alarma aunque no ocurre nada patológico y por el contrario en otras se está desarrollando un tumor o una inflamación crónica y nos avisa cuando la enfermedad está avanzada e incluso es demasiado tarde para tratarla con éxito.

El funcionamiento del tubo digestivo está dirigido por **intrincado sistema de fibras nerviosas (neuronas), unas alojadas en la capa submucosa del tubo digestivo y otras entre la capa circular y longitudinal**. Esta compleja red de fibras nerviosas, con al menos tantas neuronas como la médula espinal, se denomina **sistema nervioso entérico o "cerebro intestinal".**

El sistema nervioso entérico es el que se encarga de un funcionamiento exquisito del tubo digestivo, pero necesariamente ha de estar unido a nuestro cerebro en ambas direcciones, de forma que capte las señales que nuestro cerebro nos envía, por ejemplo, el estrés, que hace que se produzca en ocasiones diarrea en situaciones de pánico, y por otra parte el sistema nervioso entérico le envía continuamente señales al cerebro indicándole que todo marcha bien, aunque en algunos procesos, como el SII, esas señales no son del todo correctas.

La comunicación entre ambos también ocurre mediante hormonas y probablemente productos del metabolismo de la flora bacteriana intestinal, sea directamente, sea porque activan receptores alojados en la submucosa que a su vez excitan las fibras nerviosas.

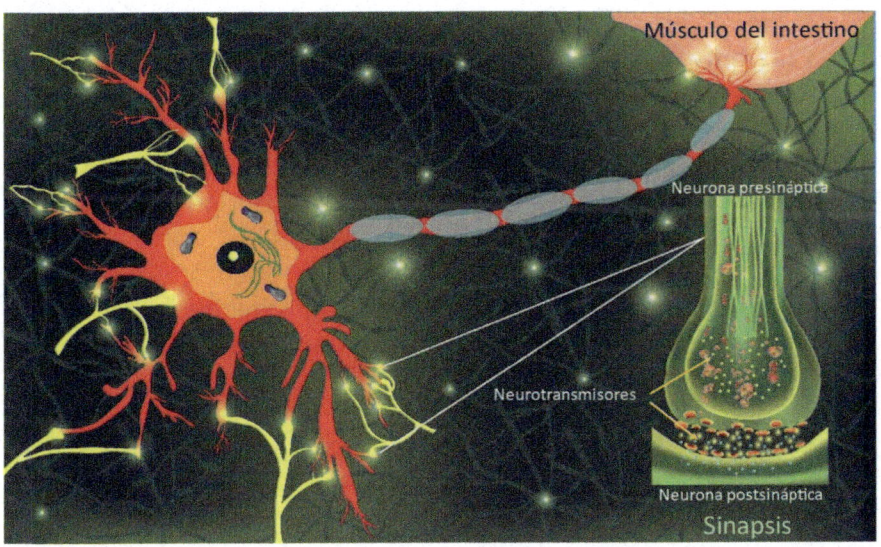

Músculo del intestino

Neurona presináptica

Neurotransmisores

Neurona postsináptica

Sinapsis

El funcionamiento del sistema nervioso entérico es extraordinariamente complejo y en buena parte todavía desconocido

Las células del sistema nervioso se denominan **neuronas** y transmiten actividad eléctrica. No existe ninguna neurona tan larga que llegue desde nuestro cerebro al sistema nervioso entérico, existen múltiples neuronas interconectadas entre sí, la zona en la que están casi en contacto se llama **sinapsis**. **La sinapsis es el espacio que separa dos neuronas**. Cuando llega la corriente a la parte final de una neurona, dicha corriente hace que se rompan unas vesículas microscópicas a ese nivel, y suelan o liberan sustancias denominados **neurotransmisores**, en la sinapsis, al espacio entre ambas neuronas y al contactar con la neurona siguiente provocan en la misma la aparición de actividad eléctrica y así neurona tras neurona hasta llegar al punto final, sea una zona del cerebro que detecta las sensaciones que ocurren en el aparato digestivo, o sea el músculo del intestino cuyas contracciones se modifican dependiendo de las señales que recibe del cerebro.

Según la cantidad de estas sustancias o de otras que a su vez las estimulan o las inhiben, la actividad sináptica cambiará.

Al Dr Ramón y Cajal le concedieron el premio Nobel por su investigación acerca de la sinapsis, fue el primer investigador que descubrió que las neuronas no eran fibras enormemente largas, sino que interactuaban entre sí mediante la sinapsis.

Los **neurotransmisores** (producidos en las terminales nerviosas) y las **hormonas,** producidas por las glándulas endocrinas son sustancias similares capaces de iniciar, interrumpir, acelerar o enlentecer diferentes funciones del organismo. También juegan un papel muy importante en nuestras emociones. Las neuronas tanto del sistema nervioso entérico como del sistema nervioso central poseen unos receptores sobre los que actúan los neurotransmisores. A veces el cerebro no posee suficientes receptores o han sido dañados o extenuados o agotados por la administración reiterada de ciertas drogas, sobre todo de las de "uso recreativo".

En ocasiones es inútil que exista una dosis alta de un neurotransmisor en una sinapsis, porque si los receptores están destruidos, no disponen de la diana en la que actuar y las consecuencias son las mismas que si el neurotransmisor no existiese.

Uno de los mecanismos de acción de muchos psicofármacos utilizados para mejorar nuestro estado mental o emocional es impedir que el organismo los reabsorba antes de que el cerebro tenga la oportunidad de usarlos. Si existe una alteración en los niveles de hormonas, de neurotransmisores o de la densidad de células receptoras, pueden aparecer problemas psicológicos como ansiedad y depresión.

El otro cerebro. El cerebro intestinal. ¿Dónde se encuentra?

El cerebro intestinal no está concentrado como en nuestro cerebro, sino que está enormemente esparcido en todo el tubo digestivo, formando dos plexos o redes. Uno de ellos está situado en la capa submucosa de todo el tubo digestivo (se llama plexo submucoso o de Meissner), el otro se sitúa entre la capa muscular circular y longitudinal y se denomina plexo mientérico o de Auerbach.

El plexo submucoso se encarga de la regulación de la secreción de hormonas, enzimas y todo tipo de sustancia secretada por las diferentes glándulas que se encuentran a lo largo del tubo digestivo.

El plexo mientérico se encarga de los movimientos intrínsecos gastrointestinales.

El sistema nervioso es el responsable que la mayoría de las personas no sintamos molestia alguna aunque tengamos mucho gas en nuestro intestino, ni percibamos sensación alguna cuando nuestro intestinos se contrae para exprimir las heces y extraerles el agua o durante los movimientos peristálticos.

Las razones por las que muchas personas sufren por un SII no están únicamente en la mucosa del aparato digestivo y en el músculo y en los gases, sino que dependen en gran medida del sistema nervioso entérico y de su interacción bidireccional con el sistema nervioso central constituido fundamentalmente por el cerebro.

Lo más complejo es que esa actividad hormonal depende de factores que se nos escapan, de la microbiota, de factores genéticos, de factores emocionales e incluso del aprendizaje.

Necesitamos explicar de una forma sucinta cómo funciona todo esto para tratar de entender lo que ocurre a los pacientes con SII.

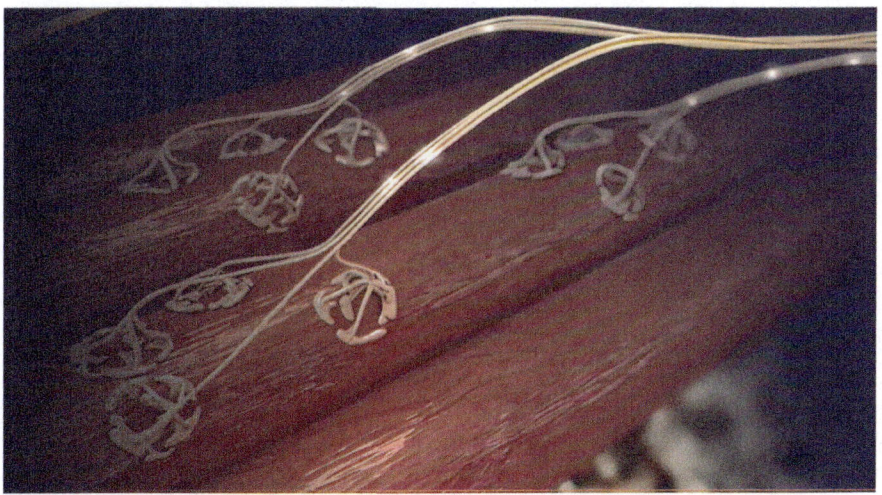

Fibras nerviosas aferentes, procedentes del sistema nervioso central o periférico liberando neurotransmisores en el músculo para modular el peristaltismo intestinal

Muchos pacientes no quieren ni oír hablar de que su problema tenga que ver con el sistema nervioso. "A mí me duele aquí... yo de la cabeza estoy perfectamente". Otros en cambio acuden diciendo que "Tienen nervios al estómago" o que las situaciones de estrés les agravan de forma manifiesta sus síntomas.

Todos "tenemos nervios en el estómago", realmente en todo el tubo digestivo (en el estómago precisamente no es donde más abundan), con al menos tantas fibras nerviosas como en la médula espinal.

Eso nadie lo puede negar, está demostrado.

También está demostrado que los neurotransmisores que se liberan en el intestino para que interactúen las neuronas y lleven información al cerebro o bien modifiquen el funcionamiento de los músculos son los mismos que existen en el cerebro, pero incluso parece ser que el número y la cantidad es mayor que en el propio cerebro.

Una persona puede tener la cabeza muy bien amueblada, pero en cambio puede presentar desequilibrios en su cerebro intestinal o alteraciones en la interrelación intestino-cerebro que contribuyen a sus síntomas y a su sufrimiento.

Ambos cerebros se comunican a través del **sistema nervioso autónomo,** que a su vez está constituido por el sistema nervioso simpático y el sistema nervioso parasimpático. El sistema nervioso lleva impulsos nerviosos (en realidad no es más que una corriente eléctrica) hasta el extremo distal en donde hace que unas vesículas que contienen neurotransmisores sean liberados a la sinapsis y estimulen a su vez otras neuronas o bien las fibras musculares.

Algunos de los neurotransmisores que se liberan en la sinapsis del sistema nervioso entérico son los siguientes.

- Colinérgicos (Sistema nervioso parasimpático): acetilcolina

- Adrenérgicos (Sistema nervioso simpático): adrenalina o epinefrina, noradrenalina o norepinefrina, dopamina, serotonina, histamina...

- Otros: GABA, taurina, endorfina, encefalina, vasopresina, oxitocina, colecistoquinina, neurotensina, gastrina

El sistema nervioso simpático lleva estímulos excitatorios y nos prepara para una situación de emergencia, para la lucha, para defendernos. Constituye un elemento esencial para nuestra supervivencia en situaciones de peligro. El sistema nervioso parasimpático, constituido fundamentalmente por el nervio vago supervisa funciones cruciales de nuestro organismo, principalmente las 4 siguientes:

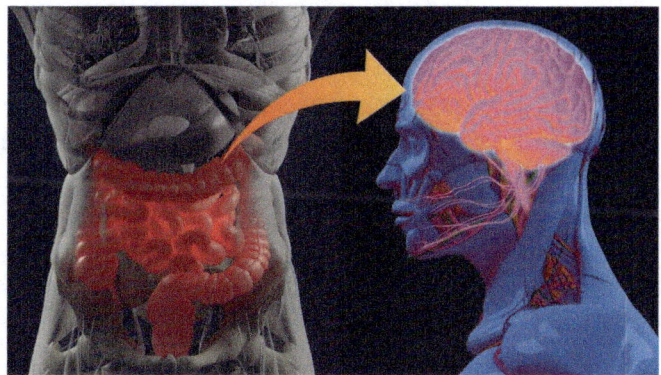

Debemos considerar al cerebro como un órgano más del aparato digestivo, de otro modo no podríamos explicar lo que ocurre en el SII.

- Control del estado de ánimo
- Respuesta inmune
- Digestión
- Frecuencia cardiaca

Establece una de las conexiones entre el cerebro y el intestino y envía información acerca del estado de los órganos al cerebro a través de sus fibras aferentes (fibras aferentes son las que llegan al cerebro con la información de lo que ocurre en el cuerpo, las que entran en nuestro cerebro).

Se denomina eje cerebro-intestino a la comunicación bidireccional entre el cerebro y el aparato digestivo, y se basa en un sistema complejo, constituido fundamentalmente por el nervio vago, pero también por el sistema nervioso simpático) y conexiones hormonales, inmunológicas y otras, en las que a su vez influye la microbiota para regular la homeostasis gastrointestinal (homeostasis significa que todo está en equilibrio, funcionando perfectamente, es decir "todos los sensores en verde") y para conectar las zonas emocionales (las que nos provocan sorpresa, tristeza, desprecio, miedo, ira, alegría o asco) y cognitivas del cerebro con las funciones intestinales. Las funciones cognitivas son las que nos permiten orientarnos en el tiempo y en el espacio, identificar aquello que vemos, escuchamos, olemos o tocamos, nos permiten la atención para seleccionar y procesar adecuadamente la información de nuestro entorno, la memoria, la planificación de nuestra actividad y muchas otras.

Recuerda: El sistema nervioso entérico produce más de 30 neurotransmisores y posee tantas o más neuronas que la médula espinal.

Las hormonas y péptidos que el sistema nervioso entérico libera a la circulación cruzan la barrera hematoencefálica (esta barrera se comporta como un filtro que permite el paso selectivo de sustancias a nuestro sistema nervioso para que no puedan entrar bacterias, pero tampoco algunos de los medicamentos contra el cáncer) y actúan de forma sinérgica con el nervio vago.

Una de esas sustancias es, por ejemplo la grelina, que regula la ingesta de alimentos y el apetito.

El eje cerebro-intestino se considera cada vez más importante como diana terapéutica en los problemas no solo psicológicos sino también en los digestivos.

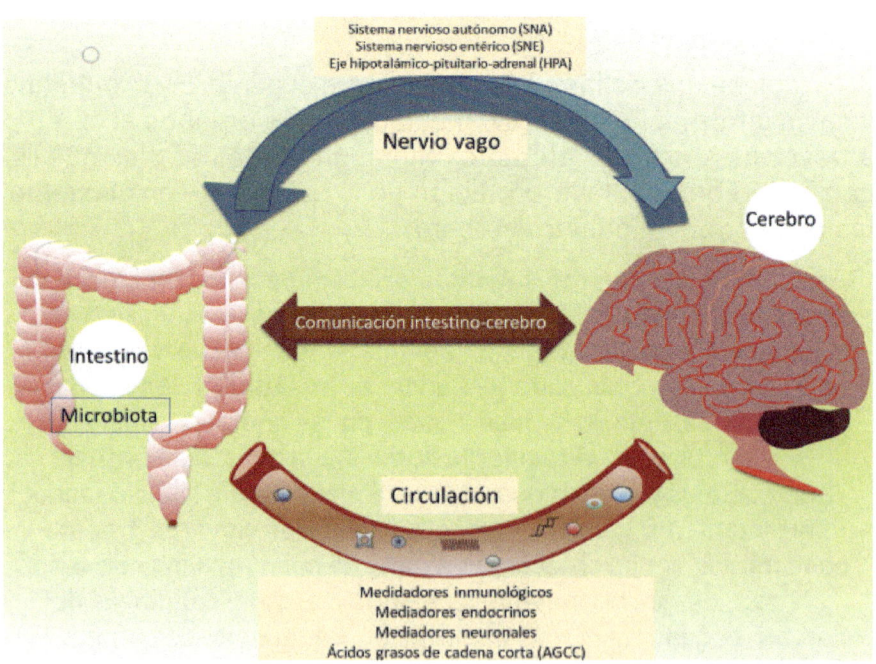

El intestino y el cerebro se comunican mediante el sistema nervioso autónomo (simpático y parasimpático), mediante hormonas (producidas fundamentalmente en una pequeña glándula en el cerebro denominada hipófisis y en la suprarrenal), pero también mediante otras sustancia como los ácidos grasos de cadena corta, producidos por nuestras bacterias intestinales, y por ello se piensa que nuestra microbiota juega también un papel importante en la interrelación entre el intestino y el cerebro

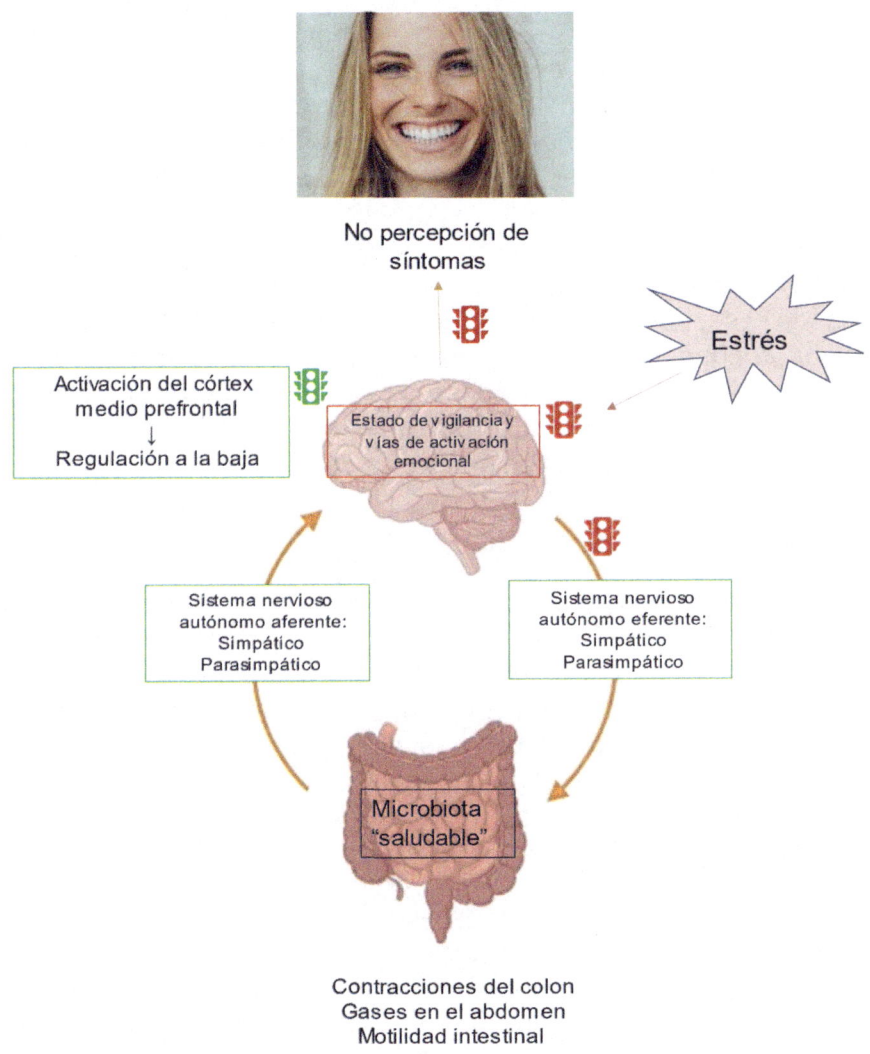

No percepción de síntomas

Estrés

Activación del córtex medio prefrontal
↓
Regulación a la baja

Estado de vigilancia y vías de activación emocional

Sistema nervioso autónomo aferente:
Simpático
Parasimpático

Sistema nervioso autónomo eferente:
Simpático
Parasimpático

Microbiota "saludable"

Contracciones del colon
Gases en el abdomen
Motilidad intestinal

Mecanismos que evitan que en condiciones fisiológicas nos enteremos de lo que está ocurriendo en nuestro intestino

Las personas que no padecemos SII podemos presentar las mismas alteraciones objetivas en cuanto a cantidad de gas, a espasmos y a secreción que en aquellas con SII. Entonces ¿Por qué las personas sanas no percibimos síntoma alguno a pesar de presentar dichas alteraciones? En primer lugar, porque aunque existe bastante gas, o espasmos en el intestino (contracciones), el umbral para excitar las fibras aferentes, las que llevan dicha información al cerebro es muy alto; esto es bueno porque vivimos una vida saludable, pero también es malo porque cuando existe un problema grave, como un cáncer, ese umbral tan elevado impide que los cambios producidos por el tumor los detecte el cerebro y el paciente no consulta hasta fases muy tardías (por eso es preciso adoptar medidas de cribado para detectar precozmente el cáncer de colon, antes de que produzca síntomas, porque entonces puede ser ya tarde). Digamos que las personas normales tenemos el sistema nervioso **regulado a la baja**, como cuando el sensor del combustible en el coche no se enciende hasta que apenas queda reserva para llegar a la propia gasolinera; circulamos tranquilos pero tenemos mayor riesgo de quedarnos tirados. Como vamos a ver en los pacientes con SII ese umbral es mucho más bajo y las fibras nerviosas se excitan con mucha más facilidad.

Pero hay más.

En el cerebro existe una zona que se denomina **córtex medio prefrontal,** que cuando se entera de que está llegando información acerca de lo que pasa en el intestino emite órdenes bloqueantes para neutralizarla y para que no llegue a las zonas emocionales ni cognitivas de nuestro cerebro y así no la detectamos. La de por sí escasa señal que llega, el córtex medio prefrontal la bloquea aún más. También contribuye a una regulación a la baja.

Pero aún hay más.

Nuestro cerebro mantiene un estado de vigilancia y unas **vías de activación de las emociones** (como la agresividad) para que cuando algo nos puede poner en una situación de peligro actuemos en consecuencia, de forma refleja incluso, sin apenas tiempo para que la zona cognitiva, la que nos permitiría reflexionar sobre lo que nos está ocurriendo, disponga de tiempo para actuar.

En las personas normales **estas vías de vigilancia y activación emocional están bajo mínimos,** las personas normales somos un tanto impasibles de modo que no nos preocupamos por ejemplo de lo que pueda suceder mañana o la semana próxima, no nos afectan gran cosa las malas noticias y no padecemos de **estrés anticipatorio,** vamos, que lo que vaya a ocurrir mañana, si es que ocurre, ya lo solucionaré mañana... sabemos que la mayoría de las cosas que nos preocupan anticipadamente nunca ocurren...

Y a resultas de eso los estímulos habituales no estimulan nuestro estado de vigilancia ni las vías de activación emocional.

Pero aún hay más.

La activación del sistema de vigilancia es el que debería emitir la orden a las fibras aferentes (a las que salen del cerebro y van al intestino), pero **estas fibras también trabajan bajo mínimos**, de tal modo que para que se produzca una situación tan peligrosa como para que nos caguemos de miedo, ha de ser realmente algo muy gordo.

Todo esto cambia en los pacientes con SII aunque las circunstancias sean en apariencia las mismas que en una persona sana.

Y tiene que ver con la genética, con la microbiota, pero también probablemente con los recuerdos, muchas veces recuerdos ya "aparentemente" olvidados, como veremos más adelante.

> **En resumen: Los seres humanos en condiciones normales tenemos el privilegio de vivir desentendidos de las pequeñas perturbaciones que ocurren en nuestro organismo y en nuestro entorno y podemos centrar nuestra vida en nuestros proyectos aunque, eso sí, es conveniente llevar una vida saludable para mantener esa situación de equilibrio ("homeostasis").**

Existen momentos en la vida en que ese desentendimiento del cerebro alcanza su máxima expresión, como ocurre cuando estamos enamorados, hasta el punto de que a ese estado se le denomina "la ceguera del amor".

¿Qué ocurre en el cerebro enamorado?. Cuando estamos enamorados se liberan neurotransmisores u hormonas en cantidades inusualmente elevadas. La **oxitocina** o "hormona del abrazo" se libera en grandes cantidades, sobre todo cuando estamos en contacto íntimo con la persona amada.

Ello conduce a un estado de calma, de felicidad, de satisfacción, y a un sentimiento de calidez y seguridad cuando uno se encuentra en los brazos de su ser amado.

La oxitocina estimula a su vez la **testosterona**, que es la hormona del **deseo sexual o libido**, tanto en varones como en mujeres.

Por otra parte nuestro cerebro nos recompensa con placer cuando hacemos algo que preserva nuestra vida y promueve el bienestar de nuestra especie, lo que ocurre no sólo mediante la actividad sexual sino mediante otras actividades como ingerir determinados alimentos.

El neurotransmisor que se encarga de proporcionarnos esa recompensa se denomina dopamina. Nuestro cerebro nos regala un chute de dopamina, oxitocina y otras sustancias cuando tenemos actividad sexual, a lo que se debe en buena medida a que el sexo nos resulte tan placentero.

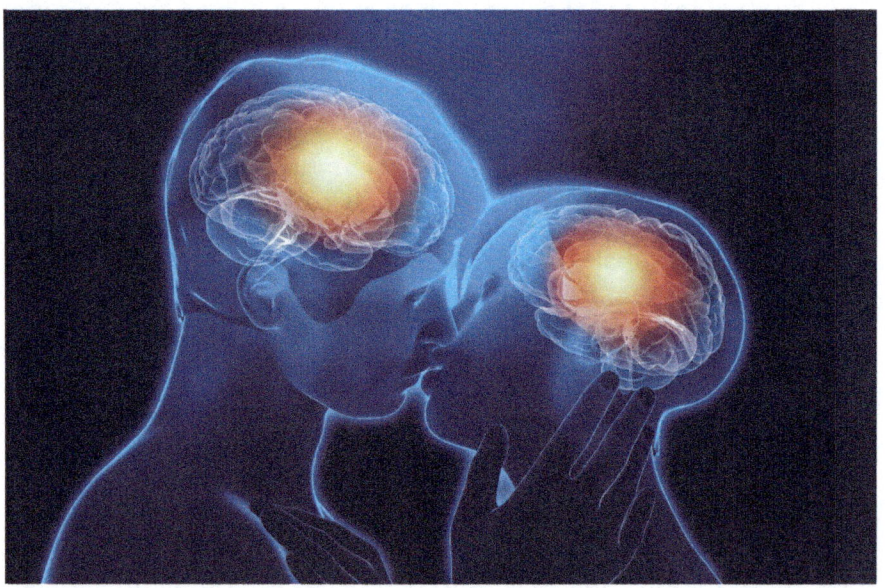

El cerebro enamorado es un paradigma de como en determinadas circunstancias emocionales nuestro cerebro, "prisionero" de algunos neurotransmisores es capaz de funcionar de una forma completamente diferente

La ceguera del amor. El córtex frontal es el centro ejecutivo, el centro del juicio y de la lógica, y todo eso se va al garete cuando se está enamorado, el descenso en la actividad de dicha área produce una disminución de la capacidad de juzgar a la persona amada; todo lo vemos perfecto.

Al enamorado le desaparecen todos los males, se olvida incluso de comer. Ni siente ni padece. Sólo vive para su amor. Se acabaron los gases, se acabó el dolor abdominal, todo lo que le abrumaba de pronto se torna atractivo.

Existen otras hormonas implicadas como la vasopresina, la serotonina y la norepinefrina, pero quería comentarle brevemente este hecho para que comprenda el epílogo de mi manual y le haga reflexionar y comprender la importancia del cerebro en las sensaciones y en las emociones.

Las drogas de uso recreativo buscan crear esos paraísos artificiales, pero lo malo de esto es el agotamiento de los receptores y por ello llega un momento que por más neurotransmisor que liberemos a la sinapsis, vamos percibiendo cada vez menos sensaciones placenteras.

Neuronas productoras de dopamina

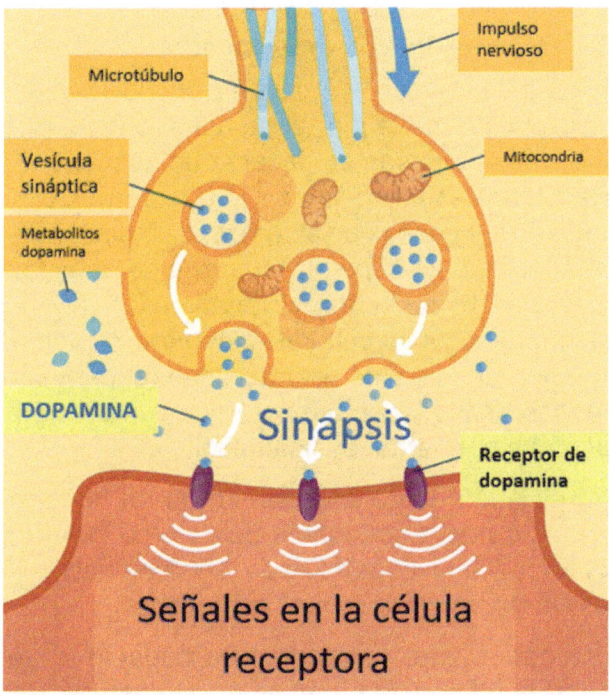

La dopamina es uno de los neurotransmisores de la felicidad. Cuando llega un impulso eléctrico a la parte final de la neurona, las vesículas que la contienen se rompen y la liberan a la sinapsis y entonces se une al rector de la célula receptora que será la que nos provoque la agradable sensación de estar feliz. Si se abusa de la liberación los receptores se saturan o se destruyen y dejan de percibirse los efectos placenteros de la misma

Por eso es preciso aumentar la dosis de día en día... hasta acabar muriendo incluso por una sobredosis.

Y por eso el enamoramiento no es eterno.

> **Debemos mantener nuestro cerebro en equilibrio, en ese estado en que todo el sistema de alarma que nos perturba con nuestro entorno y con nuestro intestino esté bajo mínimos.**

Por eso insistiré en desarrollar proyectos, en sentir pasiones, en amar a nuestra pareja, a nuestra familia, a nuestros amigos... en enamorarse de uno mismo y de la vida... y disfrutar de los momentos fortuitos, deliciosos, que nos producen un chute de serotonina o dopamina...

Eso sí, sin cargarse todos los receptores...

Imprescindibles nociones de genética

Cada ser humano es único. Lo que en buena medida determina nuestra altura, el color de la piel, el de nuestro pelo, el de nuestros ojos, e incluso nuestro riesgo de padecer un cáncer o una enfermedad cardiovascular... en fin, casi todo lo que somos o vamos a ser está contenido en los genes que a su vez se ubican en una molécula enormemente larga, pero *superplegada* que se cobija en el núcleo de nuestras células: el **ácido desoxirribonucleico** (ADN). Realmente el determinismo de algunas culturas, filosofías y religiones, el destino... la convicción de que está escrito...tiene fundamento científico. Todo está en los genes y por ello para que vamos a preocuparnos por cambiar nada: La libertad es una falacia.

La verdad es que cuanto más sabemos de nuestro ADN más nos sorprendemos de la influencia que ejerce en el ser humano, a nivel fisiológico y a nivel patológico, condicionando la aparición de múltiples trastornos físicos y psicológicos.

Pero afortunadamente y gracias a la capacidad de la ciencia para modificar la influencia negativa que nuestros genes pueden ejercer en nuestra vida, cada vez es más factible no dejarles salirse con la suya, y cada vez nos podemos anticipar más y más para poner remedio cuanto antes.

Por eso nuestra vida depende en gran medida de nosotros mismos.

Y por eso la libertad no es una falacia.

Estamos ya casi en condiciones de saberlo casi todo de nuestro futuro, de nuestra esperanza de vida si la muerte se produce por causas naturales, del riesgo de padecer una esquizofrenia o un cáncer de colon, de desarrollar una cirrosis hepática por una hemocromatosis o una enfermedad pulmonar por una fibrosis quística.

Estructura del ADN

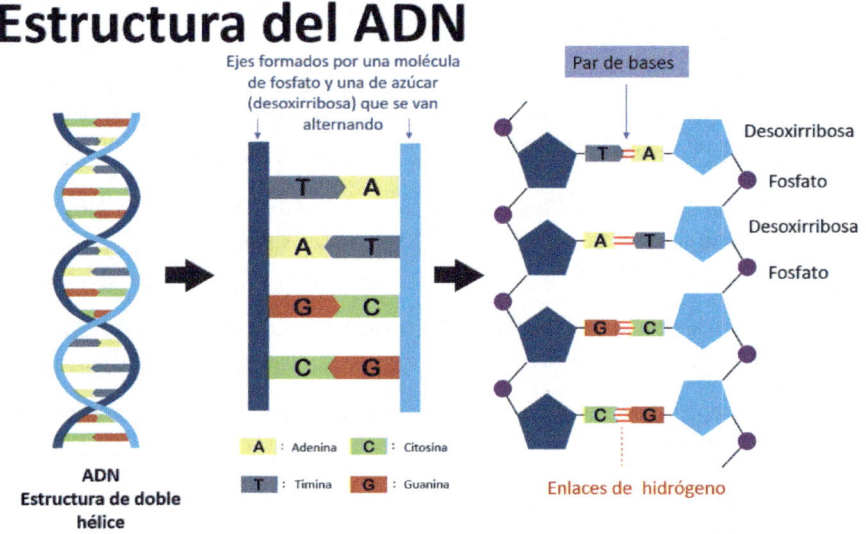

Estructura del ácido desoxirribonucleido (ADN)

La tecnología para contrarrestar esa influencia negativa de los genes está cada vez más desarrollada, por lo que somos capaces de retrasar o impedir que nos llegue a afectar no sólo una enfermedad física; incluso podemos modificar nuestra predisposición a padecer ansiedad, depresión y otros trastornos psiquiátricos graves.

El ADN está formado por dos larguísimas "cuerdas" o "ejes" de moléculas (todo son moléculas en el ser vivo) que se repiten hasta la saciedad; cada molécula está compuesta por fósforo (si no hubiese existido el fósforo en el universo probablemente no hubiese existido la vida) enlazado una y otra vez a un azúcar, que es una molécula de 5 vértices, una pentosa, denominada desoxirribosa, tal que así: ...fosfato-desoxirribosa-fosfato-dexorribosa-fosfato-desoxirribosa... y así casi hasta el infinito y más allá (bueno, no tanto, la combinación "fosfafo-desoxirribosa" está repetida 3.200 millones de veces), a cada combinación "fosfato-dexorribosa" se añade otra molécula que se llama "**base**" y al conjunto de las 3 moléculas se le denomina "**ribonucleótido**", así que existen **3.200 millones de ribonucleótidos**.

Existen 4 bases diferentes, denominadas **adenina, guanina, citosina y timina**, que son las que se enlazan con la otra molécula, del otro eje de la larga escalera, formando realmente una especie de escalones (**la timina siempre con la adenina y la citosina siempre con la guanina**).

Todo esto te resultará un tanto complejo si no tienes alguna noción de química orgánica. Vete reparando en la figura a medida que lo lees para hacerte una idea de cómo es la estructura del ADN.

Si has conseguido entender algo, ahora te preguntarás para qué te cuento todo esto y qué tiene que ver todo esto con el color de tus ojos, vamos a suponer.

Pues directamente el ADN no tiene nada que ver, lo que tiene que ver son las proteínas que forman todos y cada uno de tus órganos.

Y las proteínas son las que son, son las tuyas y no otras gracias a la información de tu ADN.

El asunto es que cada 3 pares consecutivos de bases codifican un determinado aminoácido, que como sabes es el ladrillo sobre el que se van sintetizando las proteínas. Dependiendo de las bases y del orden de colocación se va a sintetizar un aminoácido en el interior de la célula, que va a constituir el ladrillo determinado, uno concreto y no otro, de una proteína.Los ladrillos se van ensamblando en unas estructuras del citoplama de la célula que se denominan ribosomas. Es así como nuestro hígado sintetiza las proteínas merced a un proceso complejo en que intervienen otras moléculas.

Si un individuo por error cambia una base por otra, el aminoácido de la proteína va a ser distinto y la proteína va a tornarse defectuosa y acabará condicionando una enfermedad.

Nuestro organismo y la vida es tan compleja y perfecta que si se cambia de orden un solo par de bases en algunos casos se puede producir una enfermedad muy grave. Así que en los 3.200 millones de nucleótidos nada puede fallar o si falla ha de funcionar una perfecta maquinaria que va supervisando y corrigiendo errores (errores de copia).

Cuando pienso que existen 3.200 millones de bases y sólo un error en una de ella puede resultar gravísimo y un paciente me pregunta porque ha enfermado no puedo dejar de pensar en el milagro de la vida y de la salud, en la perfección y precisión del mecanismo celular en donde nada está fuera de sitio y cuando la célula se divide existe toda una maquinaria sofisticada para corregir errores de copia.

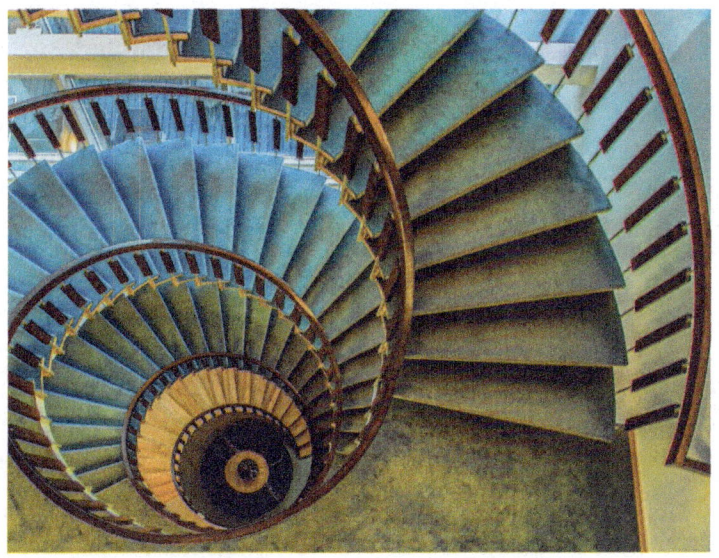

El ADN siempre me ha recordado a una escalera de caracol en miniatura

Como digo, el ADN está *superplegado,* tanto que se llega a ver con un microscopio convencional. El ADN es el soporte del **genoma humano**. Se pliegue formando 23 pares de cromosomas en el núcleo de cada célula humana. De los 23 pares, 22 son cromosomas que llamamos autosómicos y un par de ellos los determinante del sexo (dos cromosomas que llamamos X en las mujeres, y un cromosoma X y un cromosoma Y en varones).

Los cromosomas posen un brazo corto, denominado "p" (de la palabra francesa "petit" (pequeño) y un brazo largo "q" de la palabra francesa "queue" que entre otras acepciones significa cola). Ambas están unidas por una estructura denominada centrómero, fundamental en el mecanismo de división celular. Cuando una célula va a dividirse lo primero que hace es duplicar todo el ADN de forma que de un cromosoma resultan dos iguales, cada uno de ellos se llama cromátida, primeramente unidas por el centrómero y finalmente se separan del mismo para constituir dos células idénticas.

Los seres humanos poseemos unos 28000 genes. La secuencia de ADN que conforma el genoma humano contiene la información básica codificada necesaria para el desarrollo físico de un ser humano completo.

El Proyecto Genoma Humano, que se inició en el año 1990, tuvo como propósito descifrar el código genético contenido en los 23 pares de cromosomas, en su totalidad. En 2005 se dio por finalizado este estudio llegando a secuenciarse aproximadamente los 28.000 genes referidos. Y el 2 de junio de 2016, los científicos anunciaron formalmente el Proyecto Genoma Humano-Escrito (acrónimo en inglés HGP-Write) un plan para sintetizar el genoma humano

Los genes están en un lugar determinado del cromosoma, cada gen siempre estás en el mismo lugar, ese lugar se llama **locus** (el plural es *loci*). Cuando existen exactamente los mismos genes en el locus de ambos cromosomas se dice que el **individuo es homocigótico para ese gen, si por el contrario son ligeramente distintos, se dice que el individuo es heterocigótico para ese gen.**

Aunque un paciente tenga uno de los genes defectuosos, si el otro normal, no desarrollará una enfermedad, porque con una de los dos normal sirve, en el caso de que se trate de una enfermedad denominada autosómica recesiva (la mayoría lo son), existen sin embargo enfermedades que aparecen con tal de que uno de los genes esté afectado, son las autosómicas dominantes, son afortunadamente menos frecuentes.

Los loci se pueden ver al microscopio, cuando el cromosoma está adecuadamente teñido, realmente se ven bandas, que están plenamente identificadas y a cada de ellas se les asigna un código determinado, que permite su identificación.

Los extremos de los cromosomas se denominan telómeros. Merced a un enzima denomina telomerasa se van acortando con la edad y este proceso está muy relacionado con el envejecimiento celular. Nos morimos porque nos vamos quedando sin telómeros en nuestros cromosomas. Estamos programados para que se nos vayan acortado. Si no existiese la telomerasa tal vez seríamos inmortales.

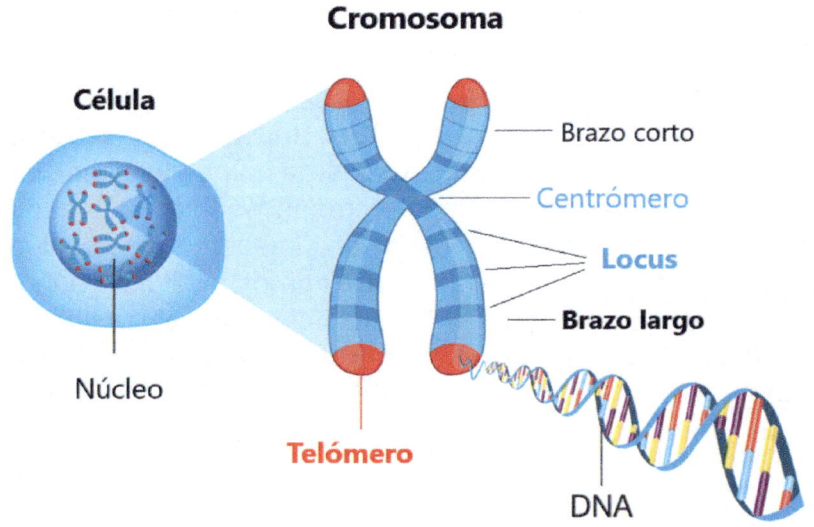

Cromosoma

Célula

Núcleo

Brazo corto

Centrómero

Locus

Brazo largo

Telómero

DNA

Representación de un cromosoma, con las dos cromátidas idénticas, después de la fase de síntesis

La microbiota

Los seres humanos tenemos entre 10 y 100 billones de bacterias en nuestro intestino grueso (colon), correspondientes a unas 500 a 1000 especies distintas. Esas bacterias son fundamentales para nuestra salud e incluso para nuestra vida. Cada persona tiene sus propias bacterias. Son como la huella dactilar de cada ser humano.

Los animales de experimentación a los que se les suprime la microbiota enferman y generalmente mueren.

El peso de todas las bacterias de nuestro intestino es de unos 2 kg. (Piense que nuestros órganos más pesados, como son el cerebro y el hígado no pasan de 1,5 k).

Nuestras bacterias no viven en nuestro intestino porque sí, sino que desarrollan unas funciones fundamentales para nuestra salud y para prevenir la enfermedad.

Hasta hace muy poco tiempo se ignoraba su función, pero sobre todo desde que en el año 2008 se ha desarrollado el "**Proyecto Microbioma Humano**" (por analogía con el "Proyecto Genoma Humano") poco a poco se van descubriendo características sorprendentes de nuestro microbioma, que funciona como "un todo",

63

como un órgano más; podríamos utilizar el símil de un hormiguero o de una colmena, pero con más seres vivos que células existe en nuestro organismo.

El microbioma humano **metaboliza** aquella parte de nuestros alimentos que nuestro propio organismo no puede digerir, produce sustancias químicas como determinadas vitaminas que tampoco nuestro organismo es capaz de sintetizar por lo cual representa un complemento para nuestras propias células. Otra labor importantísima es "modular" la sensibilidad al dolor y cambiar la "motilidad" intestinal (que puede ocasionar estreñimiento en unos casos y diarrea en otros), desarrolla una función de protección frente a bacterias agresivas o nocivas, al no permitir que colonicen el intestino (utilizando el símil de una colmena, evitaría que la avispa asiática se colase en el interior, como hacen las obreras ante una amenaza tan grave), y finalmente son fundamentales para mantener los mecanismos de defensa sobre todo a nivel local, al reforzar la barrera del intestino mediante unas uniones más fuertes entre los colonocitos (las células del colon) y estimulando la producción de moco.

Está claramente demostrado, en gran medida gracias al Proyecto Microbioma Humano, que las alteraciones en el microbioma están relacionadas con muchas enfermedades, algunas muy frecuentes, como el SII, la obesidad y la enfermedad hepática grasa no alcohólica, pero también con otras que aunque menos frecuentes poseen una enorme trascendencia, como la enfermedad de Crohn, la Colitis Ulcerosa o el cáncer de colon, por citar algunas de una lista que cada vez es mayor. Incluso nuestros cambios emocionales tienen que ver con nuestra microbiota y cada vez se habla más de una especie de "diálogo bidireccional" entre el intestino y el cerebro.

Microbiota y microbioma. Aunque hablamos indistintamente de ambos, el término microbioma se refiere no sólo a las bacterias, sino a otros microorganismos como arqueas, hongos y virus, sus genes y las sustancias metabólicas que producen.

Aunque microbiota predomina en el colon, también existe en mucha menor cantidad en el intestino delgado y el estómago, en la boca, en la piel y en la vagina.

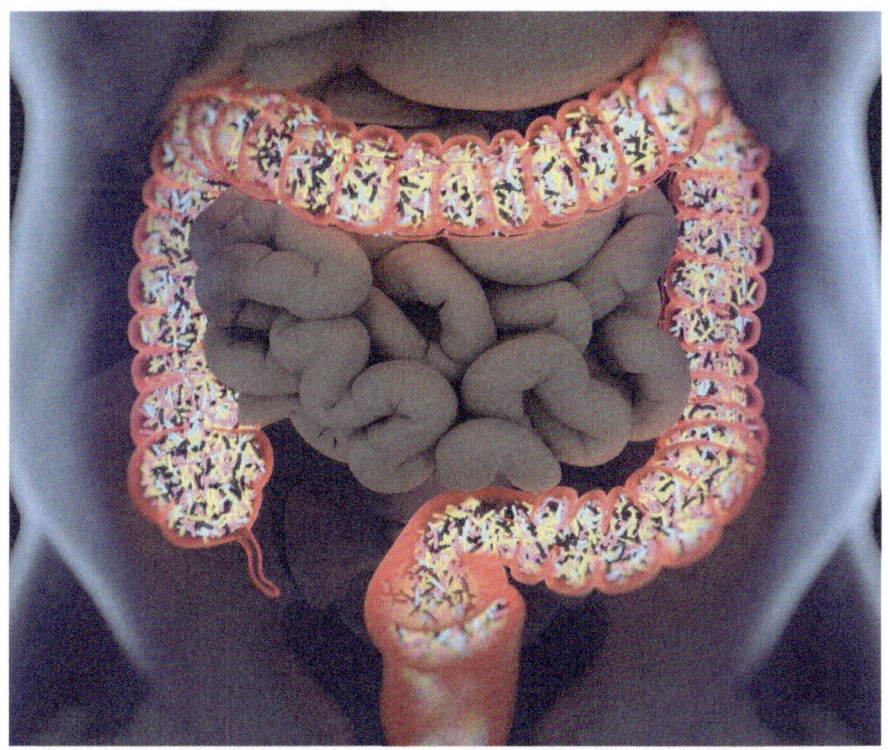

En el colon las bacterias prácticamente constituyen el 50% del peso de las heces

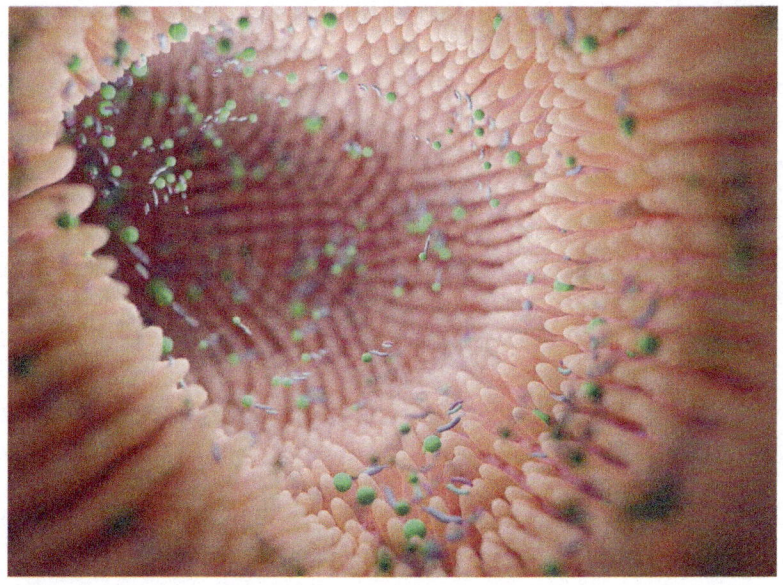

Microbiota en el intestino delgado

Las funciones de la microbiota no son totalmente conocidas, pero nadie duda de su efecto beneficioso para la salud no sólo del intestino sino general ya que se encuentra alterada en múltiples patologías, aunque en muchas de ellas todavía no se ha podido establecer una relación causa-efecto, únicamente una asociación, es decir, no se ha podido comprobar si ha sido antes el huevo o la gallina. Las principales funciones de la microbiota intestinal son las siguientes:

- Función metabólica
- Función de barrera
- Función de defensa
- Función de mantenimiento

Función metabólica:

Nuestro intestino delgado no dispone de enzimas para digerir la fibra, que llega por lo tanto prácticamente intacta al colon, en donde las bacterias dan buena cuenta de ella, mediante un proceso que ocurre en ausencia de oxígeno, denominado fermentación (como la de los vinos espumosos) en el que se desprende gas como en todos los procesos de fermentación, pero al mismo tiempo se producen sustancias metabólicas que contribuyen a la salud de los colonocitos y del propio organismo y contribuyen de una forma importante a la nutrición humana. Los ácidos grasos de cadena corta (acético, láctico, propiónico, butírico) desempeñan funciones modulares de la saciedad e intervienen muy probablemente en el "diálogo" intestino-cerebro, con lo que pueden modificar los estados de ansiedad o depresión, la sensibilidad visceral y otros mecanismos que parecen estar alterados en el SII. Algunas cepas de bacterias producen micronutrientes importantes como la vitamina B.

Función de barrera:

La microbiota produce compuestos antimicrobianos que impiden la colonización por organismos patógenos. Es como un ejército bien avenido aunque cada uno es de su padre y de su madre (existen entre 500 y 1000 especies de bacterias en nuestro colon) pero a la hora de cargarse un intruso no se andan con chiquitas y actúan todas a la una.

Así que cuando nos cargamos un montón de especies mediante determinados antibióticos, que a veces empleamos muy a la ligera, las dejamos tiritando de modo que algunas bacterias ven su oportunidad "para introducirse en la colmena y armarla muy gorda", como es el caso del *clostridium dificile* que produce una diarrea en ocasiones muy grave en pacientes en pacientes tratados con antibióticos.

Función de defensa:

La microbiota contribuye al desarrollo del sistema inmune intestinal y producen una capa de moco que impide que bacterias patógenas la atraviesen pasando a la circulación y produciendo una infección. La microbiota crea un entorno ecológico que impide que una bacteria o un hongo patógeno prolifere en el intestino. Por otra parte algunas bacterias reducen el pH en el intestino, lo que contribuye a inhibir la colonización por gérmenes patógenos.

Función de mantenimiento:

La microbiota contribuye a la maduración de la mucosa del tubo digestivo, y constituye un aporte esencial para la integridad de los colonocitos.

Los estudios de la microbiota inicialmente se hacían con mediante cultivo pero esos son medios realmente obsoletos y actualmente lo que se hace es **cuantificar el material genético** de los microorganismos mediante diversos procedimientos basados en la secuenciación de su genoma (se denomina **metagenómica**).

La microbiota contienen proteínas que se pueden comportar como fármacos o que tienen también unas propiedades para mantener la salud o para producir trastornos patológicos en el organismo (**metaproteómica**), y por otra parte en su metabolismo producen diversas moléculas de pequeño tamaño, fundamentalmente ácidos grasos de cadena corta (**metabolómica**)

La microbiota depende de múltiples factores y existe una enorme variabilidad individual incluso en comunidades de personas del mismo entorno geográfico y de unas características étnicas similares, lo cual lógicamente dificulta, como luego veremos, el análisis porque no disponemos de un patrón normal fiable.

4. Los síntomas.
El síndrome del intestino irritable y sus múltiples manifestaciones

Existen probablemente decenas de enfermedades que presentan unos síntomas similares a los del SII. Algunas de ellas son muy graves. Sin embargo, te anticipo que la mayoría de las veces que los pacientes presentan los síntomas que acabo de citar no padecen enfermedad grave alguna y por ello no existen razones para preocuparse. Lo contrario tampoco es adecuado: confiar en que no se trata de nada importante y llevar a cabo tratamientos por tu cuenta confiando en que desaparezcan los síntomas y evitar ir al médico hasta el último momento por si éste nos da malas noticias.

La mayoría de las veces los médicos afortunadamente damos buenas noticias.

Los síntomas han de ser matizados por un profesional de la medicina. No es lo mismo una diarrea leve después del desayuno sin pérdida de peso, sin sangre en las heces, sin náuseas... que una diarrea que despierta al paciente varias veces por la noche, se asocia a falta de apetito y peso y no digamos si además se acompaña de sangre en las heces.

Sólo el médico tiene capacidad para matizar los síntomas y de este modo es mucho más probable llegar a un diagnóstico correcto. Además, es quien debe decidir los exámenes complementarios oportunos (los imprescindibles, los convenientes) para descartar otras patologías más graves.

No sólo quiero que conozcas los síntomas, sino esos pequeños detalles que sugieren que se deben un SII y no a una enfermedad grave.

Allá vamos.

4. 1. Dolor abdominal

El dolor abdominal puede ocurrir en cualquier localización del abdomen y con cierta frecuencia cambia de lugar "a veces me duele por aquí", nos dice el paciente señalando con su mano la localización, "pero otras se me mueve a este otro lugar"; muchas veces es difuso (afecta a todo el abdomen); puede ocurrir de forma continua, prácticamente todos los días, o de forma intermitente.

En general, el que cambie de localización es un dato que apoya que se trata de un SII

A menudo molesta menos durante los periodos de ayuno y se agrava con la ingesta de alimentos.

Ciertamente es más frecuente después de consumir **alimentos ricos en FODMAPs** (los que contienen una mayor cantidad de hidratos de carbono que al ser fermentados por las bacterias liberan más gas al intestino) pero en ocasiones aparece después de ingerir cualquier alimento o incluso agua... e incluso durante el ayuno.

En muchas ocasiones un alimento que un día le produjo intensas molestas al paciente, lo ingiere otro día y no nota absolutamente nada.

En general sienta peor la comida de los restaurantes, incluso aunque el paciente trate de ingerir un menú similar al que se prepara en casa.

Otras veces el dolor se relaciona más bien con **situaciones de estrés**, pero algunos pacientes no son capaces de identificar ningún factor precipitante.

Los médicos debemos tomarnos el tiempo necesario para averiguar lo que agrava el dolor. Cuando son los alimentos, la dieta baja en FODMAPs probablemente vaya a mejorar mucho al paciente. Cuando es el estrés las medidas terapéuticas para ayudarle a a hacer frente al mismo resultan de enorme ayuda. A veces el paciente no piensa en estrés hasta que el médico se lo pregunta, sobre todo porque a veces el dolor no aparece justamente en los peores momentos, sino una vez que la situación agobiante ha pasado y el paciente se encuentra aparentemente relajado: "Lo pasé muy mal durante los casi 2 años que atendí a mi madre, con Alzheimer, pero la pobre falleció hace 2 meses y ahora me siento realmente más tranquilo", "Se ha separado mi hija hace 4 meses y lo he pasado muy mal, sobre todo por los niños, pero ahora todo está en orden y me parece que llevaba tiempo sin sentirme tan tranquilo".

A menudo nuestro cerebro cuando deja de ocuparse de "los otros" se ocupa, a veces en demasía, de uno mismo. No es algo que queramos que ocurra, ni siquiera somos conscientes de ello, pero sucede. Entonces es cuando comenzamos a experimentar síntomas.

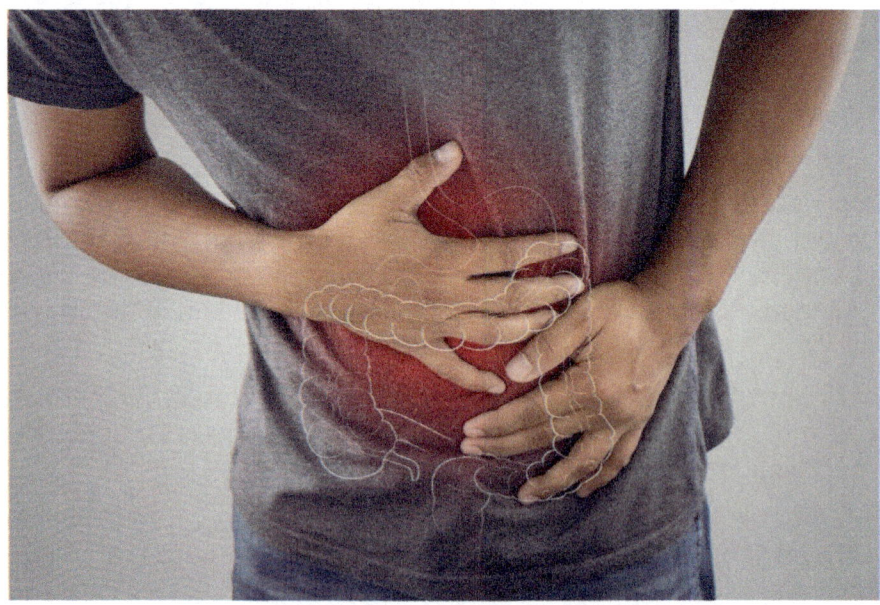

El dolor abdominal en el SII puede ser difuso o localizarse en determinadas zonas del abdomen y a menudo cambia de localización, se suele agravar con la ingesta de alimentos, sobre todo de FODMAPs, o con el estrés. Rara vez despierta al paciente.

Un dato importante: **muy rara vez el dolor despierta al paciente. Todo dolor que despierta al paciente requiere una investigación detallada**.

Cuando el dolor es de origen intestinal a menudo se relaciona con la deposición, desencadenando deseos de acudir al inodoro o modificando su intensidad al evacuar. En general mejora al hacer de vientre, aunque a veces lo hace durante un breve espacio de tiempo, para reaparecer después. Algunas veces incluso puede aumentar.

Siempre que un dolor en el abdomen guarda relación con la defecación es preciso pensar en una patología en el intestino, aunque no necesariamente siempre en un SII.

El dolor abdominal es uno de los síntomas más molestos y al paciente le puede resultar tan intenso como en otras patologías graves como una obstrucción intestinal, una colecistitis o una apendicitis, aunque en estos casos existen otros datos que permiten sospechar que se trata de una enfermedad distinta. No es infrecuente que precise acudir al servicio de urgencias de su centro de su salud o de su hospital.

No porque el dolor sea muy intenso debemos pensar que nos ocurre algo grave. En el SII el dolor es tan intenso o más que en otras patologías graves.

En la figura mostramos una escala visual de la intensidad del dolor. No importa que no exista ninguna alteración grave u objetiva que cause el dolor, eso no impide que el paciente experimente en ocasiones un dolor insoportable. Se sabe que los pacientes con SII no fingen sus síntomas, los sufren realmente; ningún colega o profesional cuestiona su intensidad. **El dolor es a menudo tan intenso que el paciente se queda perplejo e incrédulo cuando los exámenes complementarios uno tras otro, no muestran hallazgo patológico alguno**.

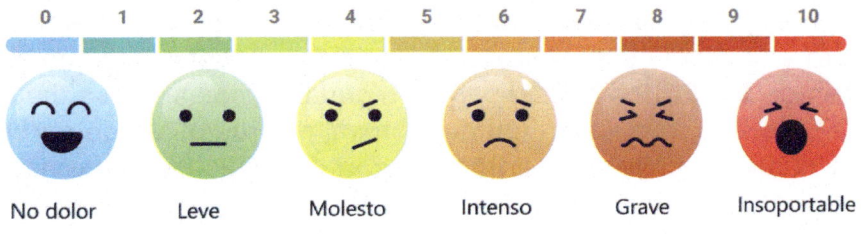

Escala visual de la intensidad del dolor

71

4. 2. Distensión abdominal

La distensión abdominal consiste por una parte en un aumento real del perímetro del abdomen, que generalmente se va incrementando a lo largo del día y algunas mujeres parece que se encuentran en el **último trimestre del embarazo al anochecer**; las tallas de ropa que suelen usar durante la mañana a veces no les sirven durante la tarde.

Pero no se trata sólo del hecho del aumento de la cintura, sino de las enormes molestias que ello conlleva, sobre todo sensación de incomodidad, de tener un **globo dentro del abdomen**, de tensión en la pared del abdomen, incluso aunque el abdomen no esté objetivamente abultado.

En ocasiones este síntoma es tanto o más molesto que el dolor.

Probablemente he visto llorar de desesperación a más pacientes refiriendo las molestias producidas por la distensión que por el propio dolor abdominal.

En las personas que no padecen SII, cuando comen, incluso grandes cantidades de alimentos de todo tipo, incluso si comen rápido, o lo hacen a deshora, se produce una "acomodación postprandial" mediante sobre todo la elevación del diafragma para "dejar espacio en el abdomen" y para que de estas forma no aumente la tensión en la pared del intestino. Tampoco se percibe la propulsión de los alimentos a lo largo del tubo digestivo por una persona sana.

La hipersensibilidad visceral y el descenso paradójio del diafragma, de lo que luego vamos a hablar, que ocurren en los pacientes con SII convierten estos eventos que normalmente no se perciben en inflazón o distensión y otros síntomas.

En algunos pacientes (luego veremos que no en todos) se agrava sobremanera, al igual que el dolor, con determinados alimentos, los FODMAPs así como en aquellos que además de un SII presentan **malabsorción de lactosa, de fructosa o de sorbitol**, cuando ingieren alimentos que contienen dichos hidratos de carbono.

La distensión abdominal no siempre se asocia a un aumento de la emisión de gas por la boca (**aerofagia**) o por el ano (**meteorismo o flatulencia**) (enseguida volveremos a hablar de ello).

Cabría esperar que cuando el paciente expulsa gases disminuye el perímetro del abdomen o la desagradable sensación de estar hinchado, pero desafortunadamente no siempre ocurre así o el alivio es tan sólo leve y transitorio.

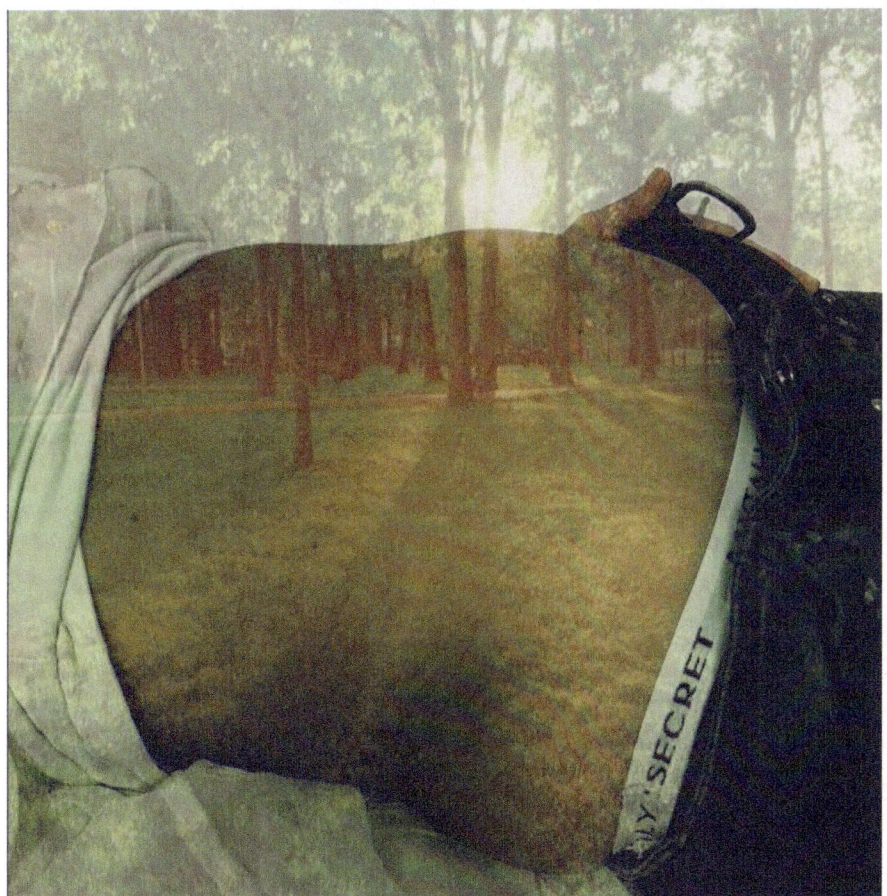

Esta paciente joven, con peso normal (IMC: 22) presentaba una marcada y molesta distensión abdominal cuando la evaluamos en nuestra consulta. Refería además dolor abdominal cólico y estreñimiento.

Muchos pacientes consultan por **aerofagia,** por **eructos pertinaces**, patología también funcional, pero que no constituye realmente un síntoma del SII; rara vez nos consulta un paciente exclusivamente por **aerofagia** o por **meteorismo o flatulencia**, vamos, por tirarse muchos pedos, tal vez porque se trata de un síntoma que se presta a ser ocultado.

No es raro que cuando el paciente es un varón lo delate su esposa: "Dile al doctor que tus flatulencias apestan y no hay quien esté a tu lado".

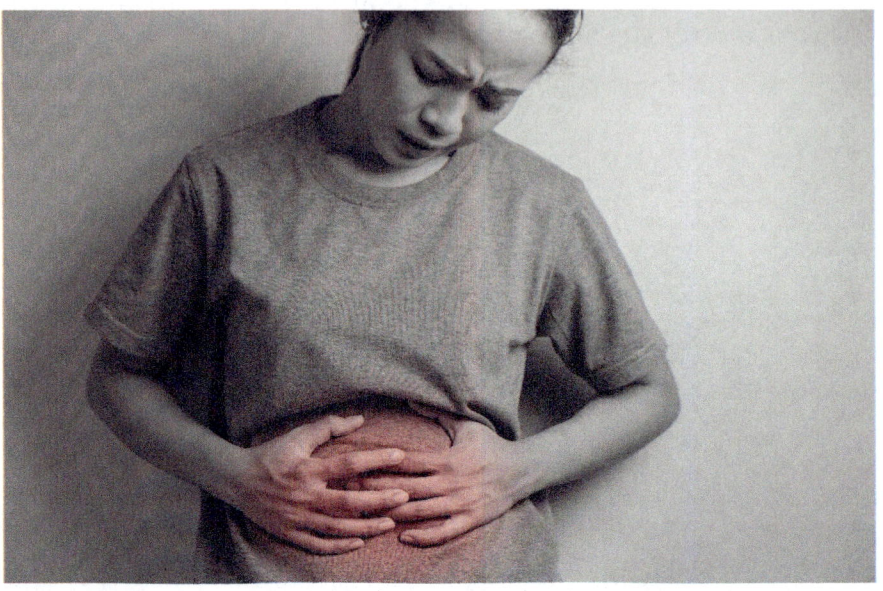

La distensión abdominal constituye uno de los síntomas del síndrome del intestino irritable que más altera la calidad de vida

4. 3. El estreñimiento

El estreñimiento por sí solo no altera de forma evidente la calidad de vida de los pacientes, si se excluye la incomodidad y esfuerzo para expulsar las heces duras, con la consiguiente patología anal (aparición de hemorroides, fisura, etc); el estreñimiento consiste en no hacer la deposición en varios días y cuando por fin le aparece el reflejo defecatorio (los deseos de evacuar), se emiten heces duras, Bristol tipo 1 (caprinas, por asemejarse a la deposición de este rumiante, verdaderas bolas de consistencia pétrea) o Bristol tipo 2 (duras, pero no tanto) , pero sin otros síntomas del SII.

El paciente muchas veces no consulta por ello porque se encuentra bien, salvo si debido al esfuerzo para defecar presenta sangre en las heces, le salen hemorroides o una fisura anal, que a menudo es intensamente dolorosa.

Cuando el estreñimiento no se asocia a distensión abdominal ni a dolor y no se encuentra ninguna enfermedad que le produzca se denomina **estreñimiento crónico funcional** y no SII (es una cuestión de matices, más bien de interés científico que de interés práctico para el paciente).

Muchos pacientes con SII presentan estreñimiento, pero generalmente asociado a dolor, a distensión abdominal o ambos y en cuanto pasan dos días sin hacer la deposición, los demás síntomas aumentan de forma notoria por lo que solicitan ayuda médica, no por el estreñimiento en sí, sino por el aumento de los otros síntomas. Es muy común que los pacientes con SII con predominio del estreñimiento tomen laxantes por su cuenta, generalmente preparados de sen, basándose en la creeencia (falsa) de que es más "natural" y porque además con otros laxantes suelen hinchar. Sin embargo los laxantes que contienen sen crean adición y no son en absoluto recomendables.

A veces una de las tareas más difíciles es tratar de reeducar el colon, empleando laxantes generalmente osmóticos o formadores de bolo que, como veremos más adelante, son los más recomendables.

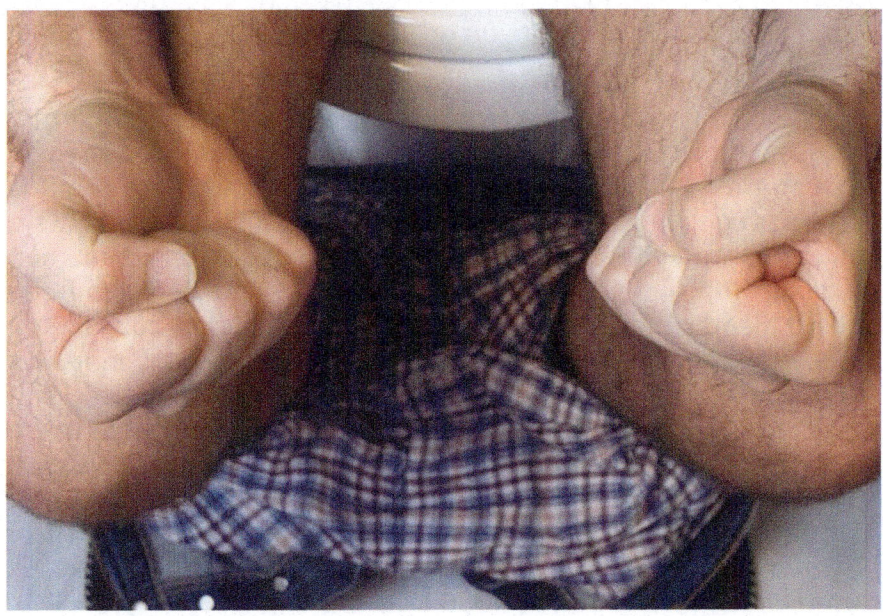

El estreñimiento es un síntoma que además de las molestias anales (sobre todo hemorroides y fisura anal) relacionadas con el esfuerzo defecatorio, suele incrementar el dolor y la distensión abdominal

4. 4. La diarrea y la urgencia defecatoria

Muchos pacientes con SII presentan a menudo o siempre diarrea. En ocasiones puede alternar con heces normales o incluso con estreñimiento. Algunos pacientes en tan sólo una semana presentan todas las morfología de la deposiciones que figuran en la escala de Bristol, desde haces caprinas (Bristol 1) hasta heces líquidas (Bristol 7). Cuando la alternancia se produce sin un predominio claro del estreñimiento ni de la diarrea se habla de SII mixto en el que como veremos solemos emplear la fibra, por su papel regulador (disminuyendo tanto la intensidad del estreñimiento como la de la diarrea).

Aunque tanta variedad en la morfología de las heces en cortos periodos de tiempo es algo que asusta al paciente, en realidad es tranquilizador, porque es algo bastante típico del SII y no suele ocurrir en otras patologías más graves.

La intensidad de la diarrea es muy variable; en ocasiones ocurre tan sólo una o dos veces al día, aunque la consistencia está francamente disminuida; otros pacientes presentan numerosas deposiciones al día, generalmente matutinas y rara vez despierta al paciente (es uno de los datos que a los médicos nos tranquiliza; toda diarrea que predomina por la noche debe hacernos sospechar una patología diferente de un síndrome del intestino irritable y generalmente más grave).

La diarrea puede ser explosiva, es decir, acompañada de mucho gas. En ocasiones se asocia a la aún más incómoda **urgencia defecatoria**, es decir, la necesidad de acudir a un inodoro lo antes posible porque no se pueden reprimir los deseos de defecar. Esto limita sobremanera la calidad de vida de algunos pacientes con SII, sobre todo aquellos que desarrollan actividades en las que que no disponen de un inodoro. Los pacientes viven su vida con una constante angustia teniendo localizados todos los inodoros en los que se desarrolla su vida cotidiana, sobre todo cuando han de desarrollar una actividad en la que no es apropiado ausentarse para hacer la deposición. **Esa angustia o estrés anticipatorio crea a su vez un círculo vicioso que aumenta el riesgo de presentar diarrea y es una de las razones por las que en ocasiones es preciso recurrir a la psicoterapia, sobre todo si no se controla de forma eficaz con fármacos antidiarreicos**.

Algunos pacientes no se atreven ni a salir de compras y ven limitada extraordinariamente su vida social.

La diarrea se precede a menudo de un dolor abdominal cólico, de un "retortijón", como le suelen llamar los pacientes, que casi siempre se alivia después de la deposición, aunque parádojicamente en raras ocasiones se incrementa el dolor, habitualmente de una forma transitoria.

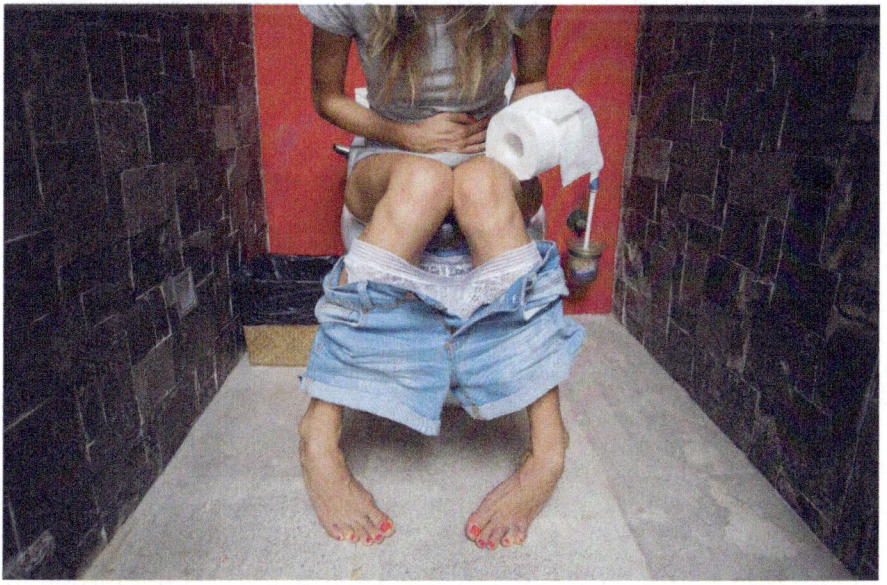

La diarrea limita mucho la calidad de vida, sobre todo la vida social, de los pacientes con SII sobre todo porque muy a menudo se asocia a urgencia defecatoria

4. 5. Los gases

Los pacientes con SII a menudo expulsan muchos gases "por arriba y por abajo". No es un requisito necesario para el diagnóstico y muchos pacientes que sufren por este tipo de síntomas no padecen realmente un síndrome del intestino irritable. Se trata habitualmente de patología "funcional" como el SII, generalmente más leve y mejor tolerada (en ocasiones la única limitación es para alguna actividad social). Muchos pacientes que hinchan no presenten mayor emisión de gases y en ocasiones la emisión de estos no alivia la distensión abdominal que presentan (otras veces sí mejoran, al menos parcialmente y por un espacio de tiempo generalmente breve).

El aumento de la expulsión de gases por la boca se denomina aerofagia (eructos) y por vía anal meteorismo o flatulencia, coloquialmente "pedos".

El meteorismo se suele controlar mejor que la aerofagia. Si socialmente no resulta apropiado, un buen funcionamiento del mecanismo esfinteriano permite dejarlo para un mejor y más solitario lugar y momento. En ocasiones, más que el ruido de salida, lo que lo delata es el olor, y suele ser la mujer la que dispone de una pituitaria más sensible y eficaz, la que delata al varón o se delata a sí misma. "Son especialmente malolientes, doctor" es la descripción más educada que suelen utilizar. A veces son ellas las que, como digo, delatan a su marido, que tiende a obviarlo en la historia clínica, tal vez porque las propias flatulencias se toleran mejor... (nuestros propios pedos no nos huelen tan mal como los de los demás).

Esto tiene su explicación: la composición de las flatulencias depende fundamentalmente de la flora bacteriana (de la microbiota) que como hemos visto es única y específica de cada ser humano (como la huella digital), y por ello el olor del gas suele ser siempre el mismo en una persona.

Los cambios no traducen necesariamente patología grave, pero pueden ocurrir en múltiples patologías en las que cambia la microbiota, desde una gastroenteritis aguda, una enfermedad inflamatoria intestinal y por supuesto el síndrome del intestino irritable. Se consideran normales hasta unas 14 flatulencias al día.

El que nos huelan mal los pedos ajenos tiene cierta explicación científica: es la de protegernos frente a las bacterias que pueden acompañar la flatulencia; aunque obviamente las bacterias no son volátiles, "no entran por la nariz", motivan que "guardemos una distancia social" con una persona que potencialmente podría infectarnos.

Recientemente he leído una noticia acerca de un pastor de una iglesia sudafricana, que, según él, cambia el destino, cura y "demuestra el poder de Dios" tirándose pedos en la cara de los feligreses; la noticia suscita más hilaridad y perplejidad que cualquier emoción positiva, en este loco mundo en el que vivimos en donde cada cual puede hacer lo que quiera casi con total impunidad, como tirarse pedos sobre la cara de otro, con fines supuestamente "sanadores" e incluso ganarse una enorme popularidad con ello[2].

Otra noticia no menos controvertida que figura en los tabloides: Una *influencer* se hace rica vendiendo sus pedos en tarros de cristal: así se lucra con sus rentables flatulencias. La susodicha *influencer*, famosa por participar en concursos de televisión, ha llegado a ganar 50.000 dólares a la semana con este negocio[3].

No me diga tú. querido paciente, que no hace falta poner algo de racionalidad para que no te sientas tan perdido en este loco mundo, "para no dar palos de ciego".

Aprovecho para recordar aquí el famoso pensamiento de Lord Byron: "la vida es demasiado importante para tomársela en serio". Reírse es una terapia formidable que lamentablemente no está tratada con suficiente rigor en los tratados de medicina. Los médicos somos los primeros en tomarnos la vida demasiado en serio. Tener que dar de vez en cuando malas noticias y ser partícipes del sufrimiento humano nos acaba cambiando. Por ello no somos los mejores profesionales para utilizar esta magnífica terapia que en patologías como el SII tampoco sobra.

Los gases que se expulsan por la boca (aerofagia, eructos) no suelen ser malolientes (aunque tampoco su olor es agradable), pero los eructos son un acto reflejo en el que el paciente no puede evitar, aunque en una situación social sea comprometida, a lo sumo puede tornarlos más silenciosos o menos escandalosos; **en ocasiones se agravan cuanto más intenta el paciente reprimirlos, al igual que ocurre con el dolor abdominal o la diarrea.**

He visto muchos pacientes que comienzan a eructar así como se sientan en mi despacho y después de un rato charlando distendidamente y cuando están acostados en la camilla, los he explorado y les voy comentando que todo está bien a medida que les realizo la ecografía, desaparecen totalmente. **Al igual que ocurre con otros síntomas en el SII, cuando más empeño ponemos en evitar un síntoma y más nos angustiamos por ello, más fácil es que se produzca o aumente su intensidad. Existen recursos para romper ese círculo vicioso, que se debe a mecanismos psicológicos conocidos.**

79

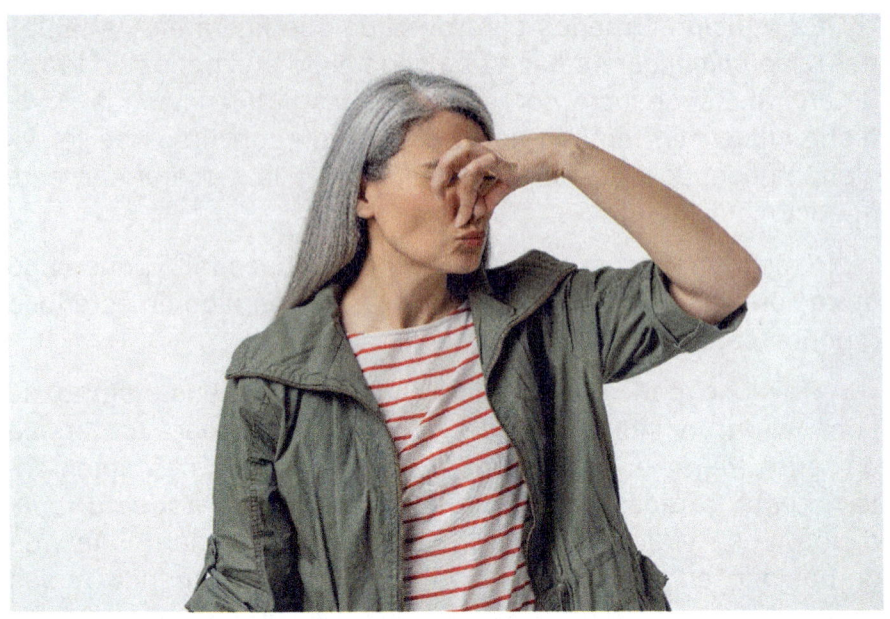

Algunos pacientes con SII presentan excesivas flatulencias, y en ocasiones especialmente malolientes, sobre todo para la esposa

4. 6. El aumento de los ruidos intestinales

Nuestro intestino obviamente se mueve, tanto durante la digestión como en los periodos de reposo interdigestivo; incluso el paciente puede apreciar el vaivén del contenido en las asas del intestino delgado, cuando se lo explico mientras le realizo la ecografía abdominal.

Los movimientos intestinales son fisiológicos, se ven con el ecógrafo, se escuchan con el fonendoscopio (los cambios en la auscultación permitían a nuestros avispados colegas de antaño diagnosticar enfermedades en ocasiones graves cuando no se disponía de los procedimientos diagnósticos actuales), y a menudo y sin que ello tenga mayor importancia, los escucha perfectamente uno mismo o las personas cercanas, sobre todo en situaciones de silencio.

Ciertamente los pacientes que nos consultan por ello, generalmente ejecutivos, lo hacen por la ansiedad que les produce cuando se encuentran en reuniones en donde existen momentos de silencio. Incluso en ocasione, es más una cuestión de agudeza auditiva que de intensidad del ruido. En general, que las tripas

80

anden de fiesta no suele tener relación alguna con ninguna patología grave.

4. 7. Síntomas no digestivos en el SII

Aproximadamente el 50% de los pacientes con SII presentan síntomas que no se localizan en el aparato digestivo. Se denominan síntomas extradigestivos. Los más comunes son el cansancio, el dolor somático y los trastornos del sueño. Predominan en las mujeres. Algunos presentan también síntomas psicológicos (ansiedad y depresión).

Cuando existen también síntomas extraintestinales, los digestivos son más intensos, alteran más la calidad de vida y resultan más difíciles de tratar.

Muchas veces los especialistas de digestivo le preguntamos al paciente por ellos o no les damos importancia. Hoy la medicina está atomizada en *superespecialidades* y cada especialista se centra en su problema obviando los síntomas que "no son de su incumbencia" y olvidándose que estamos tratando a un paciente, a un ser humano que puede presentar otros síntomas que también le ocasionan tanto o más sufrimiento que los digestivos y que generalmente está abrumado y desesperanzado por ello.

Más adelante hablaremos de las razones por lo que suelen aparecer estos síntomas y el mejor modo de tratarlos.

En la tabla siguiente te muestro los síntomas no digestivos y la frecuencia con la que ocurren en el SII. Como puedes ver, algunos son muy frecuentes. Hasta casi la mitad de pacientes con SII también presenta dolor de cabeza, hasta casi 9 de cada 10 dolor de espalda y muchos también presentan síntomas urinarios como la urgencia para la micción o nicturia (necesitan levantarse por la noche para orinar)[4].

Síntomas	Frecuencia con la que aparecen en pacientes con SII
Dolor de espalda	27,6-81
Dolor lumbar	37,1-88
Dificultad para respirar	16,3-65
Cansancio	36,3-63
Disminución libido (de la actividad sexual)	13,4-26,9
Mareos	11-27
Dolor durante relaciones sexuales	9,3-42
Dolor de cabeza	23,1-45
Vaciamiento incompleto de la vejiga	50
Dolores muculares	29-36,3
Nicturia (levantarse por la noche a orinar)	53
Palpitaciones	13-44
Mala calidad del sueño	30
Picores	32
Sensibilidad al frío o al calor	14
Dificultades para dormir	30
Rigidez muscular	27,1
Sensación subjetiva de fiebre	6
Polaquiuria (orinar a menudo)	20,5-61
Urgencia miccional (no aguantar la necesidad de orinar)	60
Dificultad para iniciar la micción	11
Sensación de mariposas en el estómago	13

Síntomas no digestivos asociados al SII

Los investigadores han descubierto que las mujeres con SII pueden tener más síntomas durante sus ciclos menstruales, por lo que una mujer con SII debe tratar de prepararse para los síntomas en ese momento.

La preocupación emocional (como viajar o prepararse para un gran discurso) puede causar síntomas de diarrea (heces blandas), estreñimiento (heces duras o dificultad para defecar) o dolor en todas las personas, pero las personas con SII pueden ser más sensibles a estos eventos.

4. 8. Definición científica de síndrome del intestino irritable

El paciente con SII está acostumbrado a que el diagnóstico se realice mediante una prueba diagnóstica fiable y segura. Es así como funciona la medicina actual. Así es la cultura médica actual. Nada de sospechas, nada de probabilidades. El paciente (y también la conciencia del médico) quieren certezas y eso se consigue realizando las pruebas diagnósticas idóneas y dejarse de perder el tiempo en una larga y tediosa entrevista con el paciente, que incluso el paciente en ocasiones rechaza.

A veces al paciente sólo le falta decirme: "déjese de hacerme tantas preguntas y vaya al grano". Lo que sí suele hacer es interrumpirme cuando le hago demasiadas preguntas para decirme: "mire todos los informes, aquí está todo, para eso se los traigo", "ya sé lo que tengo", "tengo divertículos", "tengo una hernia de hiato", "tenía el Helicobacter Pylori", "ya me han tratado de todo eso y no mejoro", "vengo para que me cure".

Llegar a un diagnóstico mediante los síntomas que el paciente relata, aunque se hayan realizado pruebas diagnósticas para mayor seguridad y sobre todo para descartar patología grave, es algo que vosotros, los pacientes aceptáis mal.

Lo aceptáis tan mal que cuando en una exploración el médico objetiva algún hallazgo "tangible" como divertículos, pólipos en el colon, una hernia hiatal, una gastritis crónica, cálculos biliares, infección por H. pylori... atribuye todos los males del paciente a ese hallazgo, pero la mayoría de las veces esos hallazgos, que se denominan incidentales (incidentalomas) nada tienen que ver con los síntomas, nada que ver con el SII. Sirven para una "huida hacia delante" para que el médico disponga de una explicación que contente al paciente, pero que es errónea.

Cuando después de realizarle una colonoscopia (generalmente la última de los exámenes que recomiendo, y no en todos los pacientes) le emito el diagnóstico, el paciente me suele preguntar: "¿Entonces me ha visto el SII en la colonoscopia, verdad?". Le tengo que contestar: "no, tienes un SII porque sus síntomas son totalmente compatibles con esta enfermedad y en todos los exámenes complementarios realizados no encontré otra patología que explique tus síntomas".

En el SII no nos queda otra: el diagnóstico se basa en síntomas compatibles y en la exclusión de otras patologías que pueden producir síntomas similares.

Las pruebas complementarias sirven para descartar otras enfermedades, pero no para diagnosticar el SII. En esta enfermedad el diagnóstico se realiza mediante unos síntomas definidos por un grupo de expertos en la ciudad de Roma (Criterios Roma IV).

El paciente no tiene duda alguna cuando el colesterol está alto porque en un análisis se demuestra que sus niveles están por encima de una determinada cantidad.

Y punto.

En todo caso lo que hay que discutir es si procede o no el tratamiento y cuál tratamiento.

Se diagnostica colelitiasis (piedras en la vesícula) porque se ven los cálculos en su interior con una ecografía o con otro procedimiento.

Y no hay más que hablar.

Se padecen divertículos cuando se ven los orificios durante la realización de una colonoscopia o en una tomografía computarizada de abdomen.

Igualmente, cuando existe un tumor, este se pone de manifiesto mediante pruebas de imagen y se confirma mediante la obtención de una pequeña muestra de su tejido (biopsia) que se analiza al microscopio y hoy en día se suele somete a otros exámenes sofisticados de oncología molecular para diseñar un tratamiento a la carta.

Y así con casi cientos de enfermedades.

Todo con una precisión "casi" matemática.

Pero en el caso del SII no exista ninguna prueba que nos permita decir al paciente: "mira aquí, lo ves, aquí está la alteración, aquí está el problema: Tú tienes un síndrome del intestino irritable".

El paciente con SII quiere y busca que se le encuentre alguna prueba alterada y ahí es donde a menudo se torna la víctima de su propia tenacidad, víctima propiciatoria de profesionales de la salud, la mayoría de las veces excelentes y muy útiles y tal vez tan necesarios como los propios médicos, pero que hoy por hoy utilizan procedimientos diagnósticos no científicamente validados y que ocasiones (y no quiero criticar) en lugar de luchar para que el paciente, abrumado por una enfermedad benigna pueda "olvidarse de la misma, aprender a convivir con ella y vivir feliz a pesar de ella, sin acordarse en ocasiones durante largos periodos de tiempo que la padece", lo que hacen es "atraparlo" en una espiral de pruebas, de estudios, de visitas periódicas, de modificaciones en sus hábitos de vida, en su dieta, en el consumo de múltiples complementos alimenticios, a cual más caro. "A ver, cómo pretendía que mejorase con lo que me prescribió usted, un tryptizol 10 que cuesta 1 euro, menos mal que Don X me recomendó un producto fantástico, el tratamiento sale por 60 euros al mes, pero no se imagina lo bien que me siento ahora".

Créeme, querido paciente, a veces los médicos vivimos situaciones como la que te acabado de relatar. Algunos pacientes acuden a revisión para "darnos una lección". Menos mal que uno está curado de espantos.

Total, que cada nueva visita, una prueba más: "a ver qué prueba le solicito ahora" o "¿Por qué no me pide una resonancia, porque aquí tiene que haber algo que todavía no me ha visto?". Y resonancia al canto.

Y el paciente sale de la consulta con otra solicitud de una prueba... y con otro tratamiento, con más de lo mismo "hasta que ya no queda nada que darle".

Todo ello hace que un paciente que debe aprender a vivir con una enfermedad acabe viviendo para su enfermedad, frustrando muchas veces su futuro personal, familiar social y profesional.

Por ello en la actualidad el diagnóstico del síndrome del intestino irritable en cualquiera de sus modalidades se basa en los síntomas, como se basaba el diagnóstico de tantas y tantas enfermedades hace décadas, sin que nadie se alarmase por ello. Por ello es preciso que el médico dedique tiempo al paciente, para matizar bien todo lo que le ocurre.

Los criterios diagnósticos vienen estableciendo desde hace años por comisiones de expertos, entre los que se encuentra el Dr. Fermín Mearín, que se reúnen periódicamente en Roma y por ello se llaman criterios de Roma. Actualmente estamos en la cuarta versión (Roma IV) que es más precisa que las anteriores y se adapta mejor a lo que realmente les ocurre a los pacientes con SII.

Estos criterios sirven para que los utilicen los médicos e incluso he participado en reuniones internacionales en las que los propios expertos nos explicaron el porqué de los cambios con respecto a los criterios previos (Roma III), pero en un manual acerca del SII han de figurar obligatoriamente, aunque tú, querido pacientes, no tienes necesidad de conocerlos ni siquiera de leerlos.

Síndrome del intestino irritable (SII). Definición (Roma IV): Trastorno intestinal caracterizado por dolor abdominal recurrente asociado con la defecación o con un cambio del hábito intestinal, ya sea diarrea, estreñimiento o alternancia de ambos, así como hinchazón o distensión abdominal. Los síntomas deben ocurrir al menos 6 meses antes del diagnóstico y estar presentes durante los últimos 3 meses.

Criterios diagnósticos: dolor abdominal recurrente (que es el síntoma predominante), al menos un día por semana por término medio en los últimos 3 meses, asociado con 2 o más de los siguientes criterios:

- Relacionado con la defecación (es decir, suele mejorar o empeorar cuando el paciente evacúa, generalmente mejora).

- Asociado a un cambio en la frecuencia de las heces. El paciente nota que el ritmo intestinal no es el habitual. "Antes iba como un reloj, todas las mañanas, ahora algunos días voy tres o cuatro veces y otras veces no voy en varios días".

- Asociado a un cambio en la forma (aspecto) de las heces. Tal como referíamos previamente (Escala de Bristol)

Generalmente verá que después del diagnóstico los médicos añadimos una "E", una "D" o una "M" según predomine el estreñimiento, la diarrea o el paciente presente alternancia entre ambos.

- SII con predominio de estreñimiento (SII-E)
- SII con predominio de diarrea (SII-D)
- SII con hábito intestinal mixto (SII-M)

Para más información[5,6].

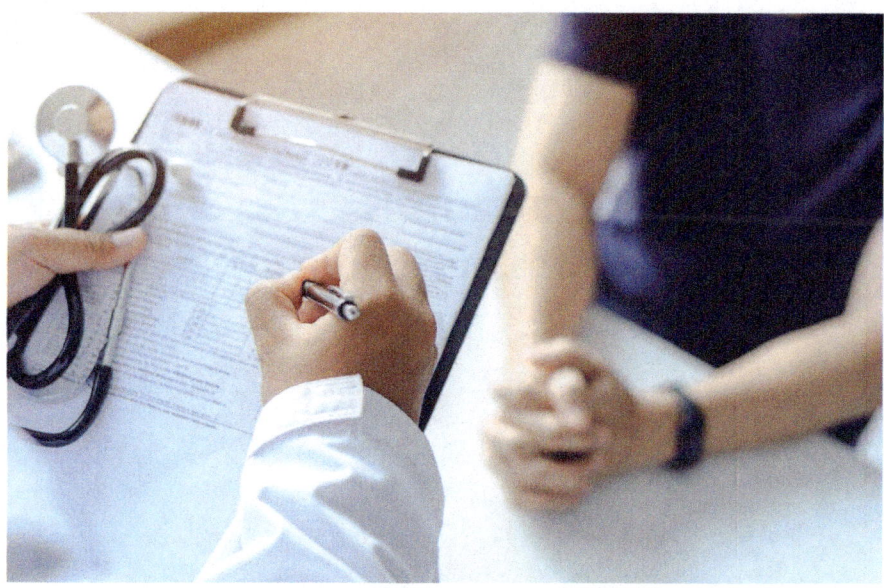

El 90% de lo que se necesita para diagnosticar un paciente con SII está aquí. Un lápiz, un papel y una cordial y sincera conversación con el paciente, sin un reloj en la consulta que limite el tiempo.

5. Problemas comunes que realmente son un síndrome del intestino irritable, pero se llaman vulgarmente de otra forma.

5.1 "Padezco de gases"

5.2 "Tengo nervios al estómago"

5.3 "Sufro de intolerancia a alimentos"

5.4 "Me encontraron aumento de la permeabilidad intestinal"

5.5 "Tengo alterada la flora"

Muchos pacientes que llevan años con SII y que en ocasiones han visitado a otros colegas ignoran el diagnóstico. Me da la impresión que es un diagnóstico un tanto tabú, o que está desprestigiado: "eso es como no diagnosticar nada", "eso es un saco en el que el médico mete a sus pacientes cuando no sabe lo que tienen", "eso no existe".

Cualquier manual o tratado de aparato digestivo incluye entre sus decenas de capítulos, el SII o en todo caso un capítulo denominado "patología digestiva funcional" en el que el SII se lleva la palma en cuanto a información.

Progresivamente se dejará de usar la terminología "patología digestiva funcional" y ese capítulo pasará a llamarse **DGBI** (del acrónico en inglés: Disorders of the Gut-Brain Interaction) o **trastornos de la interrelación intestino-cerebro**.

Y el SII se lleva la palma en cuanto a información.

Cuando un paciente acude a nuestra consulta con un problema que afecta a su aparato digestivo, nuestra profesión obliga a llegar a un diagnóstico correcto y actuar en consecuencia. No es infrecuente que una enfermedad que no se origina en el aparato digestivo curse con síntomas digestivos, como ocurre con algunas enfermedades "sistémicas" que afectan a múltiples órganos y sistemas del organismo, no sólo al aparato digestivo.

Debido a la interrelación entre aparato digestivo y cerebro también existen trastornos psicopatológicos, algunos muy graves, como los **trastornos de la conducta alimentaria** o los **trastornos somatomorfos**, en los que los síntomas digestivos son una manifestación más entre los múltiples síntomas somáticos del paciente.

Pero no podemos inventarnos un diagnóstico que no existe.

Y tenemos que reconducir el diagnóstico en un paciente que acude a la consulta con un diagnóstico que no existe.

Por ahí se debe empezar si queremos cumplir con nuestro objetivo: ayudar al paciente, mejorar su calidad de vida, curarle cuando es posible...

Sorprendentemente a muchos pacientes que llevan años manifestando los síntomas característicos del SII e incluso fueron evaluados por colegas, nadie les explicó que padecían o podrían padecer este problema.

Debido a la presencia de síntomas persistentes, muchos han consultado con otros profesionales de la salud y acuden con la convicción de padecer alguno de los problemas que citamos seguidamente y ya decepcionados porque a pesar de emplear múltiples dietas, suprimir determinados productos como el gluten o la lactosa o tomar múltiples complementos alimenticios, recomendados con la mejor intención por su farmacéutico, el nutricionista o un colega que practica la medicina alternativa, no han conseguido la mejoría esperada.

5. 1. "Padezco de gases"

Ya acabamos de hablar de que en el SII una manifestación son los gases, tanto aerofagia, como meteorismo o flatulencia; también es un síntoma muy común la distensión abdominal, no sólo el aumento de la cintura, la necesidad de usar 1 o 2 tallas más por la tarde, sino la molestia que ello conlleva (la sensación de tener un globo dentro de nuestro abdomen).

Pero los gases ni producen dolor, ni cambios en el ritmo defecatorio (ni estreñimiento ni diarrea), ni constituyen habitualmente por sí mismos una enfermedad diferente o diferenciada, sino que forman parte del SII, en el que además de molestias relacionadas con los gases existe dolor y cambios en el hábito intestinal. Cuando el paciente presenta dolor no se le debe decir: "eso es de los gases" porque parece que son los gases responsables del dolor y no son más que un síntoma más del SII.

Es cierto que puede existir **aerofagia** sin más o **meteorismo** sin más, aunque cuando ocurre así es menos probable que el paciente consulta por ello. Se trata habitualmente de otra manifestación de la patología digestiva funcional. Rara vez están en relación con patología grave y las pruebas diagnósticas y el tratamiento son realmente similares a las del síndrome del intestino irritable

> La mayoría de los pacientes con "gases" padecen realmente un síndrome del intestino irritable.

5. 2. "Tengo nervios al estómago"

El SII es una enfermedad de origen multifactorial, como vamos a ver. Se tiende a decir que "metemos en el mismo saco" a pacientes a los que diagnosticamos de SII, pero no todos los pacientes con SII son iguales, a decir verdad, **la verdad más cierta en medicina es que no existen enfermedades, sino enfermos**, y esto es especialmente relevante en los pacientes con SII, pues aunque todos presenten unos síntomas similares, lo que agrava los mismos es diferente en cada uno, al igual que la percepción de gravedad, la ansiedad que le producen, lo que alteran su calidad de vida dependiendo de su profesión y otros muchos factores, etc.

En algunos pacientes el estrés es desde luego un factor precipitante muy importante, y el paciente lo sabe y lo manifiesta espontáneamente en la consulta.

Las emociones o, para ser más preciso, la alteración en la interrelación entre el intestino y el cerebro está presente probablemente en todos o casi todos los pacientes, hasta el punto de que recientemente el SII se incluye, como acabamos de comentar, dentro de los trastornos denominados **trastornos de la interrelación intestino-cerebro o DGBI** ("Disorders of the Gut-Brain Interaction"), pero mientras que en algunos pacientes esa relación no es en absoluto evidenciable, o al menos de entrada la rechaza de plano (que el paciente la rechace no significa necesariamente que no esté presente), otros la refieren de forma espontánea, pues han descubierto un agravamiento claro en las situaciones de estrés.

Las emociones alteran la función intestinal (motilidad y secreción) y la sensibilidad visceral (nuestra capacidad para sentir más o menos lo que le ocurre a nuestro organismo) y por ello contribuyen a aumentar los síntomas del SII, aunque es discutible si por sí solas pueden ser las causantes de éste (es posible que sí).

Parece ser que la predisposición a que el estrés afecte al aparato digestivo es un fenómeno aprendido de forma subconsciente en las primeras etapas de la vida y por ello en pacientes graves que no responden a otros tratamientos, es preciso emplear técnicas de psicoterapia, como la terapia cognitivo-conductual, uno de cuyos objetivos es que el paciente "desaprenda" ese comportamiento o conducta.

Si bien es cierto que una situación de estrés puede inducir cambios en el intestino autolimitados o no duraderos (no persistentes) muchos pacientes con "nervios al estómago" lo que padecen realmente es un SII, que en su caso se agrava más con el estrés que con determinados alimentos o con otros factores.

5. 3. "Sufro de intolerancia a alimentos"

El mero hecho de ingerir cualquier alimento suele agravar los síntomas de los pacientes con SII, pero esto es especialmente frecuente con los alimentos ricos en FODMAPs.

Por ello el paciente tiende a interpretar y a menudo llega convencido de padecer una "intolerancia a alimentos", cuando en realidad lo que ocurre es que los alimentos agravan los síntomas del SII que padece.

Los pacientes con SII no suelen tolerar muchos alimentos que las personas normales toleramos sin dificultad incluso aunque los consumamos en gran cantidad. Se trata sobre todo de los alimentos ricos en FODMAPs (oligosacáridos, disacáridos, monosacáridos y polioles fermentables). En muchos pacientes con SII, sobre todo en aquellos con predominio de la diarrea, este tipo de alimentos constituyen una causa muy importante de los síntomas y con su reducción mejoran de forma manifiesta.

Las pruebas de tolerancia a alimentos que evalúan los niveles de Ig G específica frente a la mayoría de los alimentos es una prueba muy popular y que muchos pacientes nos aportan cuando acuden a la consulta. Es una prueba que no está validada científicamente y cuando el paciente mejora al suprimir los alimentos recomendados en la misma, es consecuencia de que esos alimentos que recomiendan suprimir coinciden con los que contienen muchos FODMAPs y esa es probablemente la verdadera razón de la mejoría.

Muchas personas que no padecen SII y están asintomáticas presentan sin embargo **malabsorción de lactosa, fructosa o sorbitol,** pero lo desconocen porque a pesar de dicho problema, muchas veces si la cantidad del alimento o del edulcorante no es muy grande de modo que no llega a producirles síntomas. Sin embargo cuando un paciente con un SII presenta estos problemas asociados, estos alimentos le sientan especialmente mal, pero aunque los suprima la mejoría es sólo parcial, **porque en realidad padece no sólo malabsorción de los mismos sino además un SII.**

Muchos pacientes que creen que presentan intolerancia a alimentos, realmente lo que presentan es un SII. Los pacientes con SII pueden presentar malabsorción de lactosa, fructosa o sorbitol por lo que es imprescindible descartar esta patología asociada, pues al suprimirlos o reducirlos mejoran, aunque sólo parcialmente. Suele ser necesario además reducir los FODMAPs además de otras medidas terapéuticas.

5. 4. "Me encontraron aumento de la permeabilidad intestinal"

El **síndrome del intestino permeable** es una condición hipotética que actualmente no se reconoce como un diagnóstico médico. Se basa en el concepto de un incremento de la permeabilidad intestinal, algo que realmente es verdad que ocurre en diversas enfermedades gastrointestinales.

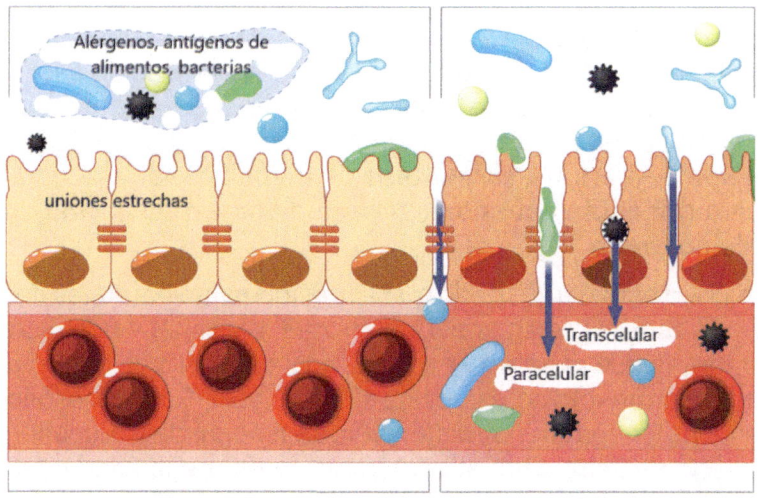

Intestino normal   Intestino permeable

Alérgenos, antígenos de alimentos, bacterias

uniones estrechas

Transcelular

Paracelular

Uniones estrechas ("intercellular tight junctions") íntegras

Inflamación y respuesta inmune anormal

El síndrome del intestino permeable es una condición hipotética que actualmente no se reconoce como un diagnóstico médico. Se basa en el concepto de un incremento de la permeabilidad intestinal, que ocurre en diversas enfermedades gastrointestinales

Por lo tanto, la permeabilidad intestinal está alterada en otras enfermedades, pero no constituye por sí misma una enfermedad. Esto quiere decir que si tratamos y curamos las enfermedades en las que está alterada, la permeabilidad intestinal se normaliza.

El intestino es semipermeable, la mucosa está diseñada para absorber agua y nutrientes de nuestros alimentos y conducirlos a la corriente sanguínea, pero al mismo tiempo para impedir el paso de bacterias y de otros agentes infecciosos, por lo que desarrolla un papel muy importante en nuestras defensas, pero también impide el paso de moléculas de gran tamaño como péptidos y otras sustancias potencialmente tóxicas que pueden actuar como antígenos y desencadenar una respuesta inflamatoria en otras partes del organismo.

La teoría del síndrome del intestino permeable propone que esta alteración no constituye sólo un síntoma de otras enfermedades digestiva, sino que se trata de un enfermedad en sí misma y que es ella la que puede causar otras enfermedades.

La permeabilidad intestinal está alterada en enfermedades bien conocidas como la enfermedad inflamatoria intestinal y la enfermedad celiaca.

El paso de toxinas como consecuencia de un supuesto intestino permeable sería responsable, según los defensores de esta teoría de enfermedades, de que exista un cierto grado de inflamación crónica que puede ocasionar trastornos como la obesidad, la diabetes tipo 2, la artritis, el síndrome de fatiga crónica o la fibromialgia, pero por ahora **esto no es más que una especulación que no está demostrada**.

Tampoco está demostrado que situaciones tan comunes como la dieta o el estrés alteren la permeabilidad intestinal y posiblemente los síntomas que percibe el paciente no se deben a un síndrome del intestino permeable en ese caso, sino a un SII. Cuando el paciente presenta dolor abdominal, distensión, sensación de indigestión, malestar … no se debe a una alteración en la permeabilidad intestinal. Lo más probable es que el paciente padezca un SII.

A muchos pacientes la explicación de una alteración de la permeabilidad intestinal les resulta más tangible, más comprensible y asumible, mucho más que hablarles de una enfermedad como el SII en donde lo que ocurre es más difícil de comprender y de explicar. Prefieren estar equivocados pero "entender" lo que les ocurre.

"Después de tantos años sufriendo, finalmente me encontraron lo que tengo: un síndrome del intestino permeable, que en mi caso es consecuencia de una alteración en mi flora bacteriana, aquí le traigo los resultados para que usted me paute los probióticos y la dieta oportunos".

¡Menudo marrón!

¡Tierra trágame!

> La permeabilidad intestinal alterada es un hecho. Sin embargo el síndrome del intestino permeable no constituye una enfermedad en sí mismo, sino que la permeabilidad es una manifestación más en otras patologías como la enfermedad celiaca o la enfermedad inflamatoria intestinal. Cuando se trata y se cura la patología que la produce, la permeabilidad se normaliza.

5. 5. "Tengo alterada la flora"

Vemos cada vez un mayor número de pacientes que vienen a la consulta y nos solicitan un estudio de la microbiota, otros llegan con el estudio realizado pero, **cansados de dar palos de ciego,** nos solicitan ayuda.

La mayoría de las personas que se han realizado el estudio no están asintomáticas, sino que se lo han realizado porque se encuentran mal, porque presentan síntomas que alteran su calidad de vida y buscan una solución.

Acaban centrando el problema en la disbiosis encontrada y no en los síntomas que presentan y buscan obsesivamente la forma de retornar a una flora bacteriana normal, por entender que esa es la fuente del problema y en su tratamiento radica la solución.

Cuando conseguimos (a veces no sin esfuerzo) que el paciente nos relate cuidadosamente los síntomas, la mayoría de las veces se trata de síntomas del SII.

Los estudios actuales demuestran que en el SII existe disbiosis pero, como ocurre en muchas otras patologías, no sabemos si fue antes el huevo o la gallina y dado que cada ser humano presenta una microbiota única y personal (como su propia huella digital) y esta también se modifica según la cultura, los hábitos alimenticios, el área geográfica y otros muchos factores es realmente difícil establecer un patrón universal de disbiosis en esta enfermedad.

Aún más difícil es corregir la disbiosis, porque como vamos a ver más adelante, la administración de probióticos no siempre tiene éxito y la administración de determinadas sustancias (prebióticos) para aumentar la cantidad de alguna bacteria que es favorable para la salud intestinal pero que por ahora no se ha conseguido cultivar, en ocasiones sí consigue el objetivo deseado, pero aumenta los síntomas del paciente porque dichos prebióticos no se pueden absorber para llegar intactos al colon para que los utilicen (los fermenten) las bacterias y pueden producir por lo tanto molestias por gas o incluso diarrea.

Al igual que en otros pacientes e incluso sabiendo que muy probablemente la microbiota está implicada en los síntomas, es preciso sopesar cuidosamente (generalmente mediante una historia clínica minuciosa) si otros factores (por ejemplo la dieta. las emociones o bien otras causas que luego comentaremos) pueden tener más trascendencia en el paciente con SII

Tenemos la convicción de que la microbiota va a adquirir un enorme protagonismo en los próximos años, no sólo en el SII sino en múltiples patologías, pero por ahora no existe "la disbiosis" o "alteración de la flora" como una enfermedad propiamente dicha. Aunque cada vez su utilizan más los probióticos en el tratamiento del SII, por el momento no existe una base científica sólida para su recomendación rutinaria. Al igual que ocurre con la alteración permeabilidad intestinal la alteración en la microbiota (disbiosis) es más bien consecuencia de otra enfermedad y cuando se cura la enfermedad, la disbiosis desaparece y la microbiota retorna a la normalidad.

6. ¿Me debo preocupar por mis molestias digestivas? Los síntomas de alarma que requieren atención médica preferente.

Si un paciente presenta los síntomas característicos de un SII es muy probable que padezca dicha enfermedad, pero existen otras patologías más graves que pueden cursar con síntomas similares.

Por otra parte padecer un SII no excluye presentar otros problemas de salud que requiera atención médica preferente. El SII no inmuniza contra otras enfermedades. Un paciente diagnosticado de SII a los 30 años puede presentar un cáncer de colon a los 70 años.

Por ello debes consultar a tu médico siempre que presentes molestias digestivas. La gran mayoría de las veces carecerán de importancia y ni siquiera precisarán una evaluación preferente ni urgente. Las podrás resolver incluso sin necesidad de consulta presencial. Muy probablemente tu médico te peguntará si presentas alguno de dichos síntomas de alarma que refiero a continuación.

Es imprescindible, sobre todo si tienes más de 50 años, que consultes con su médico sin dilación en las siguientes circunstancias:

- Antecedentes familiares o personales de cáncer del aparato digestivo, de pólipos en el intestino, de colitis ulcerosa, de enfermedad de Crohn o de enfermedad celiaca

- Dolor de estómago o en el resto del abdomen que te despierta o que es tan intenso que te obligó a solicitar atención urgente en alguna ocasión

- Vómitos

- Fiebre

- Pérdida de peso o apetito de forma no intencionada y no explicable por otras causas

- Dificultad progresiva para deglutir (disfagia). Se te queda la comida "parada" en el esófago e incluso precisas expulsarla de nuevo

- Dolor durante la deglución de alimentos

- Más cansancio del habitual

- Presencia de anemia sin una causa evidente

- Vómitos con sangre (generalmente presentan un aspecto como "posos de café")

- Diarrea de más de 1 mes de duración, sobre todo si te ocurre por la noche

- Heces con sangre o de color negro (como el alquitrán). No te confíes cuando veas sangre en las heces, aunque estés diagnosticado de hemorroides

- Cirugía previa en el estómago

- Ictericia (coloración amarilla de la piel y conjuntiva)

- Masa en el abdomen o ganglios (en el cuello, las axilas o las regiones inguinales).

- Test de sangre oculta en heces positivo

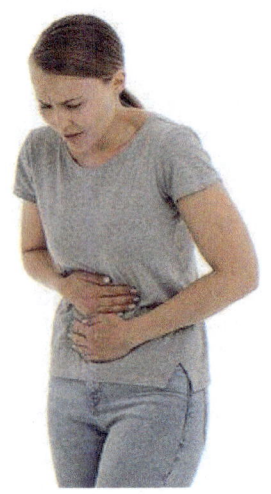

Síntomas como el dolor nocturno, la pérdida de apetito y de peso, la coloración amarilla de las conjuntivas, la palpación de una masa en el abdomen, los vómitos o la anemia de causa no aclarada deben motivar una consulta con tu médico lo antes posible

7. ¿Es muy frecuente el SII?

A menudo los pacientes con SII llegan a la consulta abrumados por sus síntomas, con la idea de que están sufriendo algún problema que a veces se ha ido agravando progresivamente a pesar de las medidas terapéuticas adoptadas, sin un alivio satisfactorio. El paciente piensa que su problema es infrecuente, complejo, en ocasiones incluso que se trata de un problema grave y sin esperanza de mejorar.

El paciente tiende a pensar que si no mejora con el tratamiento recomendado es consecuencia de que el médico realizó un diagnóstico incorrecto.

En muchos casos el paciente cuenta sus síntomas como lo haría alguien que hubiese vivido en primera persona una catástrofe, con una lenguaje verbal y no verbal cargado de emociones. Algunos pacientes aportan una hoja con notas "para que no se les olvide ningún detalle".

Otras veces se sienten culpables por relatar tan minuciosamente sus síntomas, aunque se sorprenden aún más cuando todavía nosotros le realizamos más preguntas sobre aquello que es importante para el diagnóstico y para el tratamiento.

> Sin embargo el SII es una enfermedad muy frecuente. Constituye la causa más frecuente de consulta en aparato digestivo.

En nuestro caso, nada menos de un 25% de los pacientes consultan por dicho problema, así que todos los días vemos bastantes pacientes con SII.

Lo que cambia es la forma de afrontar sus síntomas (no existen enfermedades sino enfermos). Cada paciente vivencia sus síntomas de una forma diferente, y por ello intentamos que en efecto para nosotros cada paciente también sea único y abordar su problema de una forma totalmente personalizada.

A menudo los médicos nos percatamos a la primera de cambio de lo que se trata, pero escuchamos pacientemente el paciente porque podemos equivocarnos, porque a veces al cabo de 10 minutos hablando aparece la clave de un problema distinto, porque escuchar al paciente es la primera medida para que el paciente mejore y porque el tratamiento va a depender mucho de pequeños matices que el paciente nos cuenta.

> **El SII es una enfermedad muy común, pero el tratamiento sin embargo debe ser personalizado, por ello realmente es preciso escuchar cada paciente como si uno escuchase por primera vez la historia clínica de una enfermedad.**

Además a cada paciente le da igual que se trate de una enfermedad frecuente o no; su problema lo sufre él y no le consuela que lo padezcan otros muchos pacientes.

O tal vez no le da igual.

Cuando vemos que para el profesional que nos atiende es un problema que está chupado, que lo conoce muy bien de otros muchos casos nos proporciona confianza y seguridad.

Me vas a permitir una comparación tediosa. Hace unos días se estropeó uno de nuestros ecógrafos, envíe a la compañía una imagen de la pantalla, un tanto abrumado pensando que probablemente no tendrían ni idea de cómo resolverlo y probablemente tuviese que comprar otro equipo. Me contestaron rápidamente: "esta es una avería muy común en este modelo de ecógrafos, nos pasa a menudo, es la placa tal -la denominación no nos interesa-, pasamos a cambiársela y ya está". Y en efecto así de sencillo resultó todo. Respiré aliviado.

En ocasiones el paciente llega a la consulta con la sospecha de que el médico no habrá visto nunca nada igual y no tendrá ni idea de cómo resolverlo.

Y respira aliviado cuando sabe que para el médico está chupado y todo se reduce a una cuestión de matices, bien es cierto que de muchos matices a veces.

La frecuencia de una enfermedad la medimos mediante dos parámetros: la incidencia y la prevalencia. La incidencia es de escaso interés en el SII, pero muy importante en otras enfermedades, sobre todo el cáncer. La incidencia hace referencia al número de nuevos casos por cada 100.000 habitantes y año.

La prevalencia es muy más útil, se trata del tanto por ciento (%) de pacientes que padecen la enfermedad. Pues bien, aproximadamente un 10- 12% de la población mundial padece un SII.

Tal como mostramos en el esquema, de cada 100 personas, 88 están libres de SII (aunque podrían padecer otras enfermedades incluso más graves, por supuesto) y unas 12 (las del emoticono triste) presentan un SII.

En el planeta actualmente existen casi 8000 millones de personas (sí, ocho mil millones). Para ser exactos, el 15 de marzo del 2022 se contabilizaban 7993 millones.

Eso quiere decir que existen cerca de 1000 millones (sí, mil millones) de personas que padecen SII.

Aunque muchas no lo sepan.

Aunque muchas no estén diagnosticadas.

Aunque muchas estén erróneamente diagnosticadas de otros problemas.

Aunque muchas no hayan acudido nunca a un médico porque viven en regiones del planeta en donde acudir al médico cuesta un ojo de la cara y una consulta médica más que el salario de todo el mes.

El SII es especialmente frecuente en personas jóvenes (menores de 30 años), aunque a menudo lo diagnosticamos incluso en ancianos (suelen llevar "toda la vida" sufriendo de ello). Es también una patología muy frecuente en la edad pediátrica. Es algo más frecuente en mujeres que en varones, pero no se han identificado otros factores característicos evidentes.

Querido paciente, ni tú eres un bicho raro ni te debes sentir sólo y desamparado con tu problema. El diagnóstico para el médico es pan comido.

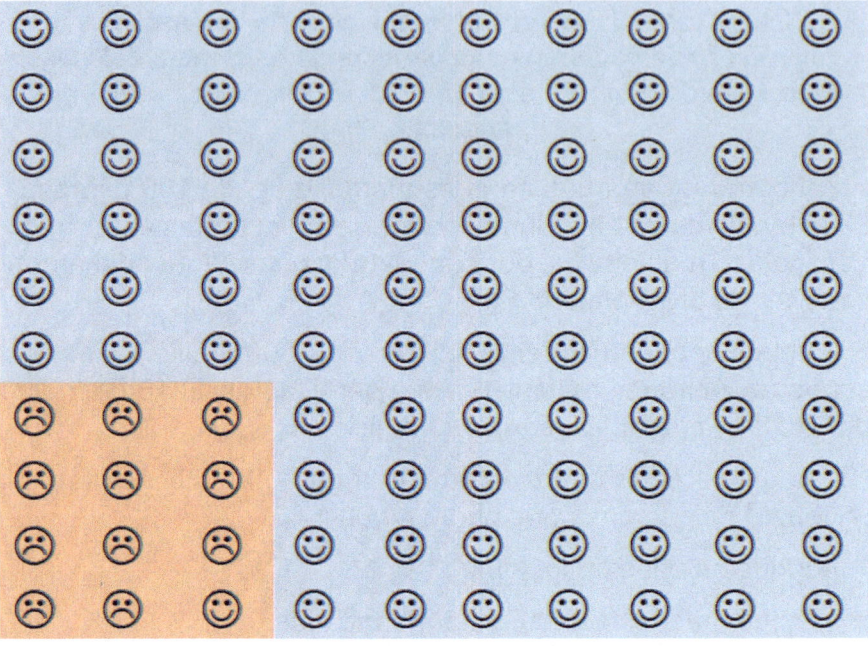

☺ Paciente sin SII   ☺ Paciente con SII

La prevalencia del SII (el número de casos por 100 habitantes) es muy frecuente, se estima que lo padecen 10 a 12 de cada 100 personas. Es una patología que predomina o comienza en personas jóvenes (generalmente menores de 30 años) y algo más frecuente o prevalente en mujeres que en varones)

8. ¿Por qué se produce el SII?

8. 1. La complejidad del aparato digestivo

La razón por la que ocurre un SII es compleja, difícil de comprender para el profano y todavía no bien conocida para los expertos. Es el típico ejemplo de enfermedad en la que concurren múltiples factores.

> Muchos pacientes no son capaces de entender que, con todo el sufrimiento que les ocasione la enfermedad, el médico no sea capaz de encontrar algo tangible que explique lo que les ocurre. "Mire, doctor, yo tengo algo, pero lo que me ocurre es que no me lo encuentran. Me hablaron bien de usted y es mi última esperanza de que alguien me encuentre realmente lo que tengo".

Repito varias veces estas palabras, porque algún paciente me las relata casi todos los días. Se las tengo que agradecer pero es lo que menos quiero escuchar de un paciente, porque aunque no lo hace malintencionadamente, por supuesto, no dejar de ser una forma de chantaje para llevarme a su terreno, para que le diga lo que él quiere oír, para llevarme por la senda de su propio razonamiento.

Y si no lo hago, si no le doy la razón, sé que lo defraudaré y que seré uno más, una pieza de dominó más, a añadir a su lista de profesionales que no le resolvieron su problema.

Por ello a pesar de los elogios opto por ser honesto con el paciente, aunque este vuelva al cabo de unos meses (lo cuento porque me ha ocurrido varias veces) a veces con una reprimida ira, otras con una educada crítica y algunas veces abiertamente con malos modos, sin cortarse un pelo, diciéndome tajantemente: "Menos mal que fui a otro doctor que por fin me encontró lo que tenía. Miré aquí está. Me dio positiva la bacteria del estómago y usted no se recordó de mirármela". Esto o lo de siempre, los divertículos, la hernia hiatal, la gastritis, las piedras en la vesícula...

Estos hechos ilustran la verdadera necesidad de algunos pacientes por encontrar algo tangible que les explique lo que les pasa. A veces cuando objetivamos hallazgos incidentales, como los que acabo de citar y que nada tienen que ver con lo que le ocurre al paciente, les hacemos responsables de todos sus síntomas.

Yo me veo en la obligación de explicarles otros problemas médicos que se comportan de forma similar. "¿Sabes lo que se objetiva en una resonancia del cerebro de una mujer que está con un intenso dolor de cabeza a oscuras en su habitación, vomitando? Pues nada anormal, absolutamente nada anormal, todo está aparentemente perfecto. Y sin embargo durante unas horas o incluso unos días, su sufrimiento es enorme".

"¿Sabes lo que se ve en una resonancia magnética o en una ecografía de un músculo de un paciente que está totalmente bloqueado por una contractura muscular, con dolores insoportables?. Nada. Absolutamente nada".

Uno puede presentar síntomas muy graves, con una intensidad máxima, de 10 sobre 10 y sin objetivarse nada tangible, afortundamente.

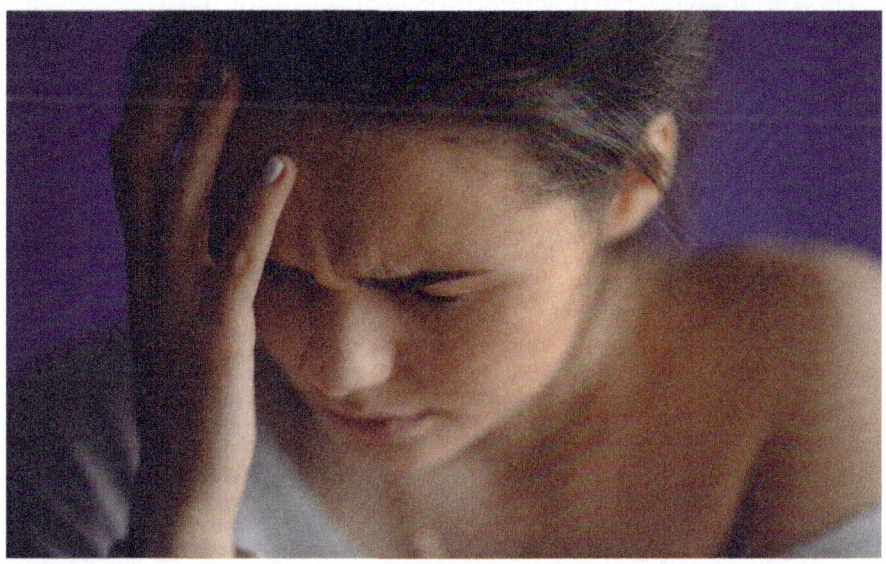

En un paciente con un intensísimo e incapacitante dolor de cabeza de origen migrañoso la resonancia magnética cerebral y otros exámenes complementarios son completamente normales. Se puede experimentar un intenso sufrimiento sin objetivar nada tangible

"Pues a veces pienso que sería mejor que me encontrasen algo", sentencia el paciente.

"Mejor que no", le contesto con una leve sonrisa a la vez que le cojo la mano o le doy una palmadita en el hombro. "Mejor que no", repito apesadumbrado, sobre todo si ese día he visto más de un paciente con cáncer avanzado, de los que cada día a medida que me voy haciendo mayor, me conmueven más en lugar de tornarme más indiferente.

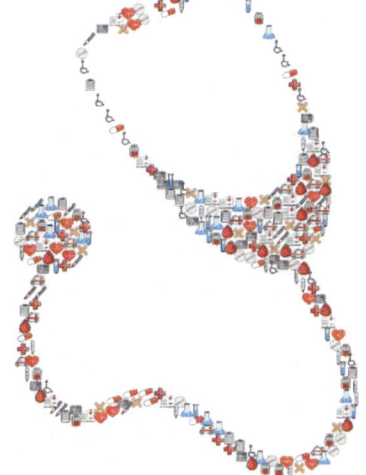

En el síndrome del intestino irritable ningún procedimiento diagnóstico aporta información de utilidad diagnóstica. Todos ellos sirven sin más para excluir otras patologías . No existe nada tangible que le podamos contar al paciente como cuando vemos cualquier enfermedad orgánica como cálculos en la vesícula, pólipos, divertículos, úlceras, tumores...

Explicar algo dando certezas sobre algo que es complejo y no bien conocido es una tarea imposible. Los pacientes, como digo, se sorprenden de que no encontremos nada anormal y a veces solapadamente nos hacen dudar de nuestra capacidad profesional.

Ya sé que la respuesta: "lo ignoro", "no se sabe bien", "existen muchas teorías" es totalmente inadecuada para ti. Piensas que el médico no tiene ni idea, que es un incompetente o que no tiene ganas de perder el tiempo.

Conozco muy bien que estas respuestas no suelen satisfacer al paciente y puede generar aún más preocupación, desconfianza y agravar los síntomas.

Tampoco es ético faltar a la verdad con el paciente proporcinándole una explicación breve, pero inexacta, situación a la que lamentablemente se ven obligados en ocasiones los médicos de familia, que disponen de poco más de 5 minutos para la consulta: "es de los nervios", " tragas mucho gas", "comes demasiado rápido" , "es el pan", "es el gluten", "es la lactosa", "es una intolerancia a algún alimento", "son los divertículos", "es el Helicobacter Pylori"...

A veces las explicaciones previas, dadas con la mejor de las intenciones y buscando tranquilizar al paciente, dificultan posteriormente mantener una relación sincera y positiva con él, aunque al menos éste suele dejar de estar preocupado.

Si para quitárnoslo del medio por falta de tiempo y evitar afrontar con él el problema le vamos solicitando pruebas y más pruebas cada vez que acude a la consulta, le damos un motivo más para que desconfíe de nuestra profesionalidad y coherencia.

> **Pero vámonos a intentar explicar de una forma comprensible las causas del SII.**

En la figura se muestran algunas de las causas implicadas en el origen del SII. Probablemente no están todas. Probablemente algunas se desestimen a corto o a medio plazo. Probablemente no todas influyen del mismo modo en un paciente y desde luego a cada paciente le afectan de una forma diferente.

En pocas enfermedades es tan oportuno aplicar el **modelo biopsicosocial**. Se trata de un **enfoque** de salud y enfermedad que postula que en una enfermedad y en su grado de discapacidad influyen no sólo factores biológicos (que son los predominantes en la mayoría de las patologías), sino también factores psicológicos, conductas, factores sociales y factores culturales.

Aunque existen factores genéticos en el SII, el que la enfermedad se desarrolle y el grado de incapacidad y sufrimiento que inflige al paciente depende de factores psicológicos, de conductas aprendidas (a menudo de forma subconsciente), de factores sociales y culturales. Por ello centrarse sólo en los aspectos biológicos suele conducir al fracaso terapéutico.

Es necesario recordar una vez más que no existen enfermedades sino enfermos.

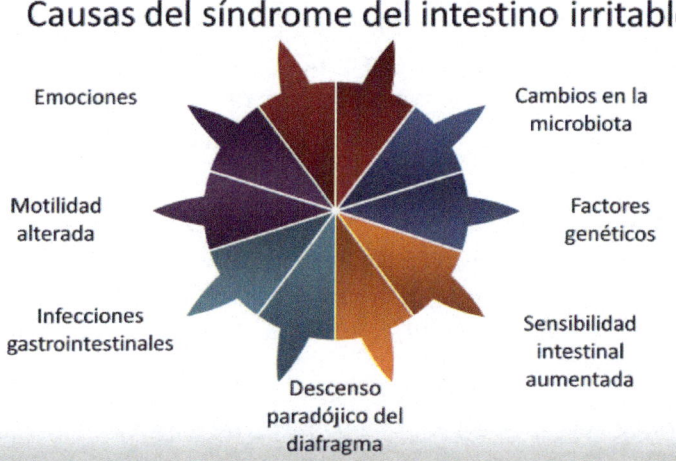

Causas del síndrome del intestino irritable

Causas del SII

El SII es un trastorno multifactorial. Hasta el momento no existe una causa bien definida ni un agente etiológico único discernible. Es una alteración a la que puede aplicarse un enfoque biopsicosocial a causa de los múltiples factores que participan en su desarrollo

8. 2. Factores implicados en la aparición del SII

8. 2. 1. Factores genéticos

La genética o la herencia es un factor importantísimo en la aparición de enfermedades. Cuanto más avanza la medicina más evidente se hace esta realidad.

Existen factores genéticos predisponentes que hoy por hoy todavía se nos escapan, aunque desde que se conoce y es posible estudiar toda la secuencia genética de un ser humano en un tiempo récord, cada vez se identifican más secuencias que predisponen a una determinada enfermedad.

En poco tiempo estos nos permitirá conocer qué enfermedad podemos padecer sino incluso el momento en el que puede ocurrir, como ocurre por ejemplo, el aumento del colesterol, pues existe una predisposición genética a tener el colesterol total alto o a tener un colesterol HDL (el "bueno") bajo. Hoy por hoy la genética no se puede cambiar, pero detectando las personas de riesgo, se puede realizar el esfuerzo necesario con ellas para utilizar recursos terapéuticos que permitan minimizar las consecuencias de dicha alteración, como empleando estatinas para reducir los niveles de colesterol.

La genética influye también en que a una persona obesa con un problema muy frecuente como es el hígado graso, éste no le ocasione consecuencia alguna grave a lo largo de la vida o por el contrario forme parte de una minoría que evoluciona a cirrosis hepática y cáncer de hígado.

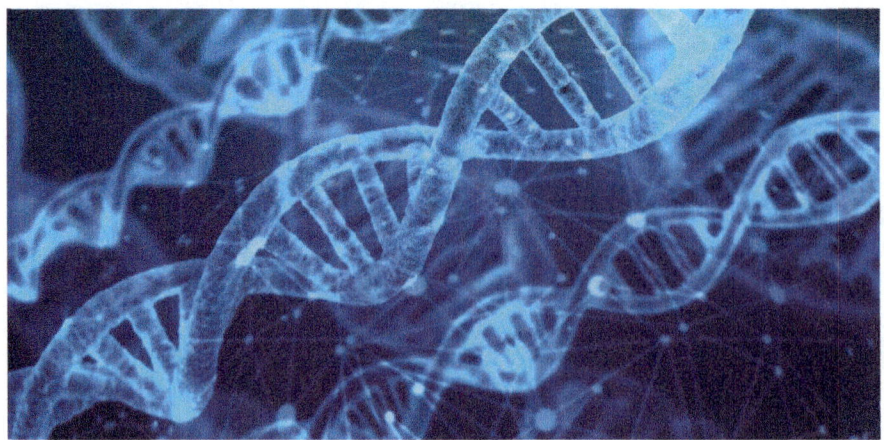

En el SII los estudios genéticos han sido escasos y la mayoría con insuficiente rigor científico, por lo que los resultados no han sido concluyentes en la mayoría de los casos.

Desde que se ha secuenciado todo el genoma humano y los datos relacionados con la salud de grandes colectivos internacionales y existen biobancos basados en la población se han presentado oportunidades únicas para realizar estudios genéticos que hasta ahora no eran posibles.

Los estudios actuales mediante GWAS (acrónimo en inglés de: **Genome-Wide Association Study**) o **estudio de asociación del genoma completo** consisten en un barrido o mapeo de todo el genoma de un paciente, factible en pocas horas, para detectar variaciones genéticas asociadas a una determinada enfermedad.

Este tipo de estudios han proporcionado evidencias concluyente sobre los **loci** que contienen los genes que están implicados en la función de las fibras nerviosas del sistema nervioso central y del sistema nervioso entérico (cerebro intestinal) y de los neutransmisores que se encargan de la función motora de las neuronas entéricas. Todo ello ofrece vías o posibilidades para nuevas estrategias terapéuticas.

Se ha comprobado que los genes alterados en dichos *loci* son los mismos que se alteran en trastornos del humor y ansiedad, lo que apoya la eficacia de los psicofármacos y de determinadas formas de tratamiento psicológico en el SII.

> Las alteraciones no radican en un gen único, sino que implican varios genes (se trata de alteraciones poligénicas, por ello hasta ahora no había sido posible detectarlas).

Estos estudios son preliminares pero permitirán detectar las personas en riesgo de desarrollar este tipo de procesos y actuar incluso precozmente desarrollando estrategias que impidan que lleguen a alterar su calidad de vida de una forma tan manifiesta, con marcada perturbación de su vida personal, familiar social y laboral, sin contar con los cuantiosos gastos económicos que de ello se derivan[7].

8. 2. 2. Motilidad alterada

Como hemos visto, los pacientes con SII presentan alteración evidente en la motilidad intestinal, en unos casos predomina la diarrea, en otros el estreñimiento y en otros alternan uno y otro. La presencia de estreñimiento o diarrea tiene que ver con el peristaltismo intestinal, encargado de hacer avanzar las heces, pero también con la capacidad de "exprimirlas" (como a una esponja) para extraerles el agua, otra misión fundamental del colon. Si extrae agua de forma excesiva las heces se tornan duras (caprinas), pero si la extracción es deficiente, siguen siendo líquidas, como cuando llegan al ciego procedentes del íleon terminal. Probablemente ambas funciones interactúan y la fisiología normal depende del equilibrio de estas.

Los pacientes con SII tienen diversos trastornos de la motilidad con mayor frecuencia que la población general. Se describe un aumento de la frecuencia del complejo motor migratorio, con incremento de las contracciones yeyunales y la propulsión ileal, y respuestas motoras exageradas al alimento y el estrés emocional, sobre todo en el colon.

Cabe destacar que las **anormalidades motoras antes descritas pueden verse también en sujetos normales sin síntomas**, lo que sugiere que otros factores participan en la percepción consciente de tales anormalidades.

8. 2. 3. Los alimentos

Muchísmos pacientes con SII acuden a la consulta convencidos de que la causa de sus síntomas son los alimentos.

En el SII muchos alimentos sientan mal, sobre todo los ricos en FODMAPs, pero a veces sienta mal el mero hecho de comer, porque ingerir cualquier alimento agrava los síntomas, pero eso no significa que exista una relación causa-efecto.

Lakhoo K et al han publicado un estudio sobre la prevalencia y las características del dolor abdominal en EE. UU. Me ha impresionado e invitado a reflexionar la percepción que el paciente tiene acerca del origen de su dolor. Es un estudio es muy interesante, pues demuestra que los pacientes atribuyen la mayoría de las veces su dolor abdominal a los alimentos. Muchos de ellos desde semanas o incluso meses antes de solicitar la consulta intentan modificar la dieta suprimiendo alimentos, como aquellos que contienen lactosa o gluten, así como los ricos en grasas, generalmente sustituidos por otros supuestamente más saludables, pero más caros. Algunos han restringido la dieta hasta el punto de haber perdido varios kilogramos de peso, que no se debe interpretar por el médico como un síntoma preocupante que esconde una enfermedad grave, sino como consecuencia de que el propio paciente lleva más o menos tiempo realizando una dieta muy restrictiva y generalmente inadecuada (poco equilibrada, pobre en vitaminas, etc.)[8].

Otros han realizado el "test de intolerancia a alimentos", que nos presenta en una encuadernación de lujo, a todo color, con un sinfín de alimentos evaluados y al final unas listas, generalmente considerables, en naranja (alimentos poco recomendables) o en rojo (alimentos prohibidos) basándose en la cuantificación de la Ig G específica frente a los alimentos, prueba que por el momento carece de valor científico.

ENDOMETRIOSIS

ALCOHOL

TRASTORNOS DE LA EVACUACION

ENFERMEDAD INFLAMATORIA INTESTINAL

(CROHN/COLITIS ULCEROSA)

HERNIA APENDICITIS RESFRIADO Y OTROS VIRUS

PROBLEMAS DIGESTIVOS ULCERAS DIVERTICULITIS

ALERGIA A ALIMENTOS ESTRÉS Y ALIMENTACION MEDICAMENTOS

ESTRÉS/ANSIEDAD MENSTRUACION VESICULA REFLUJO ACIDO

ESTREÑIMIENTO SINDROME DEL INTESTINO IRRITABLE

NO ESTA SEGURO GAS Y DISTENSION

ALIMENTOS

¿A qué atribuye el paciente el dolor abdominal cuando acude a la consulta? El tamaño de las letras guarda una relación aproximada con la importancia que el paciente les concede

Los alimentos no son la causa del SII, pero sin duda contribuyen a agravar los síntomas en muchos pacientes

A las personas que no padecemos SII generalmente no nos sienta mal nada de lo que comemos, si se encuentra en adecuadas condiciones higiénicas; podemos ingerir todo tipo de alimentos y en la cantidad que nos plazca, hasta saciarnos, sin preocuparnos en absoluto por presentar síntoma digestivo alguno. Esto hace pensar que los alimentos por sí mismos no causan la enfermedad, sino que sólo afectan o producen síntomas cuando existe algún otro factor que contribuye a ello (malabsorción de determinados azúcares, cambios en la microbiota, hipersensibilidad visceral, etc.).

En ocasiones cualquier alimento agrava los síntomas, incluso un vaso de agua. Durante años no se recomendaron medidas dietéticas restrictivas en los pacientes con SII y probablemente no evolucionaban peor que ahora.

Un prestigioso científico comentó en un congreso algo así como "no empeoremos aún más la calidad de vida de los pacientes con SII, no añadamos a la enfermedad más factores de preocupación o de ocupación, obligándoles a cocinar comidas diferentes, a preparar platos específicos y a evitar alimentos que son saludables".

A menudo un alimento que un día se tolera mal se ingiere de nuevo unos días o unas semanas después y no produce síntoma alguno. Por ello el problema no radica sólo en los alimentos, aunque el paciente lo interpreta como el factor principal. Es preciso concederle la importancia que se merece, que además no es la misma en todos los casos.

Causas frecuentes de reacciones adversas a los alimentos. No existe ninguna reacción a alimentos mediada por la Ig G por lo que en el momento actual no existe base científica para realizar el test de tolerancia a alimentos basado en la cuantificación de la Ig G específica. En cambio es muy útil la cuantificación de la Ig E específica (RAST) en algunos casos en los que existe sospecha de alergia alimentaria.

¿Cuándo se debe sospechar alergia alimentaria, mediada por la Ig E y no un SII?

- Hormigueo o picor en la boca.
- Urticaria, comezón o eccema.
- Hinchazón de los labios, la cara, la lengua y la garganta o de otras partes del cuerpo.
- Sibilancias, congestión nasal o dificultad para respirar.
- **Dolor abdominal, diarrea**, náuseas o vómitos.
- Mareos, aturdimiento o desmayos.

El paciente lo suele detectar muy bien porque dichos síntomas suelen aparecer rápidamente después del consumo del alimento sospechoso (generalmente alguno de los 8 siguientes: leche, pan, huevos, cacahuetes, frutos secos, soja, pescado o marisco).

En estos casos los únicos síntomas que coinciden con los del SII suelen ser el dolor abdominal y la diarrea. Los pacientes con SII no presentan ninguno de los demás síntomas que están presentes en un paciente con alergia alimentaria[9].

Cuando el paciente pregunta si tendrá alergia a algún alimento, dado que una proporción considerable de pacientes ha presentado alergia a algún medicamento o la ha vivido en algún familiar, les suelo preguntar si los síntomas les recuerdan una reacción de ese tipo y la respuesta es obviamente negativa.

Recientemente se ha publicado un artículo que sugiere que en algunos pacientes la producción de Ig E específica frente a dicho alimento estimula los mastocitos, con liberación de histamina, sustancia que está implicada en la hipersensibilidad visceral a través de las fibras nerviosas aferentes (las que van del sistema nervioso entérico al sistema nervioso central). Por ello además de las respuestas no mediadas inmunológicamente como los alimentos ricos en FODMAPs probablemente existe un aumento de la sensibilidad visceral, uno de los mecanismos que influye en los síntomas de los pacientes con SII[10].

> Con los alimentos ocurre algo similar a lo que ocurre con la motilidad, del mismo modo que muchas personas que presentan trastornos en la motilidad intestinal no experimentan síntomas, la mayoría de las personas que no padecemos SII aunque consumamos una dosis alta de alimentos ricos en FODMAPs no experimentamos síntoma alguno

8. 2. 4. El estilo de vida

En estudios epidemiológicos se objetivó **relación inversa** entre la prevalencia del SII y la actividad física; las personas que practican ejercicio con regularidad presentan SII con menor frecuencia. Otro factor muy importante es la calidad del sueño; **los pacientes con SII presentan una peor calidad del sueño que las personas normales**. Es posible que ambos factores estén relacionados con ansiedad o con otros trastornos psicopatológicos y que sean estos los que subyacen como causa del SII. No obstante entre las medidas que adoptamos en los pacientes desde luego insistimos en aumentar la actividad física y mejorar la calidad del sueño.

Pero el estilo de vida tiene también que ver con actitudes ante la vida, con el modo de enfrentarnos a las situaciones. Se trata de reconocernos a nosotros mismos y cambiar nuestras actitudes, el modo de enfrentarnos a los problemas y a nuestros propios síntomas. Aunque nuestra personalidad dependa de nuestros genes, siempre existen opciones para cambiar aquellos aspectos que nos perjudican. No es tan sencillo como tomar una estatina para un paciente que tiene el colesterol alto o un antihipertensivo para el que padece de hipertensión (otra patología en la que los genes intervienen de una forma notoria), pero existen múltiples oportunidades para mejorar.

Por otra parte existen cambios en el estilo de vida que en absoluto benefician al paciente con SII, pero en ocasiones no le queda otra. El paciente que convive y cuida a un familiar con una grave enfermedad crónica, el que ha perdido un ser querido al que estaba muy vinculado afectivamente, el que vive en una situación económica precaria con dificultades para hacer frente a los gastos corrientes, con amenaza de desahucio... Eso por poner algunos ejemplos.

"Todas las familias felices se parecen unas a otras, pero cada familia infeliz lo es a su manera", comienza Leon Tolstoi en "Ana Karenina".

Muchas veces en cada paciente con SII, cuyos síntomas son superponibles a los de cualquier otro paciente, subyace sin embargo su propia infelicidad, cada uno carga con la suya y a menudo esa infelicidad es inabordable para el médico, consciente que mientras no se pueda acometer, el paciente no mejorará, o al menos no lo hará lo suficiente o como mucho mejoraremos al menos parcialmente sus síntomas digestivos, pero seguiremos con un paciente infeliz. Lo más que podemos hacer es recordarle al paciente el pensamiento budista: "el dolor es inevitable, pero el sufrimiento es opcional" e intentar proporcionarle todos los recursos a nuestro alcance.

Otro de las opciones que puede y debe abordar la psicoterapia en un paciente con SII es trabajar con el paciente en ese aspecto, no podemos evitarle el dolor, el dolor de los reveses de la vida, pero es posible reducir el sufrimiento. A veces el paciente encuentra una solución fácil e inmediata en la comida y en las adiciones (alcohol, psicofármacos...) que lo que hacen es agravar el problema.

La forma de vivir en el mundo actual suele generarnos estrés y sensación de estar cansados, las situaciones más graves de estrés pueden producir anorexia e incluso pérdida de peso. A muchas personas su actividad laboral no les exige esfuerzo físico alguno, únicamente mental de modo que los beneficios para nuestra salud que comporta la actividad física (elevación de endorfinas y otras sustancias que producen bienestar y relajación además de disminución del peso y del riesgo cardiovascular) no las disfrutan a no ser que realicen ejercicio físico al margen de su actividad laboral.

Por ello es más necesario que nunca reconducirlo para que lleve una vida saludable.

8. 2. 5. Trastorno de la interrelacción intestino-cerebro.

En esto, parece ser que el frío de la mañana que ya venía, o que Sancho hubiese cenado algún purgante, o que fuese cosa natural —que es lo que se debe creer más—, a él le vino en voluntad y deseo hacer lo que otro no podría hacer por él; pero era tanto el miedo que había entrado en su corazón, que no osaba apartarse de su amo ni el negro de una uña. Pero tampoco era posible pensar no hacer lo que tenía ganas. Y así, lo que hizo, discretamente, fue soltar la mano derecha, que tenía asida al arzón trasero, con la cual bonitamente y sin rumor alguno se soltó la lazada corrediza con que se sostenían sin ninguna otra ayuda los calzones, y, quitándosela, se cayeron al momento abajo y se le quedaron como grilletes; tras esto, alzó la camisa lo mejor que pudo y echó al aire ambas posaderas, que no eran muy pequeñas. Hecho esto, que él pensó que era lo más que tenía que hacer para salir de aquel terrible aprieto y angustia, le sobrevino otra mayor, que fue que le pareció que no podía evacuar sin hacer estrépito y ruido, y comenzó a apretar los dientes y a encoger los hombros, conteniendo el aliento todo cuanto podía; pero, con todas estas diligencias, fue tan desdichado, que acabó haciendo un poco de ruido, bien diferente de aquel que a él le metía tanto miedo. Lo oyó don Quijote y dijo:

—¿Qué rumor es ese, Sancho?

—No sé, señor.

Alguna cosa nueva debe de ser, que las aventuras y desventuras nunca comienzan por poco. Tornó otra vez a probar ventura, y le sucedió tan bien, que sin más ruido ni alboroto que al principio se halló libre de la carga que tanta pesadumbre le había dado.

Pero como don Quijote tenía el sentido del olfato tan vivo como el de los oídos, y Sancho estaba tan junto y cosido a él, que casi en línea recta subían los vapores hacia arriba, no pudo evitar que algunos no llegasen a sus narices; y apenas llegaron, se aprestó a socorrelas apretándoselas con dos dedos, y con tono algo gangoso dijo:

—Me parece, Sancho, que tienes mucho miedo.

—Sí lo tengo, ¿pero en qué lo nota vuestra merced ahora más que antes?

—En que ahora hueles más que antes, y no a ámbar.

—Bien podrá ser, pero yo no tengo la culpa, sino vuestra merced, que me trae a deshoras y por estos no acostumbrados pasos.

—Retírate tres o cuatro allá, amigo —dijo don Quijote (todo esto sin quitarse los dedos de las narices)—, y de aquí en adelante ten más cuenta con tu persona y con lo que debes a la mía; que el mucho trato que tengo contigo ha engendrado este menosprecio.

—Apostaría que vuestra merced piensa que yo he hecho de mi persona alguna cosa que no debía.

—Más vale no meneallo, amigo Sancho."

"Don Quijote de la Mancha: Puesto en castellano actual íntegra y fielmente por Andrés Trapiello (Áncora & Delfín)" de Andrés Trapiello

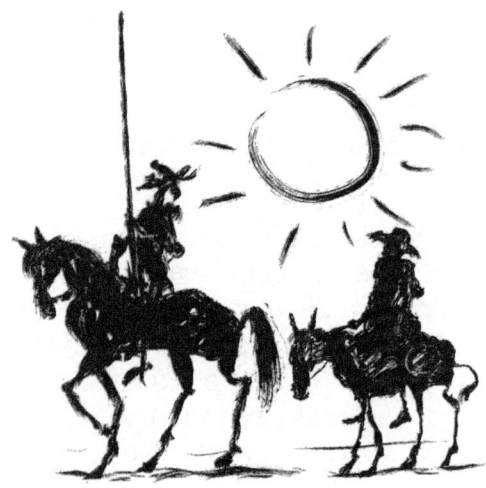

Probablemente ningún texto científico o literario describe tan bien como este fragmento de "Don Quijote de la Mancha" la

expresión "cagarse de miedo". Cualquier persona profana en la materia puede entender como las emociones, en ese caso el miedo, puede afectar a nuestro aparato digestivo, concretamente a su motilidad, produciendo en este caso diarrea y urgencia para defecar. Esto demuestra indudablemente que estímulos que proceden de nuestro cerebro, desencadenados por las emociones, pueden alterar de forma manifiesta nuestro aparato digestivo. Muchos pacientes ya no son capaces de identificar las emociones porque estas ni siquiera se tornan conscientes pero siguen produciendo sus efectos en la motilidad.

Muchas otras causas alteran la motilidad intestinal y contribuyen a los síntomas, pero las emociones desde luego no se pueden dejar de tener en cuenta, sobre todo en los niños y adolescentes y también en los pacientes en los que hemos tratado otras múltiples causas, y utilizado todo el arsenal de recursos disponibles, sin éxito.

> Cualquier persona sana conoce la experiencia de experimentar cambios en la función del aparato digestivo coincidiendo en las emociones, el relato del Quijote es muy ilustrativo de una certera realidad. A quien no se le ha puesto "un nudo en la garganta", "una bola en el estómago", "un apretón" en alguna situación comprometida. Y por el contrario, ¡cuántas personas no van al aseo durante los viajes!

En los pacientes con SII todo ello está intensificado, exagerado, incrementado, ampliado, acrecentado, potenciado, agravado...

A pesar de la implicación de las emociones, los perfiles psicológicos de los pacientes con SII suelen son normales, por lo tanto ni se deben sentir culpables de la enfermedad ni personas psicológicamente distintas, porque no es así en la mayoría de los casos, aunque recientemente se ha comprobado que las alteraciones genéticas que predisponen al SII son las mismas que predisponen a la ansiedad y a los trastornos del estado de ánimo.

Pueden padecer problemas psicológicos, como el resto de la población, aunque cuando existe un problema de ansiedad o depresión asociado, los síntomas les suelen molestar más, preocupar más o los suelen tolerar peor, y en general presentan también síntomas en otros órganos o sistemas, como hemos visto anteriormente.

Cuando a algunos pacientes con SII cuando se les hace alguna referencia a los aspectos psicológicos responden con ira: "¿Acaso me está diciendo que estoy loco?", "Me va a decir que mi problema está en mi cabeza", "Yo no estoy deprimido, ni me duele la cabeza, yo no tengo nada en la cabeza, lo tengo aquí -señalando su abdomen-". "Yo nunca estuve más tranquilo que ahora".

Curiosamente los pacientes en los que es más evidente una implicación de las emociones son aquellos que rechazan más enérgicamente cualquier alusión a las mismas. Estos pacientes constituyen un reto terapéutico.

Sin embargo muchos pacientes con SII atribuyen el agravamiento de sus síntomas al estrés. ¿Quién no experimenta estrés en el mundo actual?. Tengo que citar aquí la frase que mi compañera, la Dra. Rosario Fdez. Velázquez, cuenta a menudo a los pacientes: "No tenemos intolerancia a los alimentos, sino a la vida que llevamos". Y realmente es cierto que el estrés, los estados de ansiedad... agravan los síntomas e incluso pueden desarrollar un papel importante en los mismos, aunque no podemos olvidar que el estrés también es un chivo expiatorio al que el paciente atribuye todos sus problemas de salud, lo que a menudo motiva demoras en acudir a la consulta y como consecuencia un diagnóstico tardío de una enfermedad grave.

La sensación de estrés, las preocupaciones, la ansiedad, el insomnio... son tan comunes en nuestro día a día que no deben ser motivo para dejar de solicitar una consulta médica si presentamos síntomas, sobre todo de aparición reciente.

Nuestro cerebro desempeña un protagonismo importante en el SII

119

Muchos pacientes no son capaces de asimilar y se quedan perplejos y un tanto decepcionados ante la afirmación de que "no les hemos visto nada" e insisten en que con lo que están sufriendo y con la marcada de intensidad de sus síntomas es imposible que no padezcan algo grave.

Sin embargo dos de las enfermedades digestivas más frecuentes, como son la dispepsia funcional y el SII, son procesos en las que no se reconoce ningún problema orgánico evidente hasta el momento y aunque los aspectos psicológicos del paciente no sean la causa principal sí que influyen mucho en cualquier caso en la intensidad de los síntomas, en su actitud ante la enfermedad, en la angustia y depresión que a veces se asocia y aunque sean en general reticentes a buscar apoyo psicológico.

La mera angustia presenta muchas veces manifestaciones denominadas somáticas (somatizaciones), es decir síntomas no sólo psicológicos, sino también en el aparato digestivo, neuromusculares, cardiovasculares, etc y naturalmente el paciente no puede identificar de una forma fácil si se trata de algo grave.

Casi todos los pacientes cuyos síntomas reflejan la existencia de una enfermedad grave además de ser indistinguibles de problemas banales para el propio médico hasta que les realiza exámenes complementarios, tienen a atribuirlo al estrés, porque generalmente han presentado síntomas similares en otras ocasiones, que habían mejorado espontáneamente.

Por muy banales que parezcan los síntomas y por más que casi siempre reflejan patología benigna y sin trascendencia, es conveniente acudir al médico para ser sometido a una evaluación apropiada.

Cuando entramos en una bodega en un día frío de invierno, nos sorprende la sensación de calor en su interior; por el contrario cuando lo hacemos un día caluroso del mes de agosto, nos deleita un agradable frescor.

Sin embargo, la temperatura es la misma.

Nuestro cerebro no siempre nos produce las mismas sensaciones. Dependiendo de la temperatura previa, podemos experimentar calor o frío, siendo la temperatura exactamente la misma en ambos casos.

Pero el cerebro no sólo tiene "recuerdos" para la temperatura, sino para todo lo que acontece en nuestro organismo y para todos los estímulos del entorno, incluso para los propios pensamientos... todo deja una huella que determina lo que sentimos y más importante aún, cómo nos afecta lo que sentimos.

Durante las funciones normales o fisiológicas del intestino el cerebro está recibiendo información de lo que ocurre; es como un ordenador que está procesando dicha información, aunque esa información no llega habitualmente a hacerse consciente. Detecta permanentemente el latido de nuestro corazón, que no es precisamente "silencioso" pues bombea 5 litros de sangre por minuto y 7500 litros al día, que recorren 100000 km de arterias y venas, bombeo (latido) que únicamente percibimos en condiciones normales cuando apoyamos la palma de la mano sobre nuestro pecho o cuando utilizamos un fonendoscopio.

Sin embargo, durante estados de ansiedad, sí percibimos esas molestas palpitaciones (en eso tengo experiencia como paciente, ¡yo no tengo alteración en la interrelación intestino cerebro, pero sí en la interrelación corazón-cerebro! e incluso he reconocido experiencias de mi vida pasada que se remontan a mi infancia que son probablemente responsables de ello)

El cerebro mantiene un **estado de vigilancia** para detectar todo lo que le ocurre al organismo y también para atender estímulos del exterior, incluyendo situaciones potencialmente estresantes, sobre todo las que nos suponen una amenaza, no sólo la tan referida de un atracador que nos amenaza con una pistola y nos hace salir corriendo, para lo cual nuestro sistema nervioso simpático ha de acelerar el corazón con el objeto de bombear más sangre y como consecuencia de ello oxígeno a los músculos, sino multitud de situaciones más sutiles, como una discusión, una mala o buena noticia (también puede ser potencialmente estresante una buena noticia), una entrevista, una presentación, una prueba de la que puede depender nuestro futuro laboral, la rotura de nuestro hijo con su pareja, el fallecimiento de un ser querido, la preocupación por nuestro futuro o el de nuestra familia, el estrés anticipatorio por algo que ni siquiera no estamos seguros que vaya a suceder o que de suceder no tenemos la certeza de manejar la situación de forma adecuada, la ocasionada por la pandemia del SARS-CoV-2...

El estrés anticipatorio vendría a ser como si una cebra, que obviamente se estresa ante la presencia de un león y pone en marcha todos sus mecanismos para huir, viviese angustiada pensando cuándo será la próxima vez que un león la podría atacar. Los animales no experimentan estrés anticipatorio y las personas normales generalmente tampoco o raras veces; se muestran confiados en el futuro probablemente porque sus experiencias pasadas les han demostrado que siempre lo han sabido afrontar de una forma coherente y sin sobresaltos.

Un estrés anticipatorio frecuente en los pacientes con SII es el ocasionado por sus propios síntomas. El paciente con SII suele vivir angustiado pensando que le va a sobrevenir una diarrea incontrolable en el momento menos oportuno, en un viaje, en una reunión, en un espacio sin un aseo disponible... y esa angustia precisamente influye en que la diarrea se produzca. Sin embargo cuando está despreocupado porque no va a desarrollar tarea alguna en la que la diarrea pudiese constituir un problema, generalmente no hace la deposición en todo el día e incluso presenta estreñimiento.

Esas situaciones las ha de manejar también el psicólogo. Lo puede hacer, puede ayudar. Y no tiene nada que ver con la cordura o locura del paciente, con su inteligencia o con su brillante carrera profesional. Ni conlleva "estigma" alguno.

Los mil millones de pacientes con SII procuran ser felices como los que no padecen SII y su enfermedad no conlleva estigma alguno. Si algo bueno podemos elogiar a nuestra sociedad actual es la tolerancia en todos ámbitos, sin señalar a nadie.

En condiciones normales nuestro cerebro vigila pues los movimientos de nuestro intestino y otras funciones fisiológicas, así como nuestro entorno, sin que lleguemos a ser conscientes de que lo hace, sin que nosotros percibamos síntoma alguno o sensación desagradable o angustiosa alguna, las denominas **vías de activación emocional** también funcionan lo justo y salvo que se trate de un acontecimiento grave como la situación de duelo ante la muerte de un ser querido, apenas trastoca nuestra vida, nuestro sueño, nuestras ilusiones y el curso habitual y feliz de nuestra existencia.

Por si esto no bastase cuando llega un estímulo del propio intestino o del exterior se activa una zona en el **córtex medio prefrontal que produce una regulación a la baja**, es decir, esa zona envía estímulos inhibitorios a nuestro cerebro para que esa información le perturbe aún menos, para que torne realmente muda para nuestra conciencia.

Por ello la señales que nuestro cerebro recibe del organismo apenas le perturban, tampoco los estímulos estresantes que ni le perturban ni consiguen activar lo suficiente el sistema nervioso eferente, el que envía información del cerebro al intestino para perturbar ni la motilidad intestinal ni ninguna otra función del intestino.

Sin embargo en el SII todo sucede de una forma diferente, por eso se le considera o incluye entre los trastornos de la interrelación intestino-cerebro o DGBI (del acrónico inglés "Disorders of the Gut-Brain interaction")

8. 2. 5. 1. Hipersensibilidad visceral

Cuando se producen pequeños cambios en la motilidad intestinal, contracciones en el colon o se acumulan gases como consecuencia de la fermentación de la fibra por las bacterias del colon, esas sensaciones se transmiten por diversos mecanismos a nuestro cerebro, fundamentalmente por el sistema nervioso autónomo aferente, como hemos visto anteriormente en un sujeto normal. En el sistema nervioso intestinal o cerebro intestinal se produce un estímulo más leve de forma que el cerebro no percibe alteración alguna salvo si los cambios en el gas o en la motilidad son realmente importantes. En los pacientes con SII el sistema nervioso entérico ante los mismos estímulos, los mismos cambios, libera muchos más neurotransmisores que excitan por lo tanto mucho más las vías aferentes, de forma que al cerebro llegan más impulsos de los debidos.

Pero eso no es todo.

Al cerebro de los pacientes con SII no sólo llegan más impulsos nerviosos de los convenientes a su cerebro, sino que éste presenta una sensibilidad exquisita para cualquier cambio, el cerebro de los pacientes con SII se mantiene en un estado de hipervigilancia (hipersensibilidad visceral) y asimismo **están en alerta las vías de activación emocional**, por lo que el cerebro no sólo "siente" lo que está pasando en el intestino sino que ello lleva aparejado "emociones", es decir, no le resulta indiferente lo que sucede, sino que los síntomas se acompañan de ira, de frustración, de abatimiento, de desesperanza, de impotencia, de malhumor, de angustia, de depresión...

Por si eso no bastase, el córtex medio prefrontal no se suele activar en los pacientes con SII, recuerden que esa zona del cerebro produce una regulación a la baja, de forma que las sensaciones que llegan al cerebro en condiciones normales las bloquea para que el sujeto no se entere, coloca una barrera, un velo... para que no lleguen a las zonas sensitivas de nuestro cerebro.

En los pacientes con SII esa zona pasa a la brava de todo.

Por otra parte los pacientes con SII saben que **el estrés activa de una forma desmesurada también su cerebro "hipervigilante"** y sus **vías de activación emocional** y además en ese caso se envían impulsos desmedidos a través del sistema nervioso autónomo eferente al sistema nervioso entérico, en una palabra, al intestino y produce alteraciones en la motilidad, en la secreción y absorción de líquidos, en la composición de la microbiota, en la cantidad de gas...

Todo ello a su vez angustia el paciente, que llega un momento en el que aunque no exista ningún acontecimiento estresante en su vida, el temor, la angustia, el estrés que le produce pensar en que le aparezcan los síntomas genera un círculo vicioso que conduce a que estos sean realmente cada vez más intensos.

Lo que inicialmente eran pequeños cambios en la función intestinal, acaban siendo cambios mucho más importantes producidos por el estrés.

Muchos pacientes con SII con diarrea que desarrollan actividades en las que disponen de un inodoro están sumamente limitados e incluso precisan cambiar de trabajo.

Camioneros, chóferes de transportes públicos, gruistas... me comentan lo mal que lo pasan los días laborables... pero "no van al baño ni una sola vez el día que descansan". Cuando están tranquilos, no están preocupados por la aparición de los síntomas, las vías eferentes del cerebro no envían estímulos al intestino y éste funciona con normalidad.

Si revisas el gráfico, te resultará de ayuda para comprender mejor lo que realmente ocurre.

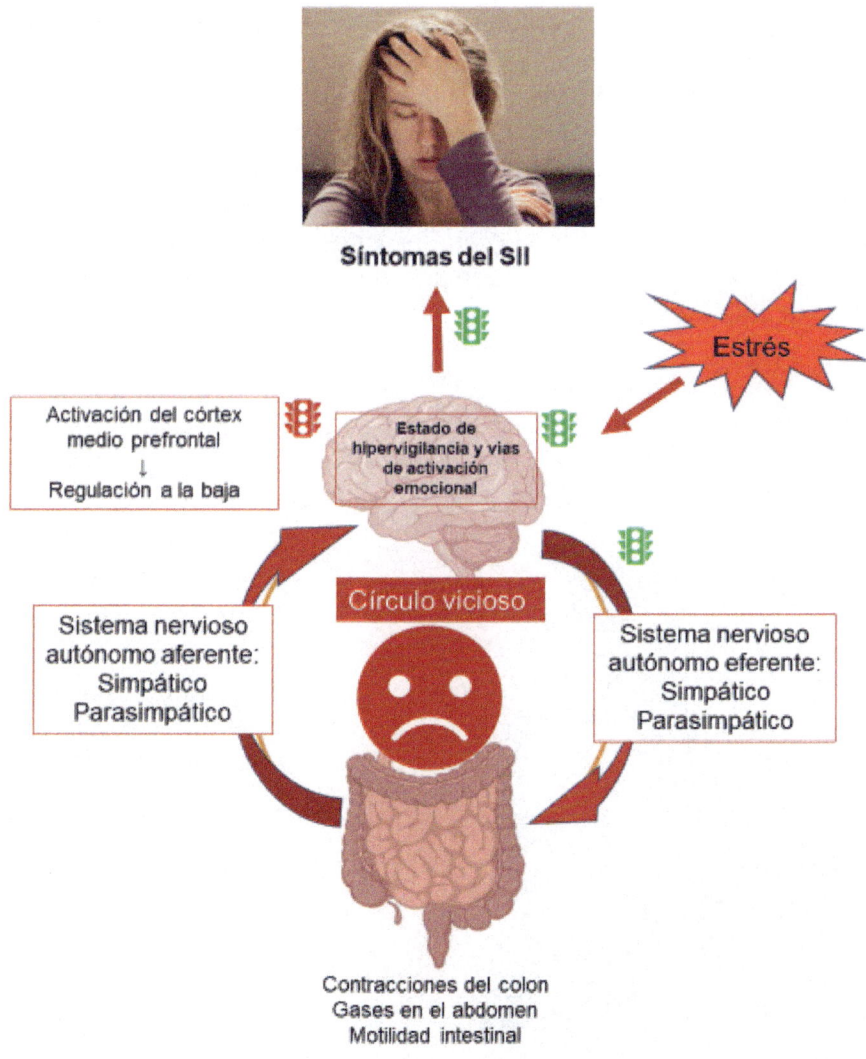

Alteración en la interrelación intestino-cerebro en los pacientes con SII

125

Quiero insistirte en esto. Múltiples estudios demuestran que los sujetos con SII tienen una percepción anormal de dolor ante un estímulo visceral que no es doloroso para un sujeto normal; este fenómeno se denomina **hipersensibilidad visceral**. El ejemplo clásico experimental sería la distensión de un balón en el recto. Los pacientes con SII presentan sensación de dolor o de querer evacuar el recto con presiones más bajas que los sujetos sanos.

Estas alteraciones también pueden ser aprendidas, como ocurre después de una gastroenteritis o después de una situación en la que el paciente realmente vivió una experiencia muy traumática de la que tal vez no se recuerda. Al cerebro le ocurre como al "gato escaldado que del agua fría huye"; ante una experiencia tan traumática el cerebro queda en un estado de hipervigilancia para evitar que vuelva a ocurrir, lo que no sabe es que en realidad está produciendo una patología que altera tanto y de forma tan mantenida la calidad de vida.

8. 2. 5. 2. Descenso del diafragma

Me dirás que no te cuente batallitas acerca del gas, me enseñas tu foto de perfil con la puesta de sol en el horizonte y nadie diría que no tienes en embarazo a término.

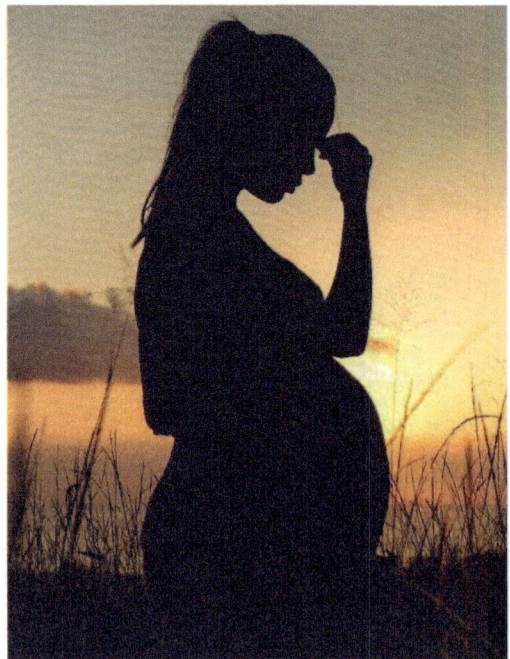

"Toca aquí, mira que duro, me vas a decir que esto me lo invento, que es una percepción anómala de mi cerebro... Por la tarde no me sirve la ropa de por la mañana".

Algunas pacientes con SII llegan a presentar al final del día un aumento del abdomen comparable a un embarazo avanzado

Es cierto.

Se produce realmente un aumento de la cintura. A menudo la paciente se despierta plana y su abdomen va aumentando a lo largo del día.

Es cierto que está aumentado el perímetro de la cintura... pero sin embargo ¡muchas veces no existe más gas que cuando uno se levanta y tiene el vientre plano!

Existe distensión objetiva, pero no se debe al gas

Muchos pacientes con SII no presentan mucho más gas que las personas sanas y totalmente asintomáticas. Además de una mayor sensibilidad al gas, otro mecanismo que influyen en que el paciente con SII presente distensión del abdomen, sobre todo por las tardes, con algunos centímetros más de cintura que cuando se despierta por la mañana es el **descenso paradójico del diafragma.**

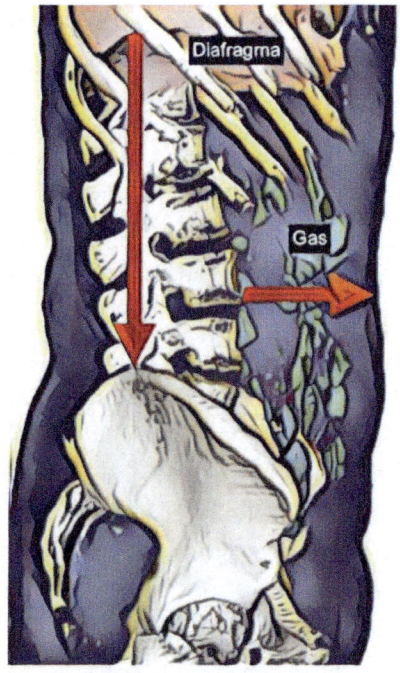
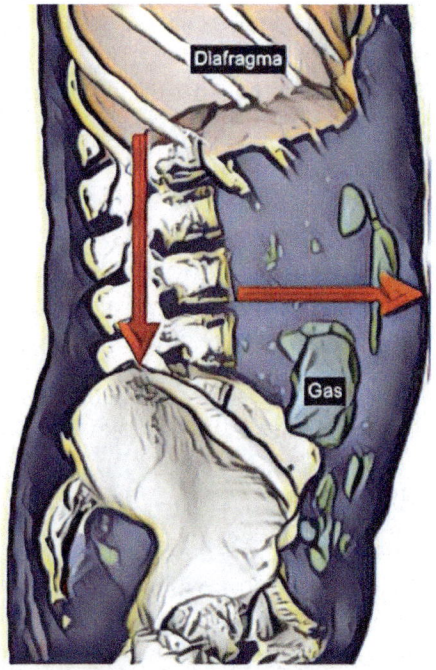

Explicación de la importancia del descenso del diafragma en el aumento del perímetro abdominal. Figura modificada de Anna M Accarino et al[11]

En muchos pacientes con SII el aumento de la percepción de gas o distensión no tiene sorprendemente relación con la cantidad de gas, sino con la disfunción del diafragma.

El Dr Fernando Azpiroz y colaboradores publicaron en la revista médica Gastroenterology en el año 2009 un estudio muy interesante, en donde se demostraba el importante papel del descenso del diafragma en la producción de hinchazón y distensión abdominal. Habitualmente cuando nos despertamos notamos el vientre plano, ello se debe a que el diafragma está elevado (se eleva durante el sueño) y no se crea un conflicto de espacio (véase la figura de la izquierda). Sin embargo a lo largo del día y sobre todo después de ingerir alimentos (cualquier tipo de alimento) se produce un descenso paradójico del diafragma en algunas personas (véase la figura de la derecha) con una disminución de la distancia entre el mismo y la pelvis (compare la longitud de ambas flechas rojas verticales) y al crearse un conflicto de espacio, si en un cilindro se empuja desde arriba, necesariamente ha de aumentar el diámetro, lo que en efecto ocurre con el perímetro abdominal (fíjese en la flecha roja horizontal antes y después de estar la paciente hinchada). Nótese que la cantidad de gas es aproximadamente la misma cuando la paciente se encuentra bien y cuando se encuentra hinchada. En las personas sanas no se produce dicho descenso, sino un ascenso después de las comidas. Por ahora el motivo del mismo no se conoce bien, pero está siendo posible revertir dicho efecto mediante técnicas de fisioterapia y biofeedback[11].

La distensión desaparece con el sueño, el diafragma se eleva de nuevo y por ello es frecuente que el paciente se despierte con el vientre plano, aunque en muchos casos ya empieza a aumentar nada más desayunar.

En el siguiente gráfico pretendemos explicar la interrelación entre el aparato digestivo y el sistema nervioso central. Probablemente es una excesiva simplificación, pero te permitirá intuir la importancia de dicha relación.

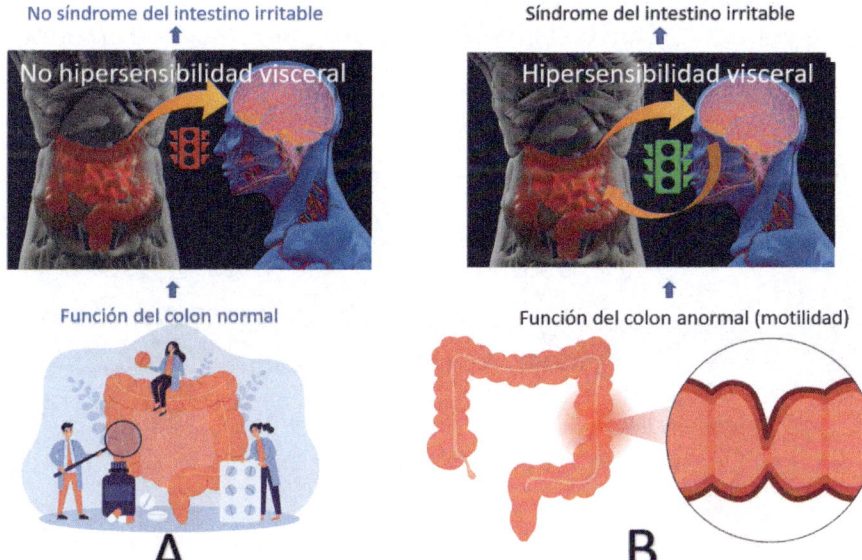

Un sujeto que presenta una función del colon normal (A) y por supuesto ninguna alteración en la interrelación intestino-cerebro (no hipersensibilidad visceral) no padecerá un SII.

Un sujeto que presenta una función del colon alterada (B) y una alteración en la interrelación intestino-cerebro (hipersensibilidad visceral) padecerá un SII.

Hasta aquí todo parece obvio

Pero...

Fíjate en la figura inferior. Intenta buscar las diferencias con la figura superior. ¿Qué te llama la atención? ¿Se tratará de un error?

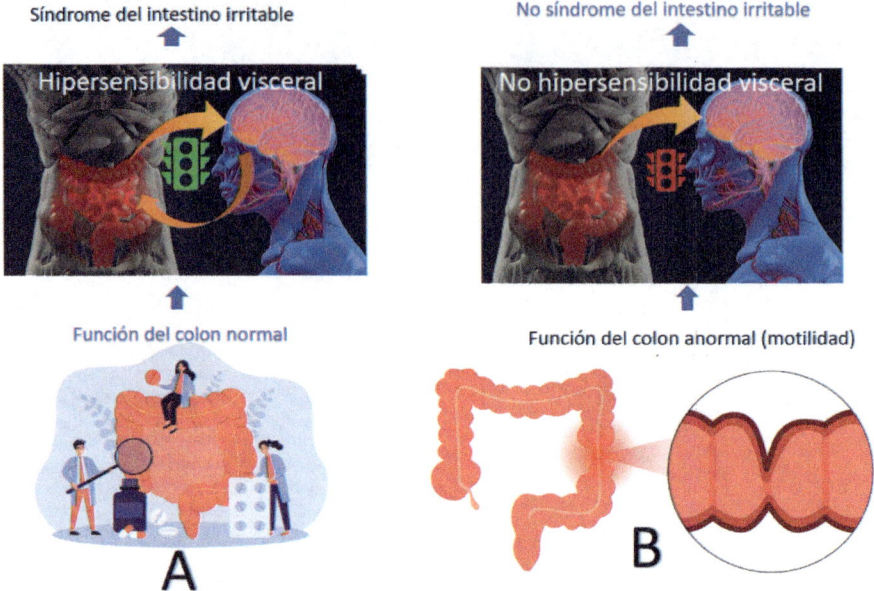

La verdad es que probablemente no.

Un sujeto que presenta una función del colon alterada (B) pero sin alteración en la interacción intestino-cerebro (no hipersensibilidad visceral) lo más probable es que no experimente síntomas (no padezca un SII)

Y un sujeto con una función intestinal normal (A) pero con una grave alteración en la interacción intestino-cerebro (hipersensibilidad visceral) es probable que presente síntomas (SII)

¿Verdad que es sorprendente?

8. 2. 6. SII postinfeccioso

En los últimos años se ha publicado una gran cantidad de trabajos científicos sobre la relación de la flora intestinal, la inflamación de la mucosa y el SII.

En 7% a 15% de los individuos con SII puede obtenerse el antecedente de gastroenteritis al inicio de la sintomatología. Se cree que estos pacientes pueden tener una inflamación de bajo grado o inflamación microscópica no específica caracterizada por incremento de la celularidad de la lámina propia del colon con aumento de los mastocitos e hiperplasia de las células enterocromafines, así como mayor permeabilidad de la mucosa.

Al parecer es posible que un estímulo antigénico induzca una respuesta inmunitaria y la perpetuación de la inflamación de bajo grado.

Cuando existe una gastroenteritis y se producen una activación del cerebro, en algunas personas sucede lo mismo que con el miembro fantasma, aunque ya haya desaparecido la infección, persisten los síntomas; se denomina SII postinfeccioso. Cuando nuestro cerebro experimentó sensaciones debido a un trastorno en la función del intestino por ejemplo secundaria al estrés en una época pasada de nuestra vida, tiende a reproducir la misma sensación aunque ya dicho proceso no permanezca en nuestro recuerdo y ante alteraciones en nuestro intestino que no le producen sensación alguna a una persona que no ha vivido esa experiencia.

> **Recientemente se ha publicado la aparición de SII en pacientes después de una infección por el virus SARS-CoV-2**

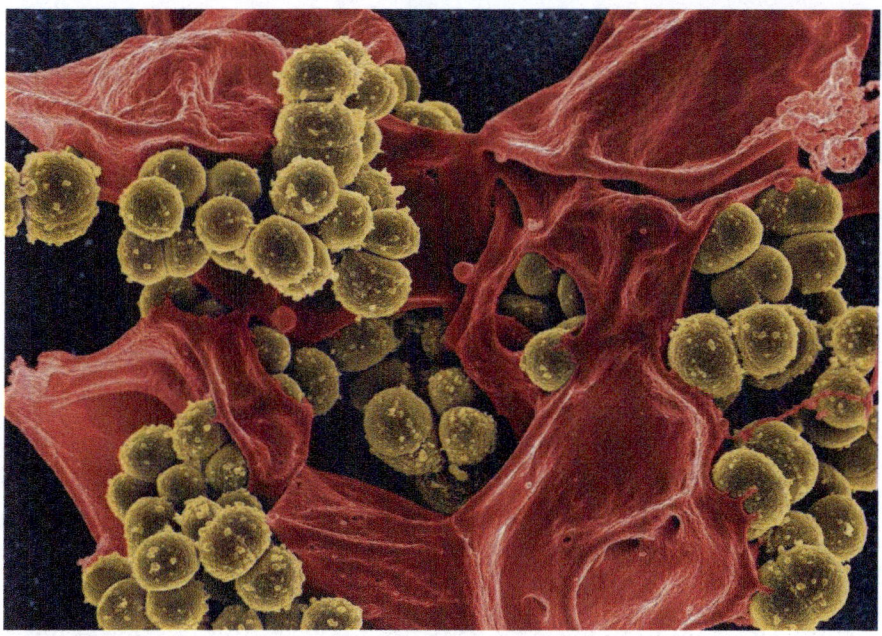

Algunos pacientes desarrollan un SII después de una gastroenteritis aguda.

8. 2. 7. La microbiota

El SII es un trastorno de la interrelación intestino-cerebro en donde las alteraciones en cualquier de ambas direcciones influyen en la opuesta. La barrera epitelial intestinal estás constituida por una capa de moco y por la empalizada de colonocitos que constituyen una membrana.

Justo al lado de esta barrera, se sitúa la lámina propia de la mucosa.

En el interior del colon, es decir, en la luz, se encuentra los alimentos no digeridos y el microbioma (bacterias, productos de degradación de las bacterias, sobre todo de la pared bacteriana y productos metabólicos liberados por las bacterias como los ácidos grados de cadena corta.

El microbioma interactúa con la pared del colon y con el resto del organismo porque en los colonocitos existen unos receptores que captan las señales que les envían las bacterias. Se trata de moléculas que al alojarse en el receptor inducen unos cambios bioquímicos que transmiten a las células inmunes y a las terminaciones nerviosas que se encuentran en la lámina propia, en íntimo contacto con la barrera epitelial.

Dependiendo de las señales de la microbiota se van a producir sustancias como las citocinas que promueven la inflamación o que la disminuyen, que estimulan las defensas a nivel local y sistémico (en todo el organismo), más o menos cantidad de neurotransmisores como la serotonina que a través de la sangre o mediante el sistema nervioso autónomo llegan al cerebro aumentando o disminuyendo la sensación de dolor, de distensión o inflazón abdominal, pero que además en el propio sistema nervioso entérico intervienen en la absorción de agua y en la motilidad intestinal, al margen de las señales que envíen al sistema nervioso central.

Se han demostrado alteraciones en la microbiota o microbioma en pacientes con SII. Cuando deja de existir une estado de equilibrio en el microbioma (eubiosis) se produce lo que se denomina **disbiosis**. La disbiosis produce activación inmune, alteración de la barrera intestinal e hipersensibilidad visceral mediante metabolitos que llegan al cerebro a través de la corriente sanguínea y otros mecanismos.

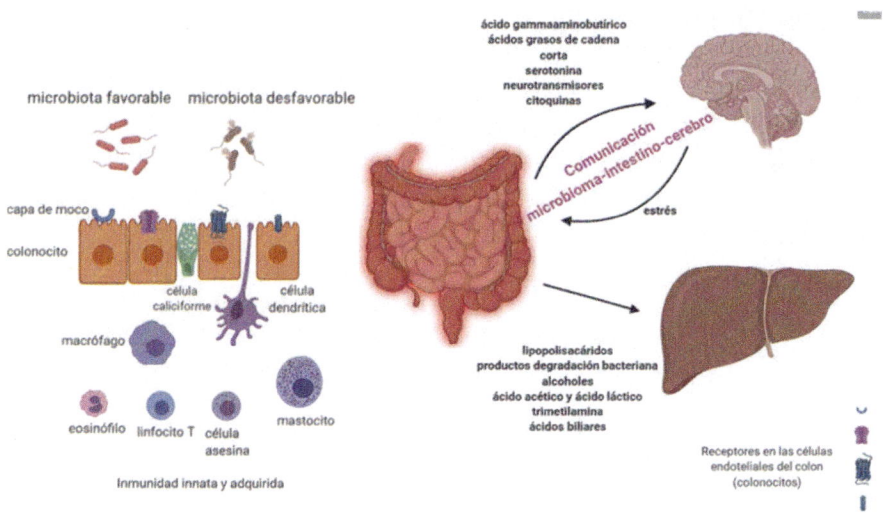

La microbiota probablemente desempeña un papel importante en el SII sobre todo a través de la comunicación intestino-cerebro hasta el punto que en muchos estudios se habla, no de la interrelación intestino-cerebro, sino de la interrelación microbioma-intestino-cerebro

En el SII existe un incremento en la relación entre el filo firmicutes y el filo bacteroidetes (un aumento desproporcionado del primero frente al segundo), también se objetivó un aumento del género bacteroides y una disminución del género bifidobacterium. El bacteroides fragilis degrada sustancias en el intestino y afecta al entorno ecológico y a la motilidad y produce diarrea y dolor abdominal. En cambio el bifidobacterium mejora los síntomas del SII mediante la supresión de sustancias que inducen inflamación y aumento de las que inhiben la inflamación. Los hongos y los virus también están sin duda implicados en el SII.

En cuanto a las arqueas, microorganismos que en el proceso de fermentación en lugar de hidrógeno producen metano, no está claro si son beneficiosas o perjudiciales. La microbiota metanógena a menudo presenta una relación de simbiosis con las bacterias, que habitualmente producen hidrógeno como producto de la fermentación, pero el hidrógeno acaba suprimiendo la producción de energía por las bacterias, la flora metanógena elimina el exceso de hidrógeno lo que permite que las bacterias puedan seguir degradando material orgánico así como mantener su actividad metabólica y la absorción de energía en el intestino. Sin embargo cuando el equilibrio se rompe, los metanógenos pueden agravar los trastornos intestinales y producir SII.

Se ha comprobado que los microorganismos metanógenos se relacionan con el estreñimiento y la distensión abdominal; el metano enlentece el tránsito intestinal al aumentar la actividad de la capa muscular circular del intestino y conduce al estreñimiento que presentan los pacientes con SII-E, por ello el tratamiento antibiótico en este grupo de pacientes (con neomicina y rifaximina) puede mejorar el estreñimiento y la distensión[12-13].

9. Diagnóstico del síndrome del intestino irritable

9.1 Imprescindibles: Historia clínica y la exploración física

9.2 Pruebas muy recomendables:

    9.2.1 Pruebas de laboratorio

    9.2.2 Ecografía abdominal

    9.2.3 Test de malabsorción de azúcares (lactosa, fructosa, sorbitol) y SIBO

9.3 Pruebas que es preciso realizar con frecuencia: Endoscopia (colonoscopia y gastroscopia) y biopsias

    9.3.1 Colonoscopia

    9.3.2 Gastroscopia

9.4 Pruebas que muy rara vez es preciso realizar:

    9.4.1 Tomografía computarizada (TC) y Resonancia magnética (RM)

    9.4.2 Estudios hormonales especiales

    9.4.3 Determinación de Ig E específica frente a alimentos

    9.4.4. Estudio con cápsula endoscópica de intestino delgado

9.5 Pruebas en investigación: Estudio del microbioma

9.6 Pruebas diagnósticas que no han demostrado utilidad hasta el momento: La determinación de la Ig G específica frente a alimentos.

9.7 ¿Cuándo concluir las pruebas diagnósticas?

9. 1. Imprescindibles: La historia clínica y la exploración física.

La historia clínica es fundamental para el diagnóstico. En un mundo en el que el tiempo es oro, en el que tanto el médico como el paciente vivimos apresurados, en el que nos han educado para cambiar el tiempo por dinero (así funciona el 96% de la humanidad) en muchos

135

casos el médico no dispone de tiempo suficiente para atender bien al paciente porque le imponen una agenda insasumible o, en el caso de la medicina privada, se paga muy poco por la consulta, de modo que se le asigna menos tiempo a la misma y se solicitan exámenes complementarios, en ocasiones más rápidos y lucrativos.

En cambio, en los pacientes con SII, media hora de tiempo dedicado con sosiego a escuchar al paciente, a matizar sus síntomas, que son los que comentamos anteriormente, analizando también aquellos factores que los empeoran o alivian, tranquilizarlo y explicarle con naturalidad que se trate de un problema benigno, realmente banal muchas veces, común, aunque crónico, pero que se puede sobrellevar sin grandes dificultades la mayoría de las veces, bastarían para llegar a un diagnóstico y a un tratamiento correcto en la mayoría de las ocasiones.

La medicina actual en cambio opta por dedicar cinco escuetos minutos a conocer someramente los síntomas del paciente, solicitar exámenes complementarios para que el tiempo al diagnóstico lo dediquen otros colegas, como endoscopistas o radiólogos, que revisan minuciosamente los exámenes complementarios excluyendo otras enfermedades, mientras uno pasa a atender rápidamente al paciente siguiente, tal vez con una enfermedad mucho más grave y compleja.

Al final el pobre paciente con SII se gana un número considerable de exploraciones complementarias, algunas incómodas, invasivas, no exentas de riesgo, que le ocupan un tiempo del que a veces no dispone o le cuesta conseguir, idas y venidas para resultados para que el médico que lo valoró inicialmente (a veces ni eso, a veces es otro distinto) lo despache en 2 minutos con un par de recetas sin grandes explicaciones después de decirle "que todo está bien".

Hoy la cultura médica tiende a reducir el tedioso tiempo de consulta con el paciente, que además se presta a emitir un diagnóstico impreciso, inspira a veces poca fiabilidad en el paciente y dicha imprecisión puede acabar con el médico en los tribunales. Nadie acaba en el juzgado por dedicar poco tiempo a un paciente, pero sí por no haber solicitado una prueba complementaria que hubiese permitido un diagnóstico preciso. Cometer un error diagnóstico es gravísimo (aceptamos que lo sea) pero no explicar detalladamente al paciente lo que le ocurre, perpetuando su sufrimiento, parece que es irrelevante.

Por ello se tiende a solicitar exámenes complementarios para emitir diagnósticos precisos. Y eso ocurre tanto en la medicina pública como en la privada. En la pública permite atender antes al paciente al reducir el tiempo asignado para una consulta con el especialista, pero se forma un cuello de botella con tiempos de espera muy dilatados, debido a los exámenes complementarios, que retrasa el diagnóstico definitivo y que conduce a unos gastos desmedidos en personal sanitario y técnicas diagnósticas.

En la medicina privada también se tiende a emplear ese mismo modus operandi, en primer lugar porque el paciente no aceptaría una imprecisión diagnóstica pero también porque el reembolso por las compañías de seguros es superior por los exámenes diagnósticos que por la consulta médica.

Y mientras tanto dejamos que el paciente con SII se mueva en un laberinto de dudas, de pruebas complementarias, sin un tratamiento efectivo y buscando a menudo en lugares equivocados soluciones prometedoras que al final resultan tan ineficaces como las precedentes y prestando menos atención a lo que realmente le importa, su vida personal, su familia, su trabajo, sus amigos y su pasión por la vida.

Es preciso recalcar sin embargo que este modus operandi en el que los exámenes complementarios importan mucho más que los síntomas del paciente para tomar decisiones terapéuticas es fundamental en muchas patologías. La precisión diagnóstica es fundamental y los síntomas del paciente pasen a un segundo lugar en un paciente oncológico en el que las decisiones terapéuticas se han de tomar basándose en los niveles de los marcadores tumorales y en los cambios en el tamaño del tumor según las rigurosas pruebas de imagen. En las enfermedades infecciosas ocurre más de lo mismo y en multitud de enfermedades existen datos objetivos que permiten evaluar y medir la respuesta.

Esa forma de actuar, esa cultura, esa filosofía se tiende a trasladar a todo en medicina.

Pero en el SII eso no funciona así.

El paciente con SII a menudo acude a nuestra consulta con un porfolio de un considerable grosor con todos los exámenes complementarios, a menudo impecablemente ordenado por fechas, pero en el que se echa de menos una sola página en la que conste la historia clínica detallada. Allí no queda constancia alguna de esos imprescindibles 30 minutos de diálogo cordial, sincero, confidencial con su médico, porque su problemática presenta tantos matices como puede presentar un paciente complejo con una colitis ulcerosa o con un cáncer metastásico, pero en este caso, en lugar de basar el tratamiento en pruebas de laboratorio complejas o de oncología molecular, se ha de basar en el examen cuidadoso y detallado de lo que le ocurre, cuando le ocurre y si es posible el porqué de lo que le ocurre.

Y eso seguido de una exploración física minuciosa, de la cabeza a los pies, mientras se sigue hablando con el paciente y se le va indicado si todo es normal o si se detecta alguna anomalía.

Así debería ser el principio de una excelente y cordial relación del paciente y además la parrilla de salida para conseguir que su problema discurra por sendas menos tormentosas y llegue a buen puerto.

De todos modos, en todas las guías clínicas los expertos recomiendan realizar unas pruebas complementarias para excluir enfermedades que producen síntomas similares y que también son frecuentes.

Lo que resulta más difícil para el especialista de digestivo no es diagnosticar el SII, sino desmontar en el paciente todas o algunas de las creencias, convicciones y diagnósticos y tratamientos que no figuran en los libros de medicina...

9. 2. Las pruebas muy recomendables:

9. 2. 1. Pruebas de laboratorio

En sangre: Pruebas de laboratorio estándar. Cuantificación de los anticuerpos (Inmunoglobulinas) Ig G, Ig A, Ig M (en casos excepcionales la Ig E). Serología enfermedad celiaca (anticuerpos anti-transglutaminasa Ig A), TSH, Fe, ferritina y proteína C reactiva.

En heces: Test de sangre oculta. Si diarrea: Calprotectina. Estudio de parásitos, coprocultivo, elastasa fecal.

Unos anticuerpos anti-transglutaminasa negativos descartan con elevada fiabilidad la enfermedad celiaca (aunque el paciente con SII suele tolerar mal el gluten, esa es otra historia. La mayoría de los pacientes que toleran mal el gluten no padecen una enfermedad celiaca). La función normal del tiroides es importante porque en la disfunción de esta glándula se pueden producir también síntoma similares a los del SII. Si la calprotectina fecal está elevada, la proteína C reactiva alterada y el Fe y ferritina descendidos es preciso descartar otros problemas, sobre todo una colitis ulcerosa o una enfermedad de Crohn. Si se detecta sangre en las heces la opción más segura es realizar una colonoscopia, sobre todo en un paciente de más de 50 años, con el objeto de descartar pólipos o incluso una neoplasia de colon.

Pero si todos los resultados de laboratorio son normales, apoyan de una forma razonablemente fiable el diagnóstico de un SII.

9. 2. 2. Ecografía abdominal

Una ecografía abdominal normal no confirma un SII, pero afianza el diagnóstico si los síntomas son compatibles. Nosotros la realizamos a la vez que una exploración física general cuidadosa, y muchas veces permite el diagnóstico de lesiones que nada que tienen que ver con los síntomas, pero es importante que el paciente las conozca.

En ocasiones permite diagnosticar problemas graves de forma casual (aneurismas de aorta, tumores renales, tumores de vejiga, lesiones en el hígado...) y otras realmente cambiar el diagnóstico puesto que, aunque los síntomas orientaban hacia un SII realmente el paciente presenta una enfermedad inflamatoria intestinal, un tumor o bien otra patología con síntomas similares.

La ecografía permite también un contacto personal del médico con el paciente, sobre todo si se la realiza el mismo especialista que acaba de entrevistarle para obtener una historia clínica minuciosa y se realiza acto seguido de la misma. Siempre le da más confianza al paciente que si es otro colega quien la realiza, sobre todo si existe una demora de varios días o semanas, por ello pensamos que lo ideal, siempre que sea posible, es que la realice el mismo médico seguidamente de la historia clínica.

Otras ventajas de esta forma de proceder es que el paciente muchas veces ya sale de la consulta con la seguridad del diagnóstico y con las medidas terapéuticas definitivas y se ahorra mucho tiempo evitando dos citas adicionales (una para que otro doctor le realice la ecografía y otra para que el especialista que lo ha remitido le explique los resultados y le paute el tratamiento)

9. 2. 3. Test de malabsorción de azúcares (lactosa, fructosa, sorbitol) y SIBO

Los términos malabsorción e intolerancia no son sinónimos, aunque las manifestaciones clínicas son similares entre sí y similares a las del SII. Aunque solemos hablar de intolerancia, lo que medimos con la prueba del hidrógeno y el metano en la clínica es la malabsorción de estas sustancias; la intolerancia no se mide, nos la cuenta el paciente.

Muchos pacientes con SII, aunque absorben correctamente la lactosa, la fructosa y sorbitol, pueden presentan intolerancia a los mismos, de modo que les agravan los síntomas.

La malabsorción consiste en que el azúcar no se absorbe en el intestino delgado (el lugar habitual de su absorción) y pasa por lo tanto al colon en donde las bacterias lo utilizan como alimento, lo fermentan y como consecuencia de ello se produce gas y sustancias que pueden producir diarrea (como ocurre en general con los alimentos ricos en FODMAPs). El gas producido suele ser hidrógeno, pero en otras ocasiones es el metano, que pasan a la sangre, de ahí al pulmón y se eliminan por el aliento y son los gases que medimos con el equipo de diagnóstico.

Si se absorben correctamente en el intestino delgado, los azúcares no llegan al colon y las bacterias no tienen oportunidad de utilizarlos, por ello no se produce hidrógeno y metano y el equipo de medida no lo detecta.

Cabría pensar que cuando la absorción es adecuada y no llegan al colon se deberían tolerar bien, sin embargo a pesar de ello muchos pacientes presentan intolerancia a los mismos, con los mismos síntomas que cuando existen problemas de malabsorción. Como decíamos, la intolerancia no se mide con procedimiento alguno, nos la cuenta el paciente, que en ocasiones se quedan perplejos cuando ven que el resultado del test de malabsorción es negativo.

Malabsorción de lactosa

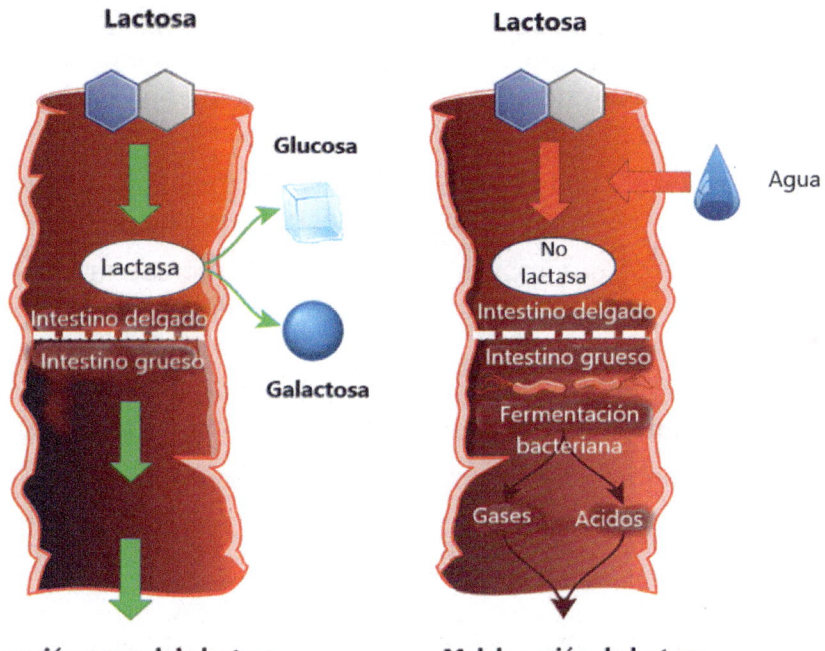

Absorción normal de lactosa   **Malabsorción de lactosa**

Cuando existe lactasa, este enzima desdobla la lactosa en glucosa y galactosa, dos monosacáridos que se absorben sin problema en el intestino delgado; de este modo no llega la lactosa al intestino grueso y se aprovechan sus propiedades nutritivas. Cuando no existe lactasa, la lactosa pasa al intestino grueso en donde la fermentan las bacterias, con la consiguiente producción de gas (además de ácidos grasos de cadena corta) y por otra parte la lactosa en el colon retiene agua (se comporta como un laxante osmótico) lo que impide que las heces aumenten su consistencia, por ello los pacientes con malabsorción de lactosa presentan sensación de gas y diarrea

Pero en los pacientes con SII puede existir intolerancia, y marcada, aunque la absorción de estos azúcares sea correcta, y por ello deben reducir igualmente la ingesta de los estos.

En cambio muchas personas que no presentan SII toleran aceptablemente bien la lactosa, la fructosa o el sorbitol aunque presenten malabsorción más o menos grave de los mismos.

Cuando existe malabsorción de estos azúcares, es especialmente recomendable adoptar medidas dietéticas que tiendan a reducir los síntomas todo lo posible, porque los pacientes suelen mejorar.

La malabsorción de lactosa es habitualmente consecuencia de la deficiencia adquirida del enzima (lactasa) que la hidroliza (la rompe en 2 moléculas). A nivel mundial ronda un 60%, es menos frecuente en la raza caucasiana (en Europa la prevalencia estimada es de un 25%, o sea la cuarta parte de la población), aumenta en los hispanos (rondando el 50%) y predomina en las personas de raza negra (en torno al 90%).

La prevalencia de la malabsorción de fructosa y sorbitol no se conocen bien, pero se sospecha que están infradiagnosticados.

Al tratarse de un problema tan frecuente, merece la pena conocerlo porque es un modo de mejorar la calidad de vida de los pacientes con SII.

Los síntomas de cualquiera de estos problemas son muy similares a los que se producen en el SII:

- Dolor abdominal generalmente cólico (retortijones)
- Distensión y malestar abdominales
- Ruidos intestinales aumentados
- Diarrea
- Gases

¿En qué consiste el SIBO "small intestine bacterial overgrouth" o sobrecrecimiento bacteriano en el intestino delgado?

La flora bacteriana (microbiota) se encuentra en gran cantidad en el colon (entre 10 y 100 billones de bacterias) en donde en condiciones normales contribuye a la salud del individuo, sin embargo en el intestino delgado habitualmente existen muy pequeñas cantidades de bacterias. Si el número aumenta en este lugar (SIBO), los alimentos y nutrientes no se absorben de forma adecuada

El SIBO puede deberse a varias razones como un funcionamiento anormal del intestino delgado, como ocurre en algunas enfermedades como la diabetes, a la presencia de lesiones que dificultan el tránsito de nutrientes como la enfermedad de Crohn, a algunos tratamientos quirúrgicos que eliminan la válvula ileocecal que funciona impidiendo que las bacterias migren desde el colon hasta el intestino delgado, también puede estar originado por el consumo de determinados medicamentos. Los síntomas son similares a los de la intolerancia a los azúcares.

Detalles de la prueba

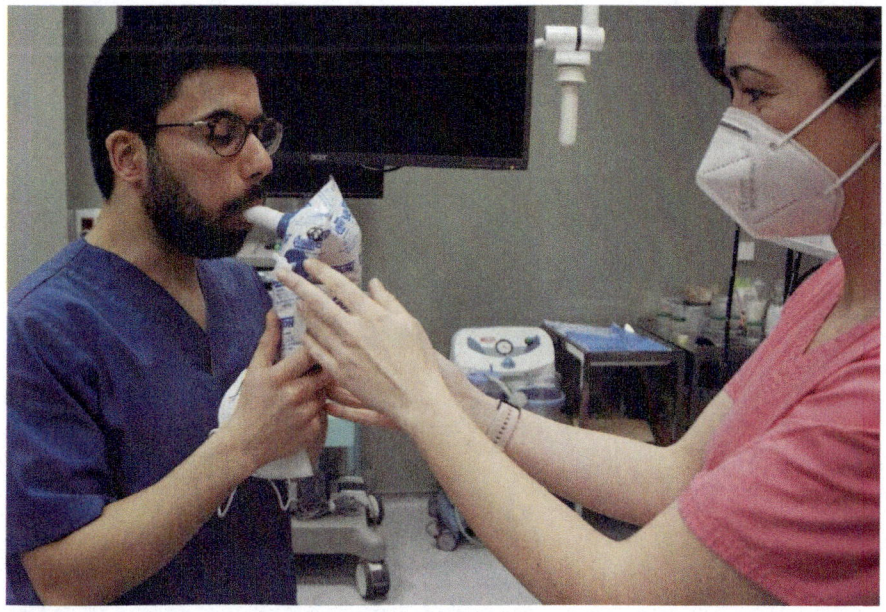

Procedimiento para diagnosticar malabsorción de azúcares. Una vez que se ha administrado la dosis recomendada del azúcar, el paciente sopla periódicamente en una bolsa especialmente diseñada para ello.

Se recoge una muestra de su aliento en ayunas y se mide la cantidad de hidrógeno y de metano (en algunas personas, sus bacterias cuando metabolizan los azúcares no producen hidrógeno, sino metano, por lo que es imprescindible medir también este gas con el objeto de obtener resultado riguroso). Generalmente en ayunas se detecta una cantidad mínima de hidrógeno o de metano en el aliento.

Para obtener la muestra se le enseña al paciente a soplar en una bolsa en forma de globo.

A continuación, se le invita a beber una solución de sabor dulce y agradable, que contiene lactosa, fructosa, sorbitol o glucosa (según la prueba que se vaya a realizar, pues sólo se puede realizar una de cada vez y debe existir al menos el intervalo de un día entre ellas). Seguidamente se recogen las muestras de su aliento en las bolsas numeradas específicamente para el paciente, generalmente cada 15 a 30 minutos durante 2-3 horas.

Si la solución con el azúcar que se le administra se absorbe correctamente, no llegan a digerirla las bacterias del colon y por ello no se incrementan los niveles de hidrógeno o de metano en el aliento.

En cambio, si no se absorbe correctamente por deficiencia del enzima o del transportador, llega al colon en donde las bacterias la fermentan y producen una cantidad variable de hidrógeno o de metano que en ese caso sí aumentan en el aliento.

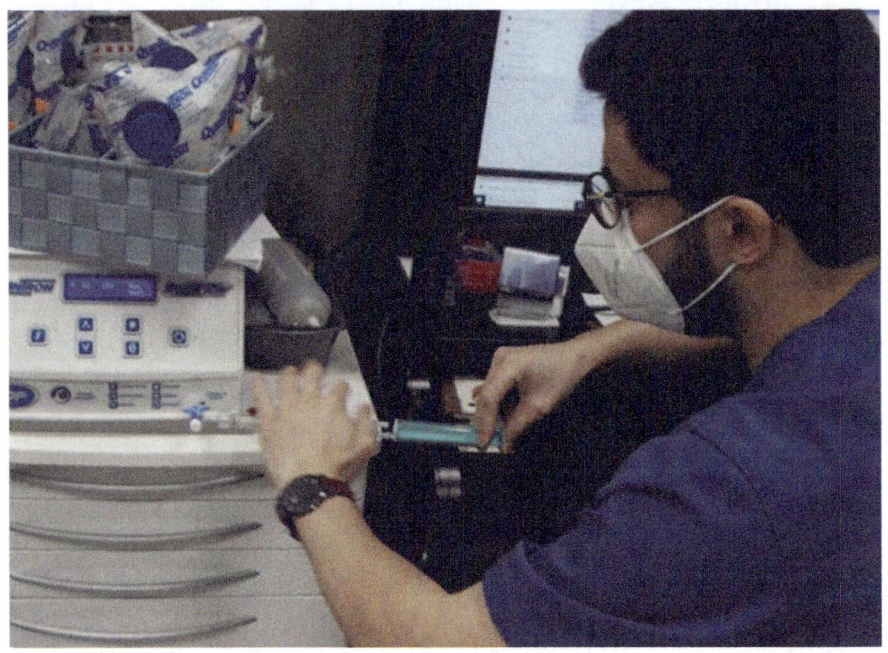

Una vez concluida la prueba se extrae el gas de la bolsa y se introduce en un equipo de medida, el más avanzadado es el Quintron Breathtracker para medir el hidrógeno y el metano.

En algunos pacientes en los que sospechábamos un SII y se demuestra malabsorción de azúcares o SIBO, las medidas dietéticas o el tratamiento del SIBO resuelve totalmente los síntomas, porque el problema realmente era únicamente la malabsorción de azúcares o un SIBO. Sin embargo si el paciente padece un SII, aunque la mayoría mejoran, los síntomas no desaparecen completamente, debido a la mejoría en la calidad de vida merece de todos modos la pena realizar esta investigación en todos los pacientes.

Para saber más[14-17].

9. 3. Pruebas que es preciso realizar con frecuencia: Endoscopia (colonoscopia y gastroscopia) y biopsias.

9. 3. 1. Colonoscopia

La colonoscopia consiste obviamente en la exploración del colon. Habitualmente a los pacientes que tienen que hacerse una **colonoscopia** les asaltan dos temores: **el riesgo de la endoscopia en sí y la posibilidad de encontrar una lesión grave**.

En cuanto a la posibilidad de encontrar un problema grave, les explico que **la mayoría de las veces damos buenas noticias**, sobre todo si los síntomas no son preocupantes y le hemos realizado una ecografía previa que ha resultado normal. La mayoría de las veces realizamos los estudios endoscópicos para descartar patología grave y para tener la certeza diagnóstica.

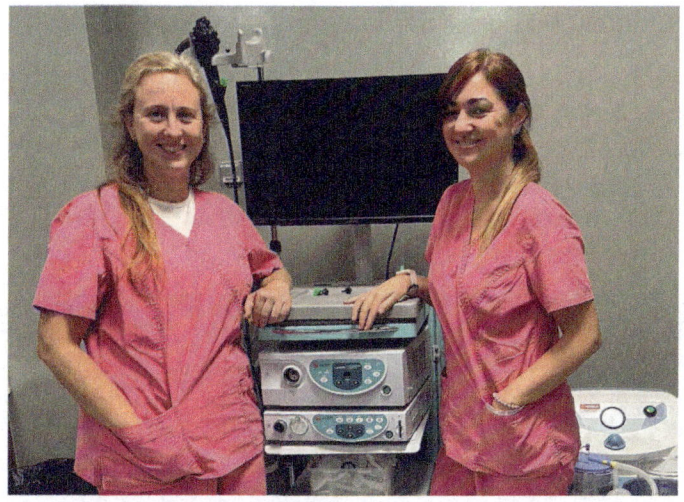

En las salas de endoscopia todo está dispuesto para que el paciente se sienta seguro y confiado. Realmente el riesgo de estos procedimientos es mínimo.

Es cierto que a menudo se encuentra patología, pero benigna como divertículos o pólipos; estos últimos se resecan durante el procedimiento y se extraen y de este modo se previene el cáncer de colon.

En cuanto a los riesgos del procedimiento endoscópico, es preciso distinguir entre el riesgo de la sedación y el riesgo de la endoscopia en sí.

El riesgo de la sedación es prácticamente nulo. En nuestra sala de endoscopias contamos con un anestesista permanentemente a la cabecera del paciente. El riesgo de la sedación se mide mediante una escala que se llama ASA y en aquellos pacientes de riesgo elevado se toman precauciones especiales.

La sedación se administra lentamente, según los requerimientos del paciente, su edad y su estado físico. El anestesista, junto con una de las enfermeras, vigila permanentemente la saturación de oxígeno, adopta las maniobras oportunas para que esta sea la adecuada así como para evitar los vómitos del paciente y una potencial broncoaspiración.

Desde la pandemia por el virus SARS-CoV-2 además todo el personal de endoscopias adopta unas medidas de protección especiales para no infectarse ni infectar al paciente.

Casi de día en día nos hemos tenido que ir adaptando a las nuevas recomendaciones de las sociedades de endoscopia y de patología digestivo para minimizar el riesgo de infección.

La sala de endoscopias está dotada con un potente sistema de limpieza que renueva íntegramente el aire 10 veces por hora y de los sistemas de aire acondicionado más modernos, todo ello acompañado de un potente sistema germicida mediante luz ultravioleta, así como de una limpieza exhaustiva después de cada exploración y al finalizar el día.

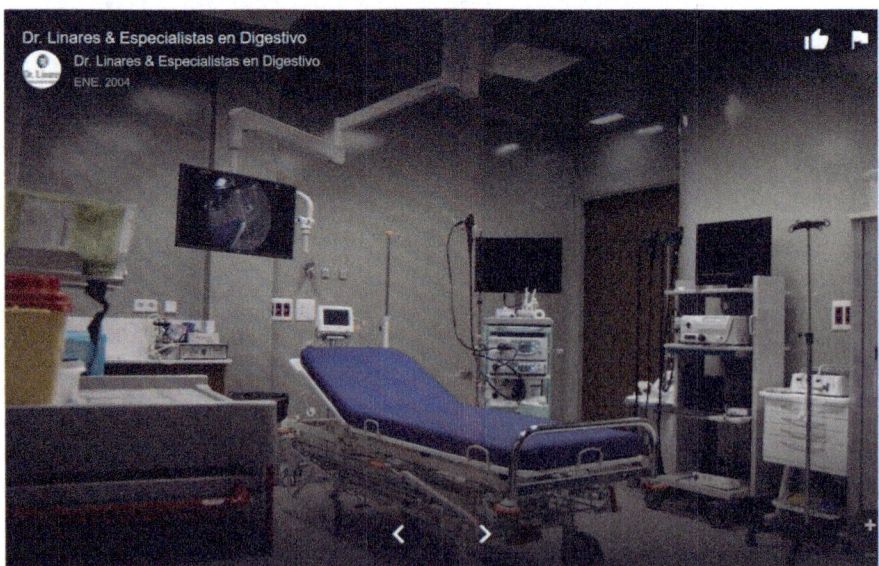

Nuestra sala de endoscopia digestiva

En cuanto al **riesgo de la técnica endoscópica**, si se trata de un procedimiento meramente diagnóstico, y no se realiza ninguna técnica terapéutica, es prácticamente nulo.

Los endoscopistas deben realizar un mínimo de endoscopias al año y estar especialmente entrenados para ello; nuestros endoscopistas realizan una media de 2000 (dos mil) endoscopias al año y cuentan con más de 10 años de experiencia. **Tan importante como evitar complicaciones, es detectar todos los pólipos y lesiones que presente un paciente, omitir alguna lesión puede poner en peligro su vida**. Si no se detecta un pólipo, éste seguirá probablemente creciendo y podría acabar desarrollando un tumor en un plazo más o menos breve, incluso antes de la próxima endoscopia programada (estos tumores se llaman tumores de intervalo).

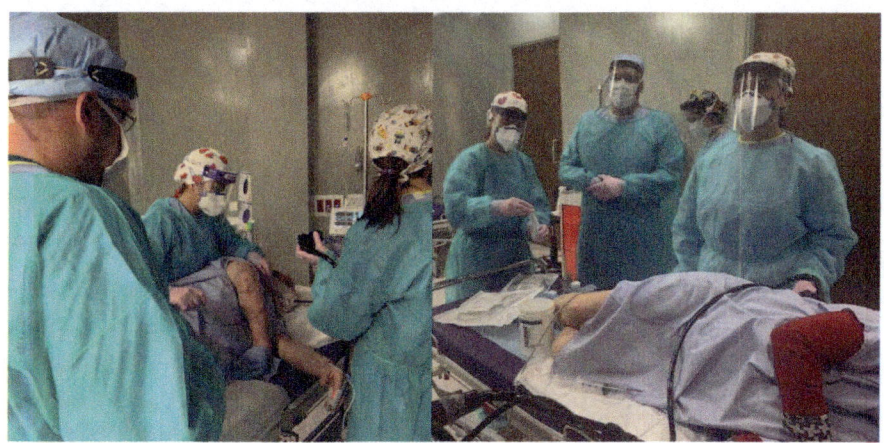

Profesionales trabajando en nuestra sala de endoscopias

Los mejores endoscopistas son aquellos que detectan muchos pólipos, porque ello es una medida indirecta de que no "se les escapa ninguno o casi ninguno". Sus pacientes presentan menos tumores de intervalo.

Debido a una demanda creciente de exploraciones endoscópicas, las ultimas guías clínicas recomiendan espaciar el intervalo entre exploraciones, por ejemplo de 5 a 10 años. Este proceder podría aumentar los cánceres de intervalo. Si la situación asistencial lo permite es preferible que los intervalos sean los más cortos que recomienden las guías clínicas (por ejemplo, si recomiendan la colonoscopia de control entre 3 y 5 años, tratar de realizarla a los 3 años).

147

Algunos pacientes llegan con la idea de que repetir exploraciones puede ser perjudicial para su salud; la preparación de la colonoscopia es molesta, pero el riesgo de la exploración es el mismo si se realiza al año de la previa que si se realiza a los 10 años. Se debe repetir cuando esté indicado hacerlo y priorizando al máximo la salud del paciente.

Cuando se reseca un pólipo, sobre todo de gran tamaño y en el colon derecho, **existe un pequeño riesgo de perforación o de hemorragia**, pero a pesar de todo hay que extirparlo si su aspecto es benigno. El paciente tiene que asumir ese pequeño riesgo, que se sitúa en torno a un 3%.

Por ello, si es recomendable que te hagas una endoscopia, no dejes de hacerlo. Es muy improbable que te ocurra alguna complicación y debes confiar en que todo saldrá bien, incluso si te encuentran un pólipo grande.

La importancia de una excelente limpieza del colon

No podemos dejar de recordar lo que tú tiene que poner de tu parte en la endoscopia. Te preguntarás qué puedes poner de tu parte si vas a estar dormido durante el procedimiento.

Sin embargo has de hacer algo muy importante: **seguir meticulosamente nuestras instrucciones para que el colon esté lo más limpio posible**. La limpieza facilita la exploración, permite introducir menos aire para ver todo bien y te sentirás más cómodo al despertar del procedimiento, será más rápida porque no se perderá tiempo lavando el colon, aspirando el contenido y desatascando los canales del endoscopio... y la más importante de todas: la exploración será mucho más fiable, con mucho menos riesgo de que no veamos alguna pequeña lesión oculta entre los restos, que podría ocasionarte problemas graves a medio plazo. Los pólipos serrados sésiles del colon derecho suelen ser pequeños, planos, recubiertos de una pequeña capa de moco, con más mimetismo que un camaleón y con muy mala leche pues pueden acabar desarrollando un cáncer de colon. Por ello para verlos bien el colon ha de estar bien limpio y el endoscopista tener la mente despejada, las gafas bien graduadas... y si se ayuda con técnicas de cromoendoscopia electrónica y con un programa de inteligencia artificial ("machine learning") que le ayuda a detectar los pólipos y no se cansa ni disminjye su atención por muchas horas que trabaje, mejor que mejor.

No existe una preparación ideal. Todas dejan bastante que desear en cuanto a sabor. Incluso en algunos casos puedes presentar náuseas. Realmente la preparación es la parte más ingrata de la colonoscopia, pero merece la pena hacerla bien para que no sea necesario repetir la prueba.

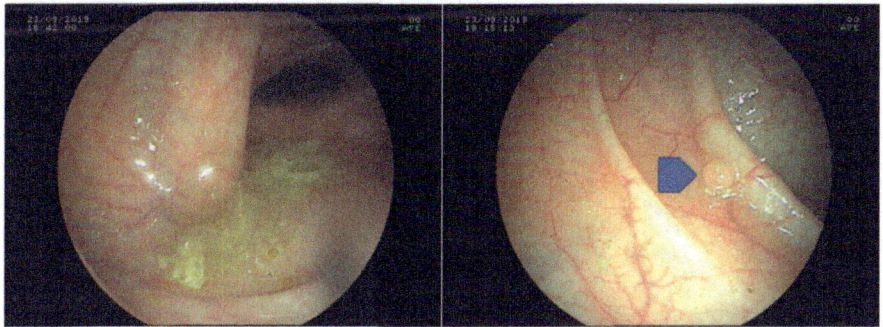

A la izquierda un colon con una limpieza deficiente, con algunos restos que probablemente se consigan aspirar prácticamente en su totalidad, garantizando una buena exploración. A la derecha un colon con una preparación excelente, gracias a la cual es posible detectar un pequeño pólipo que podría haber pasado inadvertido con una peor limpieza (flecha).

9. 3. 2. Gastroscopia

Dado que en enfermedades como la celiaca los síntomas pueden ser prácticamente idénticos a los de los pacientes con SII, no es infrecuente realizar una gastroscopia, así como biopsias duodenales, que son muy importantes para su diagnóstico.

9. 4. Exámenes que muy rara vez es preciso realizar:

9. 4. 1. Tomografía computarizada (TC) y Resonancia magnética (RM)

Ambos estudios ofrecen unos resultados similares, aunque la resonancia magnética suele ser más precisa en determinadas patologías, sobre todo en el páncreas, así como para detectar inflamación en las asas del intestino delgado. No emite radiación. Es más cara y el tiempo de procesado (el tiempo que el paciente debe estar haciéndose la prueba) es mucho más largo que en la TC, lo que constituye un problema en pacientes con claustrofobia.

Habitualmente solicitamos la TC y únicamente cuando el radiólogo nos recomienda matizar algún dato anormal con RM recurrimos a esa última. Algunos pacientes con pancreatitis crónica o incluso con cáncer de páncreas pueden presentar síntomas simi-lares a los del SII y en esos casos la ecografía en ocasiones no es totalmente fiable (sobre todo en las lesiones de la cola pancreáti-ca, que se suelen ver mal por el gas interpuesto).

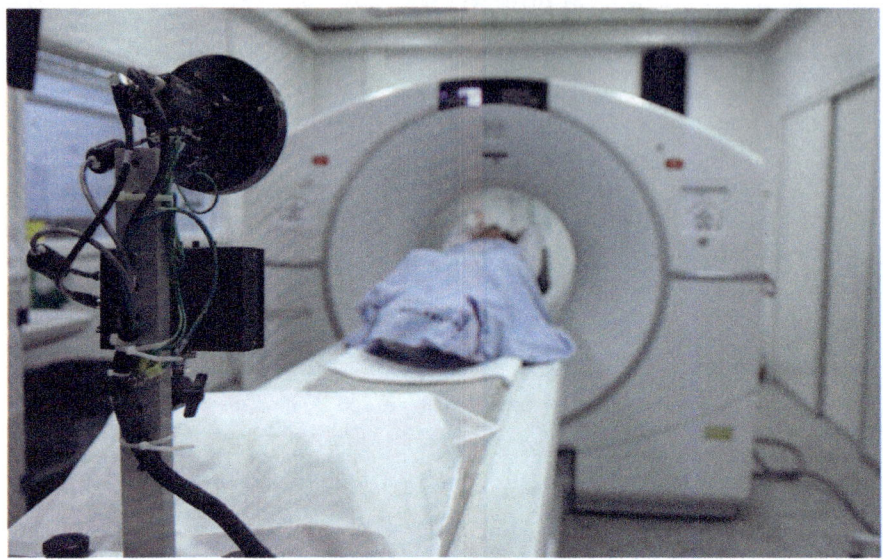

En ocasiones es preciso realizar estudios como una tomografía computarizada de abdomen o una resonancia magnética

9. 4. 2. Estudios hormonales especiales

Los pacientes con hipotiroidismo pueden presentar estreñimiento. El hipotiroidismo de origen autoinmune (Enfermedad de Hashimoto) es una patología muy frecuente en la mujer. Por el contrario, si la glándula tiroides funciona en exceso (hipertiroidismo) puede apa-recer diarrea. Por ello la función del tiroides se mide de rutina

Existe un grupo de tumores denominados neuroendocrinos, que producen hormonas como la gastrina o el péptido intestinal vasoactivo, que ocasionan diarrea copiosa. Se trata de patologías muy infrecuentes y por ello estas determinaciones hormonales no es preciso realizarlas de rutina.

9. 4. 3. Determinación de Ig E específica frente a alimentos

Muy a menudo los pacientes nos preguntan si su problema no tendrá que ver con alergia a algún alimento. Los pacientes suelen confundir el término alergia con el término intolerancia. La intolerancia se debe habitualmente a los hidratos de carbono de los alimentos, entre ellos la lactosa y la fructosa y se debe a los efectos por la fermentación de estos por las bacterias o porque si no se absorben (lactosa, fructosa) en el intestino delgado llegan intacto al colon en donde se comportan como laxantes osmóticos (retienen líquido en la luz del colon).

La alergia no tiene que ver con los hidratos de carbono, sino con las proteínas o péptidos de los alimentos, que son los principales "alérgenos" y se debe a que algunas personas (generalmente una proporción muy baja) en presencia de dichos alérgenos libera un anticuerpo, que es una inmunoglobulina que es la Ig E que ocasiona todos los síntomas alérgicos, algunos de los cuales coinciden con los del SII, pero en la alergia existen muchos más síntomas que nos suelen dar la clave del diagnóstico.

Se pueden utilizar pruebas cutáneas, que se denomina PRICK test, o medir la cantidad de Ig E específica frente a los alimentos que más a menudo contienen alérgenos (RAST) (acrónimo de **R**adio **A**llergo **S**orbent **T**est) y esa prueba resulta en ese caso de gran ayuda para el diagnóstico (como suele pasar en medicina, ni todos los que presentan una Ig E elevada refieren alergia ni otros que refieren alergia presentan una IgE elevada, porque existen fenómenos alérgicos en los que la Ig E no está involucrada)... pero esto tiene más interés para los profesionales que para ti. Te lo comento porque en ocasiones será preciso pedirle un PRICK test, un RAST o incluso ambos.

9. 4. 4. Estudio con cápsula endoscópica de intestino delgado.

La cápsula endoscópica de intestino delgado es un dispositivo muy sofisticado del tamaño aproximado de una cápsula de un medicamento, por lo que se deglute con facilidad y filma todo el intestino delgado y emite la información a un dispositivo, un holter, situado en la cintura.

Es tan fácil de deglutir como cualquier cápsula de un medicamento y transcurridas unas 8-10 horas, que es la duración aproximada de la batería, el paciente acude de nuevo a la consulta, se le retira y posteriormente se revisan las imágenes por un profesional experto.

A menudo los pacientes nos preguntan si la cápsula endoscópica sustituye a la gastroscopia o a la colonoscopia. No es cierto. Por ahora esas exploraciones son fundamentales, pero cuando juntamente con otras pruebas diagnósticas, laboratorio, resonancia magnética o TAC no se llega al diagnóstico, es extraordinariamente útil.

¿En que situaciones está indicada su utilización?

- Cuando el paciente presenta un sangrado evidente o inaparente (no ve sangre en las heces, pero tiene anemia y los análisis en las heces son positivos) por el aparato digestivo, y no se ha llegado al diagnóstico con otros procedimientos diagnósticos, es una clara indicación, para evaluar el intestino delgado.

- En segundo lugar si un paciente presenta diarrea y dolor abdominal crónicos, los estudios endoscópicos y de imagen resultan normales, pero existe fundada sospecha por los síntomas o por las pruebas de laboratorio (sobre todo una elevación de la calprotectina fecal o la presencia de sangre oculta en las heces) de que el paciente pueda padecer un problema grave en el intestino delgado (enfermedad de Crohn, tumor).

- En tercer lugar, si un paciente padece una Enfermedad de Crohn, la cápsula endoscópica permite ver si además de las lesiones encontradas en la colonoscopia presenta otras más extensas en el intestino delgado y de ese modo le podemos ajustar mejor el tratamiento.

En el caso de un paciente con SII con síntomas graves, que alteran su calidad de vida, o con datos que no son habituales en esta enfermedad (por ejemplo dolor o diarrea que despiertan al paciente, astenia, anorexia, pérdida de peso, vómitos...) y aunque todas las demás pruebas diagnósticas hayan resultado normales indicamos su realización si se nos plantea la duda de la existencia de un problema grave en el intestino delgado.

9. 5. Pruebas en investigación: Estudio del microbioma

Varias empresas privadas promocionan ya la identificación de una "firma microbiana" en la microbiota, como una herramienta útil para diagnosticar el SII.

No es infrecuente que dichas empresas utilicen múltiples recursos para convencernos de la relevancia de estas técnicas. Ciertamente los profesionales médicos debemos mantener una mentalidad abierta y estar al corriente de todas las novedades que puedan resultar beneficiosas para nuestros pacientes, pero sin perder nuestra capacidad crítica, de forma que el paciente esté seguro de nuestra honestidad y tenga la seguridad que en todas las medidas que adoptamos, diagnósticas y terapéuticas, lo prioritario es su cuidado óptimo y no velados intereses económicos.

Julien Tap et al objetivaron que en pacientes con SII la gravedad de los síntomas se asociaba negativamente con la riqueza microbiana (biodiversidad) así como con la presencia de metano en el aliento (flora metanógena) y enterotipos enriquecidos con especies de clostridiales y prevotella. Utilizaron procedimientos de inteligencia artificial (aprendizaje automático o "machine learning") para poder llevar a cabo el estudio, manejando una ingente cantidad de datos del microbioma. Realmente con una metodología convencional no consiguieron demostrar diferencias[18].

Luisa W Hugerth et al sin embargo no consiguieron demostrar una firma microbioma diferente entre pacientes con SII y sujetos sanos19.

Existen diversos estudios en esta línea de investigación, con resultados dispares.

Es preciso recalcar que por más que la alteración en el microbioma sea una hipótesis muy verosímil, de ahí a identificar la presencia de una firma bacteriana como prueba diagnóstica media una gran laguna de conocimiento.

Una prueba de esta naturaleza podría servir de confirmación del diagnóstico, pero nunca ser utilizada para producir en el paciente una falsa confianza en un diagnóstico al que debe llegarse por procedimientos ampliamente validados, con el objeto de descartar una patología potencialmente grave.

Nosotros no solicitamos esta prueba de forma rutinaria y por supuesto nunca para confirmar o descartar el diagnóstico de SII. Lo hacemos en ocasiones en pacientes en los que la evolución no es satisfactoria con el tratamiento convencional o de primera línea.

9. 6. Pruebas diagnósticas que no han demostrado utilidad hasta el momento: La determinación de la Ig G específica frente a alimentos.

Los anticuerpos del tipo Ig E frente a alimentos suelen estar relacionados con alergia a los mismos y por lo tanto con elevado riesgo de desarrollar síntomas cuando el paciente los ingiere, incluso en pequeñísimas cantidades o "trazas". Los pacientes con alergia a alimentos deben ser especialmente cautos cuando comen en restaurantes. No se puede utilizar un utensilio de cocina en el que se haya cocinado previamente un alimento que le produce alergia.

Deben llevar consigo, si es posible 2 jeringas de adrenalina precargadas. Dos, por si con la angustia que produce la dificultad para respirar se cargan la primera al intentar administrarse la adrenalina.

La determinación de **anticuerpos del tipo Ig G** específicos frente a alimentos carece de utilidad científica demostrada hasta el momento. Ni se ha demostrado que esté relacionada con ninguna patología, ni que por supuesto sea una enfermedad por sí misma, ni la supresión de aquellos alimentos que resultan con "punto rojo" (aquellos con niveles altos de Ig G frente a dichos alimentos) produce una mejoría evidente en los síntomas.

Muchos pacientes que mejoran al suprimir alimentos de la tabla, lo hacen en realidad porque dichos alimentos son ricos en FODMAPs y esos sí que es conveniente reducirlos, al menos en algunos pacientes.

9. 7. ¿Cuándo concluir las pruebas diagnósticas?

Una trampa en la que caemos los médicos con los pacientes con SII es solicitar exámenes complementarios hasta el infinito cuando el paciente no mejora, vuelve una y otra vez y nos pregunta insistentemente: "¿No tendré algo que no me ha visto?". "No puedo entender que no me haya encontrado nada con este dolor y esta diarrea tan intensos que estoy padeciendo".

La medicina no es una ciencia exacta. Existe desde luego la posibilidad de error. Los errores médicos son frecuentes incluso en países como Estados Unidos en donde a menudo se abusa de los exámenes complementarios y los colegas practican una llamada medicina defensiva (solicitar todas las pruebas complementarias disponibles para que ningún abogado les denuncie por haber omitido una prueba que podría haber sido importante para el diagnóstico).

Los médicos vivimos con el temor a equivocarnos, tanto en el diagnóstico como en el tratamiento. A los especialistas no se nos toleran incertidumbres en el diagnóstico. La cultura médica es más tolerante con los especialistas en medicina familiar y comunitaria porque en su trabajo cotidiano tienen que vivir con esa incertidumbre ya que sólo pueden solicitar un número muy limitado de exámenes complementarios y han de restringir todo lo posible las derivaciones al especialista para no sobrecargar aún más la medicina hospitalaria.

Mi recomendación es que debes fiarte de tu médico. Deja que él decida las pruebas que debe realizarte. Si dudas, si le haces dudar, si le insistes, probablemente te seguirá pidiendo pruebas y pruebas que una tras otra seguirán siendo normales o mostrando hallazgos irrelevantes, que nada tienen que ver con su enfermedad y sólo contribuyen a generar confusión y tú, en lugar de tratar de seguir haciendo todo lo que harías en tu vida si no padeciese un SII, y "procurar ser feliz", te verás obligado a ajustar tus horarios laborales y de ocio para pasarse la vida de médico en médico.

Ese proceder es inadecuado e improcedente y no te lo recomiendo.

Entiendo que en ocasiones el paciente manifiesta esta conductas tras haber vivido una experiencia cercana muy traumática: "a mi hermano le decían que no tenía nada, le estuvieron dando largas varios meses y al final resulta que se trataba de un cáncer avanzado y falleció en tres meses".

Sí. Lo digo otra vez. Te lo digo otra vez. Los médicos cometemos errores. Naturalmente. Muchos. Cuantos más paciente vemos, más errores cometemos. Pero cuando no encontramos nada grave a un paciente, generalmente no existe nada grave. Los errores que he visto son debidos a omisiones muy manifiestas, como no realizar pruebas en los casos en los que realmente existen síntomas de alarma, a veces por las prisas, otras por cansancio del profesional, otras por algún malentendido por el que el médico no se percató de un síntoma o de un dato clave que orientaba hacia un problema más grave.

Pero los errores son afortundamente la excepción

No dar por concluido el procedimiento diagnóstico no es bueno para el paciente, porque contribuye a que éste desconfíe de un diagnóstico que muy probablemente es correcto. Además aumenta su conciencia de estar enfermo, la pérdida de tiempo, las preocupaciones y el coste del diagnóstico si las pruebas se las realiza en instituciones privadas. Lo correcto es tomarse el tiempo necesario para explicarle al paciente que si no mejora la clave no está en hacer más exámenes diagnósticos, sino en pasar a un nuevo escalón en el tratamiento o enfocar el mismo de diferente manera.

10. ¿Debo consultar en internet acerca de los síntomas que me preocupan?.

10. 1. Páginas fiables para consultar.

No tardando, el Dr Google sabrá más de ti que tú mismo y por supuesto que cualquier médico, por mucho tiempo que este te dedique.

Internet es una herramienta extraordinaria en todos los ámbitos y nosotros somos unos apasionados defensores de las nuevas tecnologías. El grave problema que presenta es que no está filtrada la información, con lo cual cualquiera puede escribir o publicar lo que le plazca sin un sistema de control; por ello existe mucha información encaminada a preocupar al paciente para que adopte determinadas medidas o consuma determinadas sustancias para buscar alivio (subyace un claro interés económico).

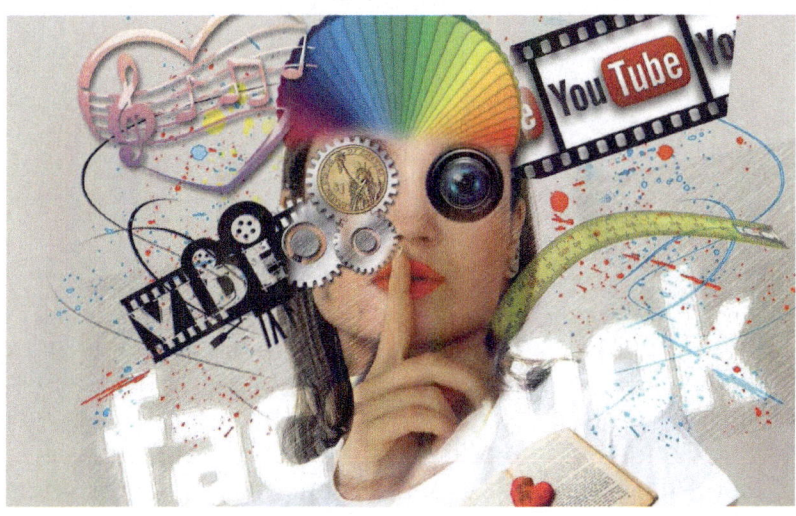

Poco o nada es gratuito. Cuando cualquier corporación o empresa publica una información contiene generalmente una parte en la que esta es rigurosa y otra que está orientada a que compres alguno de sus productos o como una forma de darse publicidad, en ocasiones incluso para venderle aplicaciones de salud, cada vez más utilizadas (y también útiles, ciertamente, al menos la mayoría de las que he evaluado).

Aunque presentes unos síntomas banales, que están en relación con una enfermedad grave en una proporción muy baja (por ejemplo, menos del 5%), la mayoría de las veces la información que encontrarás te dirá que puede tratarse del síntoma o síntomas de una enfermedad grave, lo que no evitará por lo tanto que tengas que consultar con tu médico.

Por ello las consultas en un navegador (hablo de Google, pero también cualquier otro) no sólo no evitan que visites a tu médico, sino que te pueden generar una preocupación, casi siempre sin fundamento, que antes no tenías.

Veamos un ejemplo práctico:

Escribe: "Me duele el estómago ¿Qué puedo tener?

Fíjate en los dos primeros resultados que obtienes:

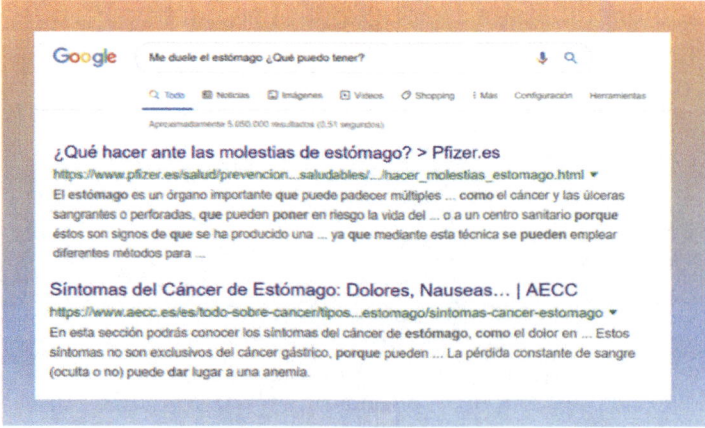

Tanto uno como otro, son claramente alarmantes: la primera página menciona la palabra cáncer, y habla también de úlceras sangrantes o perforadas que pueden poner en riesgo la vida, y está patrocinada por uno de los mejores laboratorios actuales (en este caso Pfizer, uno de los laboratorios más solventes y fiables del mundo) y la segunda te recomienda que la leas para conocer los síntomas del cáncer de estómago. Sin embargo menos de un 5% de los pacientes que acude a una consulta de digestivo por dolor de estómago padecen cáncer u otra enfermedad grave y la mayoría de las veces se trata de problemas banales.

En caso de utilizar internet, consulta páginas fiables y sobre todo si ya estás diagnosticado por tu médico, puedes tratar de ampliar la información que éste te ha proporcionado.

¡El Dr Google no es útil para realizar un diagnóstico!

El Dr Google es muy útil para buscar información si tú conoce las páginas fiables. Muchas veces esa información complementaria le resultará muy eficaz.

No debes utilizarlo hasta que tu médico te haya diagnosticado y tratado

En cuanto a las **redes sociales y la información en la prensa, radio o televisión**, son **el gran hermano** que nos somete y nos hipnotiza prometiéndonos salud, bienestar y felicidad, ofreciéndonos el último producto de moda, "el golpe definitivo contra el cáncer" o desprestigiando en ocasiones medidas terapéuticas que están científicamente probadas, fundamentales para la salud de los pacientes, "pero que ya no interesan comercialmente al quedar anulada su patente por llevar mucho tiempo en el mercado", tergiversando o sacando de contexto determinadas publicaciones en las revistas científicas. A veces interesa más el impacto, la novedad, la sorpresa de la noticia, que la propia verdad. No es infrecuente que la noticia encubra un publirreportaje sobre determinada empresa o producto.

Todo ello lo que crea es preocupación, confusión y a veces (cuando debido a una noticia y paciente se asusta y deja de tomar un medicamento sin consultar con su médico) pone incluso en peligro su vida. Conozco pacientes que estuvieron a punto de morir al dejar de tomar el omeprazol tras las noticias publicadas en la prensa hace unos meses argumentando que presentaba múltiples efectos adversos.

Y el efecto adverso más grave fue que algunos pacientes al dejar de tomarlo sin consultar con su médico estuvieron a punto de morirse.

No debemos tomarnos al pie de la letra la información de los medios de comunicación sobre la eficacia de productos sanitarios. No hay nada milagroso en el campo del diagnóstico y del tratamiento y cuando existe un avance de trascendencia histórica (como el tratamiento y curación de la hepatitis C) en muchas ocasiones ni siquiera trasciende a los medios de comunicación.

> **Algo muy distinto es la inteligencia artificial. En los últimos tiempos han aparecido aplicaciones que funcionan con inteligencia artificial (aprendizaje automático o "machine learning"). Tengo la convicción que van a revolucionar el diagnóstico y el tratamiento en los próximos años. Las que he consultado me han dejado gratamente sorprendido, incluso perplejo, por su eficacia.**

- Así que es imprescindible que el paciente con SII conozca al menos someramente lo que es la inteligencia artificial porque **puede contribuir a mejorar el diagnóstico y el tratamiento a corto plazo, sobre todo en zonas geográficas en las que es mucho más difícil consultar con un médico que en nuestro medio.**

- **Escribir sus síntomas o su diagnóstico o solicitar un tratamiento en cualquier buscador: No.**

- **Consultar información en páginas de organizaciones fiables, previamente seleccionadas: Sí.**

- **Dejarse asesorar por aplicaciones fiables de inteligencia artificial para el diagnóstico y el tratamiento. Sí.**

¿Dónde buscar información en internet?

En nuestra propia página web **www.drlinaresdigetivo.es** que procuramos actualizar día a día, dispone de información fiable, así como de enlaces a algunas de las páginas en lengua española más fiables y recomendables (aunque en algunas la traducción del inglés no es impecable).

A medida que surjan datos nuevos lo publicaremos en nuestra página, porque es mucho más fácil de actualizar que en un manual, aunque sea electrónico y por ello mucho más fácil de reeditar.

Dr. Linares & ESPECIALISTAS EN DIGESTIVO	www.drlinaresdigestivo.es	**Nuestra página web**
FEAD FUNDACIÓN ESPAÑOLA DEL APARATO DIGESTIVO	https://www.saludigestivo.es/	**Página de los especialistas de aparato digestivo de España**
FEAD FUNDACIÓN ESPAÑOLA DEL APARATO DIGESTIVO	https://www.saludentuvida.com/enfermedades-3/el-sindrome-del-intestino-irritable-no-mata-pero-puede-hacer-la-vida-insoportable/	**Página de los especialistas de aparato digestivo de España acerca del SII**
AEG Asociación Española de Gastroenterología	https://www.aegastro.es/pacientes	**Página de los especialistas de aparato digestivo de España**
AEG Asociación Española de Gastroenterología **Infogastrum**	https://www.aegastro.es/pacientes/infogastrum	**Asociación Española de Gastroenterología (AEG) y Sociedades Latinoamericanas de Gastroenterolog**
fisterra.com Atención Primaria en la Red	https://www.fisterra.com/Salud/	
familydoctor.org	https://es.familydoctor.org/	**Asesoramiento médico de confianza de la Academia Americana de Médicos de Familia**
MedlinePlus Información de salud para usted	https://medlineplus.gov/spanish/	
PACIENTES SEMERGEN	https://www.pacientessemergen.es/	**Sociedad Española de médicos de Atención Primaria**
GEI Pacientes Formación Autocontrol Educainflamatoria	https://www.educainflamatoria.com/	**Dirigida a los pacientes con Enfermedad de Crohn y colitis ulcerosa**
FACE Federación de Asociaciones de Celíacos de España	https://celiacos.org/	**Dirigida a pacientes con enfermedad celiaca**

161

aecc Contra el Cáncer	https://www.aecc.es/es	
American Cancer Society®	https://www.cancer.org/es.html	
Medscape	https://espanol.medscape.com/	
agencia española de seguridad alimentaria y nutrición	https://www.aesan.gob.es/AECOSAN/web/seguridad_alimentaria/detalle/complementos_alimenticios.htm	Información muy rigurosa sobre los complementos alimenticios.
NIH National Institutes of Health Office of Dietary Supplements	https://ods.od.nih.gov/factsheets/Probiotics-HealthProfessional/ https://ods.od.nih.gov/factsheets/Probiotics-Consumer/ https://www.nccih.nih.gov/health/probiotics-what-you-need-to-know https://www.nccih.nih.gov/	Regulación sobre probióticos en Estados Unidos. También se puede leer en español
AEProbio Alliance for Education on Probiotics	https://www.researchgate.net/publication/358137411_Clinical_Guide_to_Probiotic_Products_Available_in_Canada_14th_Edition	Probióticos disponibles en Canadá. Actualizado en el año 2022. Disponibles para compra online
	http://www.usprobiotic-guide.com/https://www.researchgate.net/publication/339987158_2020_Clinical_Guide_to_Probiotic_Products_Available_in_USA_Indications_Dosage_Formats_and_Clinical_Evidence_to_Date_6th_edition	Probióticos disponibles en Estados Unidos. Versión año 2020. Disponibles para comprar online Puede descartarse la aplicación para IOS o para Android "Probiotic guide mobile app"
MAYO CLINIC	https://www.mayoclinic.org/es-es	

11. ¿Es preciso que me atienda un médico para llegar a un diagnóstico correcto?

La respuesta indudablemente es afirmativa. Tú pensarás que no soy la persona más objetiva para contestarle porque incurro en un indudable conflicto de intereses porque soy especialista en digestivo. No es necesario que te diagnostique de SII un especialista, la mayoría de las veces puede hacerlo su médico de familia. Salvo en situaciones especialmente complejas, no es preciso ser atendido por un especialista en digestivo experto en SII.

Recuerde y revisa los síntomas de alarma, recuerda que otras patologías especialmente graves pueden presentar unos síntomas similares, por ello no debes autodiagnosticarte.

Si vives en un área geográfica en donde la posibilidad de consulta médica es limitada y no es gratuita ten en cuenta que se están desarrollando aplicaciones de inteligencia artificial que serán mucho más asequibles y te podrán decir el diagnóstico con una elevada probabilidad de ser correcto y en caso de duda razonable recomendarte en última instancia que visites a un doctor.

Si visitas a un profesional sanitario distinto de un médico porque te atiende antes o tienes más facilidades para ello yo te aconsejaría que por muy bien que esté evolucionando también fueses evaluado por un médico, aunque la consulta se demorase por razones administrativas o económicas.

Es preferible que ante cualquier duda o problema de salud o simplemente si te planteas cómo llevar una vida más saludable, solicites una consulta médica, bien presencial (la mayoría de las consultas actualmente son presenciales) o bien teleconsulta (están siendo cada vez más frecuentes). No te recomiendo que utilices por su cuenta productos que llevan la etiqueta "suplemento alimenticio", ni sigas dietas restrictivas (sin lactosa, sin gluten...) sin consultar antes con un profesional.

Algunos pacientes con SII tardan años en acudir a una consulta médica. En ese caso lo difícil para el médico no es diagnosticarle un SII, a todas luces evidente la mayoría de las veces, sino intentar poner orden y razón en toda la confusión con la que acude el paciente.

Cuando ha visitado a distintos profesionales paramédicos, a los que no les está permitido prescribir fármacos, suelen repetirle al paciente una y otra vez que los fármacos son peligrosos, que lo que hacen es envenenarlo y que lo que tiene que tomar son "productos naturales". Cada uno barre para casa. Ni los medicamentos son tan venenosos ni los productos naturales son tan inofensivos. Los laxantes "naturales" son bastante más nocivos que los que solemos recomendar los médicos.

Unos y otros en ocasiones creamos una enorme confusión en el paciente, en un paciente que lo menos necesita es confusión, porque la confusión le puede agravar los síntomas.

Pero le creamos la confusión de debatirse entre tomar un producto "supuestamente" inofensivo, pero sin eficacia demostrada y un fármaco, con eficacia demostrada, pero "potencialmente" con efectos adversos.

Ciertamente muchos pacientes con SII no precisan fármacos, pero a veces se da la paradoja de que los más reticentes a su empleo son los que más los necesitan.

Dependiendo de las preferencias del paciente y de la dificultad para una consulta presencial principalmente por razones geográficas o por otros determinantes, la telemedicina es una opción en auge. Esta opción también le permite al paciente disponer de una segunda opinión con un médico de otra comunidad autónoma o incluso de otro país, sobre todo cuando se ha realizado multitud de exámenes complementarios que confirman un SII o al menos descartan patología grave y ningún tratamiento le ha resultado satisfactorio.

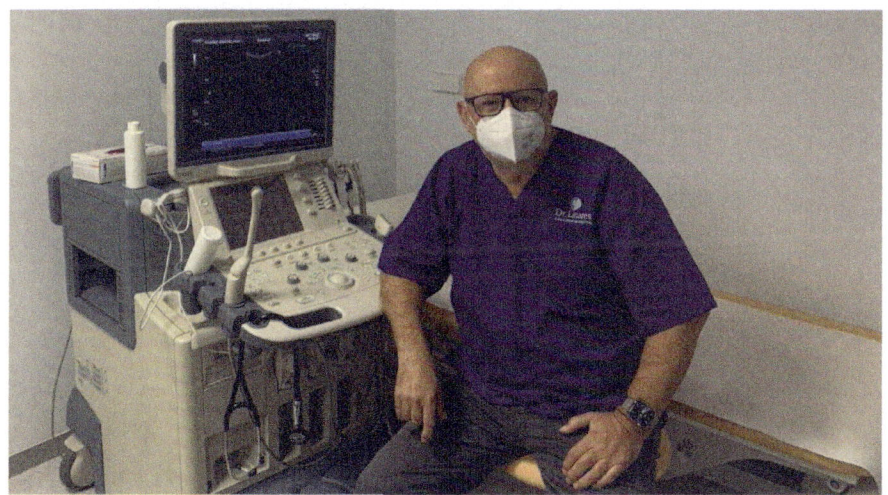

Todo paciente con síntomas sugerentes de SII debe ser evaluado por un médico. Si existe algún dato de alarma, la evaluación debería ser preferente

En zonas geográficas en donde muchos pacientes no se pueden permitir una consulta médica debido a unos honorarios que su poder adquisitivo no se puede permitir merece la pena insistir en que los sistemas de inteligencia artificial pueden permitir un diagnóstico razonablemente fiable con un coste muy bajo y asumible para el paciente.

Centrándonos de nuevo en nuestro medio, las aplicaciones de inteligencia artificial están creciendo de forma exponencial y acabarán siendo un complemento muy importante en el diagnóstico y en el tratamiento. A medio plazo es posible que dispongan de muchos más datos del paciente de las que dispone el propio médico; asimismo al contar teóricamente con la "experiencia" de muchos más pacientes que el médico más experto y con una actualización impecable de todas las novedades, podrá sin duda contribuir a un tratamiento más actual y personalizado.

Lo más razonable es que cuando tú presentes cualquier síntoma procures acudir a un médico; muy probablemente tu médico de familia te lo resolverá. Es la mejor forma que dejes de dar palos de ciego que contribuyen a aumentar tu ansiedad por la incertidumbre que ello conlleva y como consecuencia de ello un aumento de los síntomas.

A corto plazo el médico seguirá siendo el profesional necesario para llevar a cabo diagnósticos médicos. Es cierto que existen programas de inteligencia artificial que están resultando útiles para el diagnóstico del SII, sobre todo en zonas geográficas que no tienen tan fácil la posibilidad de consultar con un profesional de la medicina como nosotros.

La colaboración de los profesionales de la medicina con la inteligencia artificial (IA) mejorará de forma notable el diagnóstico y también el tratamiento no sólo en el SII sino en general en medicina. Esto permitirá de entrada llamar a cada problema por su nombre.

Si no mejoras con el tratamiento, no significa que el diagnóstico de SII no sea correcto. Tal vez sea preciso realizar algún examen complementario adicional, pero en cualquier caso en los pacientes con SII a menudo es preciso introducir cambios terapéuticos de forma gradual, según la respuesta y la gravedad, para lograr el objetivo de mejorar su calidad de vida.

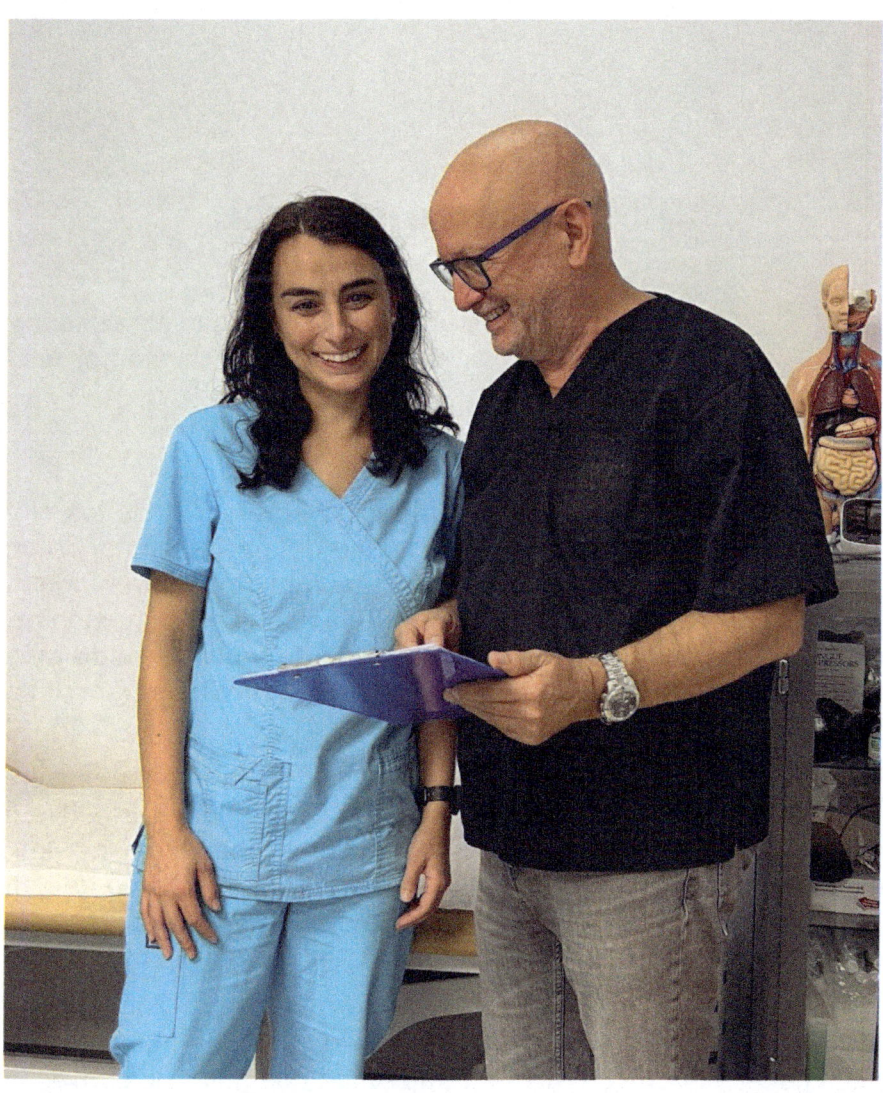

El Dr Antonio Linares y la Srta. Rocío Ovide

12. El efecto placebo

"Dentro de nosotros tenemos las fuerzas para sanar y también las fuerzas para enfermar"

Dra. Carmen S Alegría @dra_calegria

El **efecto placebo** es el efecto producido en el alivio de los síntomas o en la mejoría de la enfermedad del paciente cuando en realidad no se administró **ningún fármaco ni se adoptó ninguna medida con utilidad demostrada frente a la misma,** pero **sin embargo el paciente mejora más rápidamente y de un modo más eficaz de lo que lo haría si no se adoptase medida terapéutica alguna.**

Cuando se realiza un ensayo clínico curiosamente los pacientes, que no saben si el fármaco que están tomando es efectivo o no, en ocasiones no sólo experimentas efectos beneficiosos similares a los del fármaco en estudio (efecto placebo), sino que en otras relatan efectos adversos comparables a los que produce la sustancia eficaz **(este efecto se llama nocevo y es lo contrario del efecto placebo).**

Cuando el paciente confía en su médico, en su honestidad y bien hacer y el procedimiento terapéutico que utiliza le convence o incluso le entusiasma, es muy probable que el paciente mejore aunque su eficacia no esté probada.

Si por el contrario el médico no se gana la confianza del paciente y le propone una medida terapéutica que no le resulta convincente, éste se la administrará a regañadientes y aunque haya demostrado ser eficaz en estudios fiables, probablemente no mejore y alegue presentar efectos secundarios que ni siquiera a veces figuran en la ficha técnica del producto **(efecto nocevo, el mayor exponente del fracaso en la relación médico-paciente)**

La homeopatía y la mayoría de las sustancias que llevan la etiqueta "complementos alimenticios" son los mejores ejemplos de placebos; sin embargo los pacientes los toman a pesar de que su precio muchas veces es superior al de fármacos eficaces e incluso insisten en la consulta del médico: "doctor, no me recete medicamentos, que no los voy a tomar, no soy partidario de tomar fármacos, recomiéndeme un producto natural".

Suelo ser muy respetuoso con esta forma de actuar porque sin duda la mayoría de las veces se trata de sustancias inofensivas y si el paciente se encuentra mejor en cuanto a los síntomas frente a una enfermedad que es benigna y funcional, como el SII, corremos el riesgo de cambiarle el tratamiento con la mejor intención recomendándole algo a lo mejor toma con reticencia y conseguimos un efecto nocevo, es decir, un efecto contrario al que pretendemos.

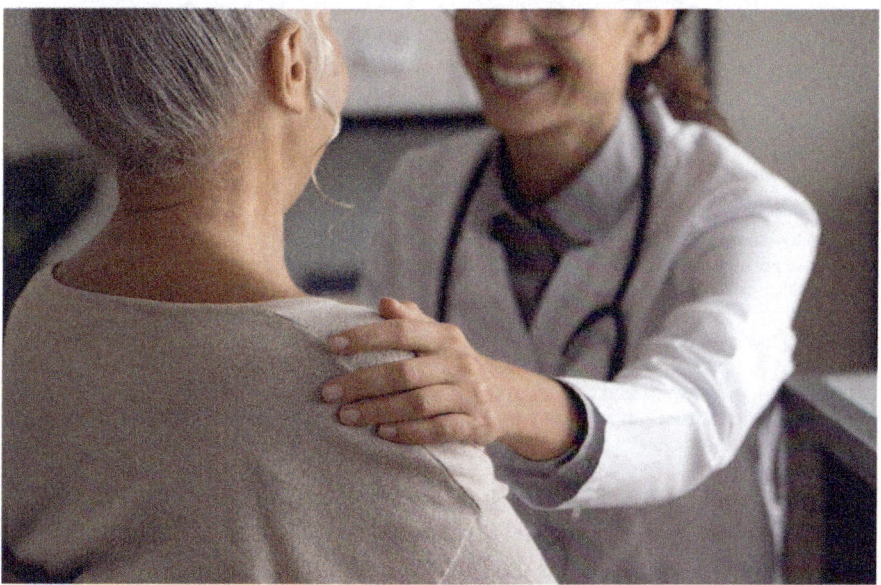

En muchos trastornos benignos, la empatía del médico, su atención, su dedicación, su sinceridad… y asegurarle al paciente que "todo va a ir bien" mientras le coloca la mano en el hombro es todo o casi todo lo que el paciente necesita para mejorar

Como médicos, debemos prescribir fármacos suficientemente contrastados y validados, sometidos a estudios aleatorizados doble ciego. La excusa que pongo al paciente es que en medicina no se estudia homeopatía ni las sustancias con la etiqueta "complemento alimenticio" y por ello no se las puedo recomendar, pero insisto, y es una decisión personal que no estoy seguro que sea éticamente correcta, si se encuentra mejor con lo que está tomando tampoco le suelo insistir en que la suspenda, aunque le explico brevemente el posible efecto placebo de la sustancia.

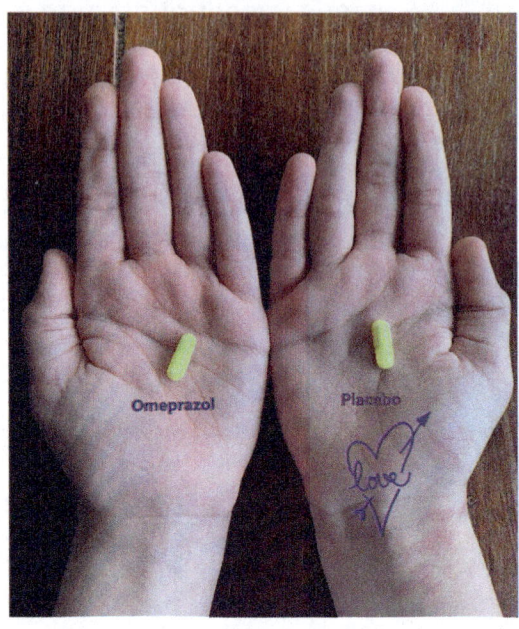

El efecto placebo se basa en la capacidad que tenemos de mejorar o curar cuando confiamos en un profesional y en lo que nos está administrando, aunque la sustancia que nos recomienda no haya demostrado ninguna propiedad eficaz para curar la enfermedad (como un caramelo, un bombón o una gominola); la actitud comprensiva del médico, la empatía y la confianza contribuyen a la mejoría del paciente, aunque no se utilice ningún producto que haya demostrado eficacia. Para demostrar la eficacia de un fármaco es preciso comparar el placebo con un medicamento sobre el que pretendemos demostrar la eficacia y debe tratarse de un estudio "doble ciego" (ni el paciente ni el médico saben cuál es el placebo ni cuál es el eficaz)

Lo cierto es que cuando una persona enferma, la adopción de determinadas conductas en las que se confía, algunas por tradición, como la imposición de la Virgen María en mi parroquia produce curaciones "milagrosas". Cuando era monaguillo les imponía la Virgen a los fieles devotos que llegaban generalmente de Val D'Ouro. Hacía la señal de la cruz 3 veces consecutivas en su cara con una pequeña imagen de la Virgen María recitando: "Cristo vive, Cristo Reina, la Virgen te libre de todo mal, amén". Este rito, en un ferviente devoto de la Virgen del Santuario de mi parroquia, ha resultado ser mi primera contribución para mejorar a quien llegaba esperanzado.

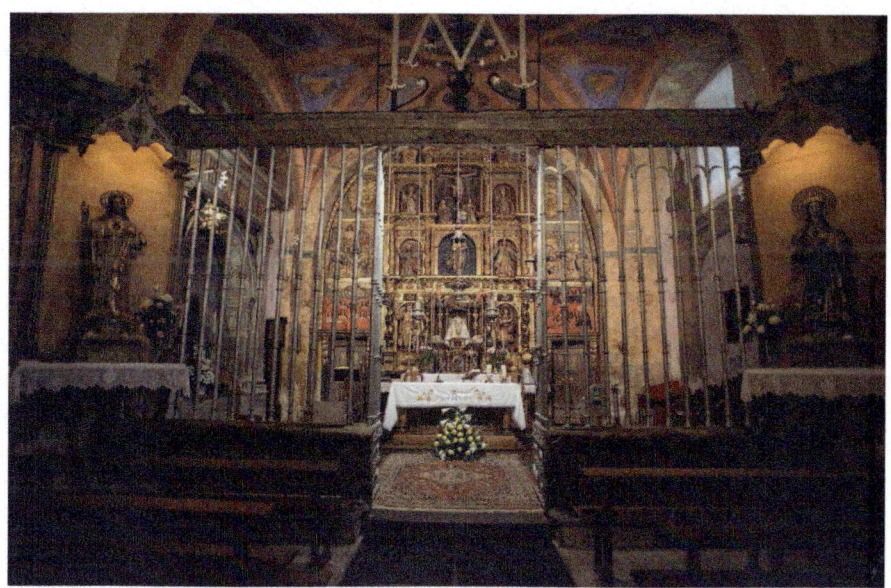

En el Santuario de la Virgen de Conforto (mi parroquia) siendo un niño (un monaguillo) impuse por recomendación del sacerdote la Virgen a cuántos peregrinos acudían deseosos de salud y de fortuna. La señal de la cruz y las palabras: "Cristo vive, Cristo reina, la Virgen te libre de tomo mal. Amen". Entre la fe en la Virgen y la ingenuidad y la sencillez de un niño, el efecto placebo estaba asegurado. Si vas a Taramundi o A Pontenova y tienes ocasión, no dejes de visitar la Iglesia, con un retablo del altar mayor muy hermoso, aunque las horas de culto son muy limitadas y no sé si tendrás la oportunidad de que te impongan la Virgen. Visto desde el punto de vista científico, y con el mayor respeto por las instituciones religiosas, probablemente muchas curaciones (o todas) se han debido al efecto placebo

En la actualidad existen consultas de homeopatía, de naturopatía y de osteopatía, con lujosos decorados de diseño, con profesionales sonrientes, elegantes, empáticos, con diagnósticos por el iris, con tratamientos con equipos de ozonoterapia, microondas, ultrasonidos... en realidad no son sino otras vírgenes u otros santos milagrosos en una sociedad que se ha tornado como mínimo agnóstica y a la que conmueve mucho más un equipo sofisticado de última generación a una milagrosa virgen esculpida por un prestigioso escultor.

Si todo ello se en un entorno de máxima confianza y afecto (los antiguos santuarios fueron sustituidos por las modernas clínicas de diseño actuales) el paciente experimenta a menudo una mejoría rápida en sus dolencias sobre todo si son benignas y pasajeras, probablemente en cualquier caso más rápida de lo que sucedería si no mediase acción terapéutica alguna.

Como les digo, no me oirán los pacientes jamás una nota despectiva acerca de estas medidas, que en las enfermedades funcionales o en las que existe una marcada interacción con las emociones, consiguen unos resultados nada desdeñables y mejores que los que conseguimos los médicos empleando fármacos específicos.

Muchas veces, los profesionales de la denomina medicina alternativa nos dan cien mil vueltas en afecto, en el cuidado de los detalles, en empatía, en asertividad...

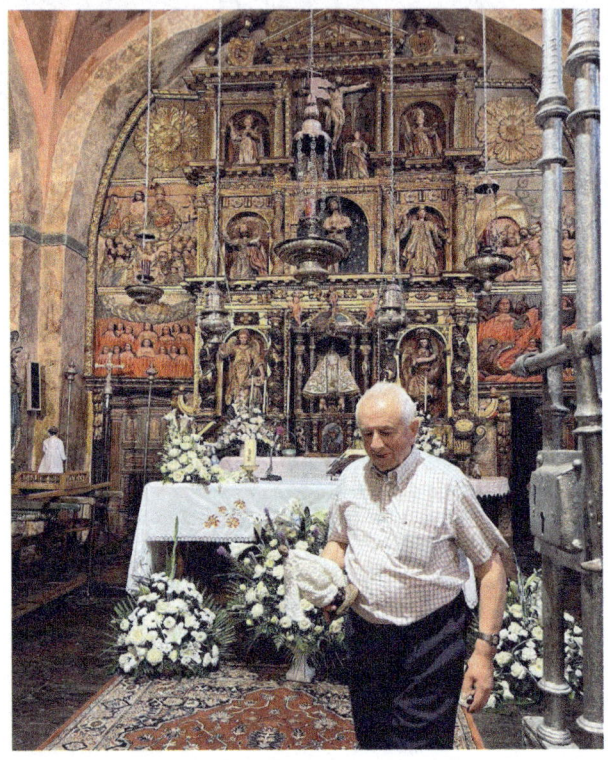

Don Jesús (conocido cariñosamente por Susín de Roca), ebanista jubilado, y monaguillo a tiempo parcial, una de las mejores (y añadiría que santas) personas que he conocido, con la miniatura de La Virgen de Conforto, dispuesto a imponérsela a mi madre de 91 años, que pidió seguir con salud y "sin dolores"

Mi mayor respeto por estos profesionales, algunos amigos entrañables que además no tienen el menor recelo en remitirnos a sus pacientes cuando sospechan que pueda existir una patología grave.

¿Cuál es uno de los mayores problemas que existe con estas terapias? Que se esté retrasando el tratamiento eficaz de una patología grave, como el cáncer, la cirrosis hepática o la enfermedad inflamatoria intestinal.

El efecto placebo funciona generalmente con enfermedades que son benignas, pero también incluso puedo hacerlo aunque de una forma más corta y limitada con enfermedades muy graves por lo que su utilización de una forma intencionada en pacientes con cáncer o con enfermedades graves que requieren tratamientos muy especializados no podemos aceptarlo.

Utilizar la situación de angustia de un paciente y de sus familiares con cáncer ofreciéndole tratamientos milagrosos curativos costosísimos que realmente no tienen ninguna otra propiedad más que el agua destilada no es ética. Ocurre pocas veces, pero lamentablemente ocurre.

Alguna paciente que me ha visitado se había ido a operar a Suiza de su fibromialgia, tratamiento novedoso y carísimo y lamentablemente sin mejoría, ni siquiera durante los primeros meses (el efecto placebo se caracteriza por su transitoriedad, se mejora durante unas semanas, pero los síntomas reaparecen generalmente en poco tiempo).

¿Cómo se demuestra que un tratamiento es más eficaz que el efecto placebo?

De una forma muy simplificada, para saber la utilidad de un fármaco hay que administrarlo a un número considerable de pacientes. El número de pacientes necesario para que los resultados sean fiables se basa en estudios matemáticos complejos. A un grupo de pacientes que tienen las mismas características, como etnia, hábitos de vida, consumo de tóxicos, peso, condición social, etc. se le administra la sustancia cuya utilidad se va a investigar y a otro grupo con características similares, previo consentimiento firmado, se le administra un placebo, un comprimido, cápsula o vial IM o IV similar, pero sin principio activo alguno. Ni el médico ni el paciente saben lo que está recibiendo el paciente (por eso se llama doble ciego) para que eso no influya a la hora de evaluar los resultados. Existe una tercera persona que es el investigador que a veces inicialmente tampoco sabe lo que está recibiendo el paciente (estudios triple ciego, todavía más rigurosos), pero obviamente sí lo precisa conocer al finalizar el estudio para evaluar los resultados.

Esta es la forma más eficaz de saber si un tratamiento es o no es eficaz. No sirve la experiencia del vecino, ni de un familiar o de un amigo ni siquiera la que le cuente el farmacéutico o el empleado de la parafarmacia diciéndole que en su experiencia ese producto que le vende "va muy bien".

"Este producto lo está utilizando tal prestigioso doctor y está obteniendo unos resultados formidables", nos cuenta a menudo el comercial que acude de vez en cuando a recordarnos sus propiedades "casi milagrosas".

De todos modos cuando un paciente acude a una farmacia con un problema obviamente banal que no justifica una consulta médica, la recomendación por su farmacéutico de confianza de un producto inofensivo con el apéndice "este producto en mi experiencia va genial" es una mentira piadosa que no perjudica en absoluto al paciente y puede contribuir a aumentar o a producir ese "efecto placebo" que realmente es de gran ayuda en patologías benignas que realmente acabarían mejorando también sin tratamiento alguno.

13. Tratamiento del SII

¿Cuántas veces un paciente necesita la mano del médico en su hombro de "todo está bien" y esa mirada de "no te preocupes", en vez de una larga e inútil explicación?

Juan Carlos Giménez
@infomedicos
Docente universitario. Investigador en A.P.S. Medicina & Salud. Fundación Barceló.

Debes ser un pensador sin ataduras, con plena libertad y no aceptar todo lo que escuchas como verdadero. Has de ser crítico y analizar tus propias creencias.

Aristóteles

13. 1. La relación médico-paciente.

Muchas personas con tus mismos síntomas ni acuden a un profesional de la salud ni adoptan medida terapéutica alguna; viven sin mayores turbaciones con sus síntomas y a lo sumo remedios caseros ocasionales. Lo asumen como quien asume hacer un trabajo que no le motiva o atender las necesidades perentorias de un familiar querido que padece una enfermedad crónica limitante.

Muchas personas aceptan lo que les toca sin más.

A cada cual los problemas le afectan de una forma personal, dependiendo de muchos factores.

Si tú eres una persona afortunada que decide no tratarse no te sientas culpable por ello. El SII no produce complicaciones ni conlleva potencialmente riesgo de aparecer otras enfermedades. Nada de eso. El SII molesta, altera la calidad de vida, pero no la esperanza de vida ni conlleva riesgo de otras patologías.

Pero tampoco inmuniza frente a otros problemas graves.

Por ello es conveniente una visita médica para confirmar que se trata de un SII e incluso una reevaluación si aparecen síntomas que no estaban presentes previamente. Probablemente la mitad de los mil millones de personas con SII no siguen tratamiento alguno. Encantado de que tú fueses uno de ellos porque eso dice mucho de ti y de tu resiliencia, de tu capacidad para afrontar y superar o convivir con unos síntomas, aunque a veces te molesten. Porque tienes que atender a muchos asuntos que te hacen feliz, te ilusionan y te motivan y muchas veces ni te acuerdas de tus molestias. Porque estás enamorado, enamorado de tu pareja, de tus hijos, de tu familia, de tu trabajo, enamorado de la vida.

Y tu vida discurre ágilmente haciendo caso omiso de esos síntomas que ocasionalmente pretenden bombardear tu cerebro, porque ya los ves venir, sabes que ya no van a fastidiarte más, que volverán a desaparecer muy pronto y que al día siguiente ni los recordarás porque tendrás algo mucho más importante que hacer, porque tendrás tu cerebro ocupado en algo mucho más atractivo y apasionante.

Sólo insisto, por enésima vez, en darte un par de consejos en ese caso: en primer lugar, asegúrate que el diagnóstico sea correcto. Tal vez lo puedas resolver en una o dos consultas, con una mínima pérdida de tiempo. En segundo lugar, si aparecen síntomas diferentes a lo largo de tu vida, solicita una nueva consulta médica. El SII no inmuniza contra otros problemas. Un paciente con SII desde los 20 años puede desarrollar un cáncer de colon a los 70 años. Si existe algún cambio persistente en los síntomas, consúltalo, aunque probablemente carezca de importancia.

Y dicho esto, y dado que para ser diagnosticada de forma correcta, asumo que has visitado un médico, éste no dejará de recomendarte unas medidas generales que contribuyan a que mejores, aunque a muchos pacientes les basta con quedarse tranquilos con el diagnóstico que les proporciona un médico en el que confían e incluso explican que la intensidad de los síntomas para ellos no justifica adoptar medidas terapéuticas de ningún tipo.

Una de nuestra misión como médicos es saber adaptarnos a las necesidades de cada paciente, no complicarle la vida, minimizando y relativizando los síntomas todo lo posible, si el propio paciente es proclive a ello.

Lo ideal sería conocer muy bien la causa de los síntomas en cada paciente y actuar directamente sobre la propia causa. Esto sería la forma de llevar a cabo un tratamiento personalizado, lo que por el momento no se ha conseguido, al menos no en la medida que nos gustaría, pero ello no quiere decir que el SII no pueda ser tratado de un modo eficaz en la mayoría de los pacientes.

Te invito a que revises someramente el gráfico con las opciones terapéuticas. Es un gráfico diseñado para médicos especialistas, no para pacientes. De este modo también conoces el ejemplo de una guía para médicos diseñada por grandes expertos. Ya ves que ser médico no es tan difícil: basta con seguir la guía...

Como puedes ver, existen muchas opciones terapéuticas y si unas no van bien, siempre existen otras en la recámara y lo más probable es que tú necesites muy pocas medidas de todas las que están disponibles.

Siempre existe un horizonte de esperanza, un horizonte personal y personalizado para ti, a la medida de tus síntomas y de tu sufrimiento.

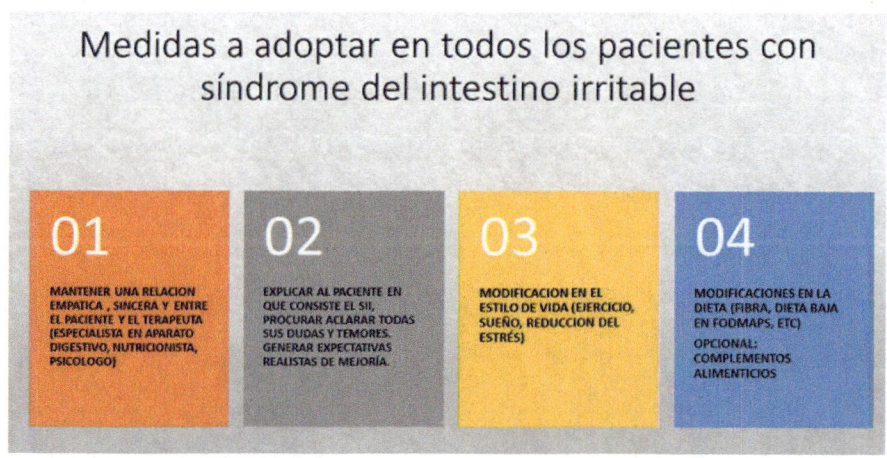

Medidas a adoptar en todos los pacientes con síndrome del intestino irritable

01 MANTENER UNA RELACION EMPATICA , SINCERA Y ENTRE EL PACIENTE Y EL TERAPEUTA (ESPECIALISTA EN APARATO DIGESTIVO, NUTRICIONISTA, PSICOLOGO)

02 EXPLICAR AL PACIENTE EN QUE CONSISTE EL SII, PROCURAR ACLARAR TODAS SUS DUDAS Y TEMORES. GENERAR EXPECTATIVAS REALISTAS DE MEJORÍA.

03 MODIFICACION EN EL ESTILO DE VIDA (EJERCICIO, SUEÑO, REDUCCION DEL ESTRÉS)

04 MODIFICACIONES EN LA DIETA (FIBRA, DIETA BAJA EN FODMAPS, ETC) OPCIONAL: COMPLEMENTOS ALIMENTICIOS

Medidas terapéuticas recomendables en todos los pacientes con SII al margen de los síntomas que presentan

La relación entre el médico y el paciente debería ser siempre cercana, cordial y sincera. En ese tiempo que el médico comparte son su paciente, este es lo más importante del mundo, lo más importante de todo, y debe emplear todo su saber y experiencia para ayudarle en ese encuentro más o menos breve, como si todo lo demás no existiese, como si no hubiesen existido pacientes antes de la cita, ni los fuese a haber después.

El paciente debe sentir que tiene para él todo el tiempo que necesite, para relatar sus síntomas y su experiencia de sufrimiento, sus vivencias, la repercusión de la enfermedad en todas las esferas de su vida (personal, familiar, laboral, social), sus miedos, sus obsesiones y angustias. Sus dudas. Sus decepciones. Sus frustraciones. Su impotencia. Su desaliento. Su pesimismo después de fracaso tras fracaso.

Y no aislar el problema de las vicisitudes de su vida, de sus historia personal, familiar, social, humana, algunas veces de sus pérdidas irreparables, algunas veces de sus problemas insalvables, algunas veces de su impotencia para sobrellevar la existencia de una forma feliz o al menos digna.

El médico debe escucharle atentamente.

El médico escuchó los síntomas cientos, miles de veces, los mismos síntomas, los 4 o 5 síntomas que le cuentan todos los pacientes.

Pero es la primera vez que escucha atentamente como los vive el ser humano que está al otro lado de la mesa.

Es la primea y única vez que va a escuchar esos matices, esa forma de vivir con los síntomas, esa forma de sufrir con los síntomas, esa forma de aceptar o de revelarse, esa forma de estar harto.

De cada paciente con SII se podría escribir una larga historia.

Una historia única.

Como la historia de Beatriz.

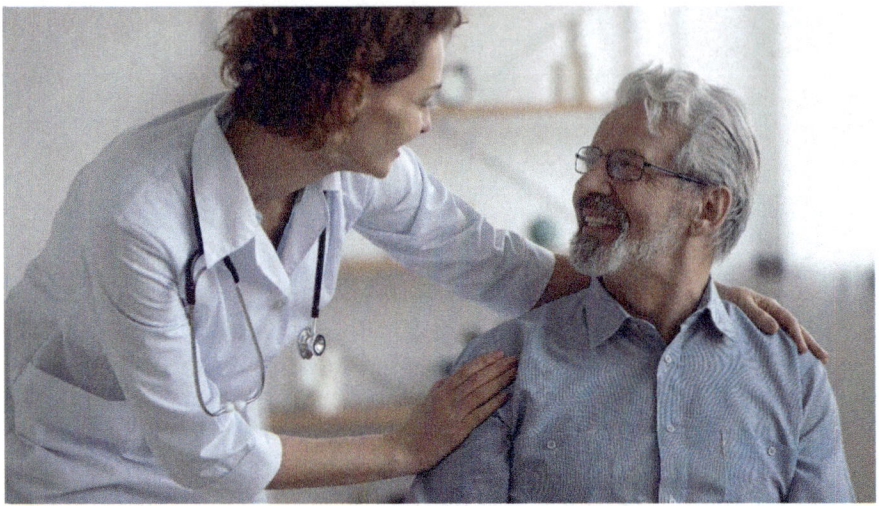

Todos los pacientes con SII presentan los mismos síntomas abdominales, pero de cada paciente se podría escribir una larga y personal historia en torno a los mismos

Existen problemas médicos, algunos graves, en los que la relación médico-paciente importa poco. Importa menos. Cuando un paciente presenta colelitiasis (piedras en la vesícula), el éxito del tratamiento se debe a que se realice una intervención impecable (una colecistectomía).

Cuando se trata de un tumor maligno, que es preciso extirpar, una buena actuación quirúrgica es imprescindible, como lo es pautar la quimioterapia idónea y precisa.

Cuando un paciente presenta una úlcera péptica por Helicobacter Pylori, el tratamiento erradicador idóneo resuelve el problema.

La hepatitis C se cura con 1-2 fármacos administrados por vía oral durante 8 semanas, sin efectos secundarios apenas y ni siquiera sería necesario que se los prescribiese al paciente un profesional de la salud.

Tal vez el paciente diga que tal cirujano es un déspota, frío como un témpano, seco, parco en palabras.

Pero necesariamente todo paciente agradecido añade luego: "pero me curó".

Los pacientes con SII no mejoran con una consulta de 1 minuto, que es el tiempo que se tarda en una prescripción de un fármaco u otra medida terapéutica supuestamente útil; tampoco entregándole en unos segundos unos folios con una dieta: "ten, sigue esta dieta, que te va a ir muy bien".

El paciente con SII suele llegar a la consulta con desconfianza, con la convicción de que su interlocutor siempre tiene medido el tiempo de consulta, y muchas veces con conceptos erróneos sobre la enfermedad, sobre todo sobre sus causas, sobre las dietas, sobre terapias pseudocientíficas...

Lo malo es que no son sólo conceptos o ideas, sino en ocasiones convicciones profundas, arraigadas, perpetuadas por la propia cultura médica y por la publicidad en todos lo medios y llega a estar "atrapado" en una realidad en la que sólo vive para su enfermedad, para sus dietas y para sus terapias.

Tan atrapado que a veces ya incluso se le olvida cómo empezó todo y cuáles fueron los síntomas que originaron el largo deambular por laberintos sin salida.

Y llega buscando obsesivamente estar perfecto...

Pero quiere seguir haciendo lo mismo, sólo quiere que el médico le prescriba "algo nuevo", algo "secreto" que el doctor al que acude seguro que tiene, una "pócima exclusiva" ya que todo el mundo "le habló muy bien de él" y de lo mucho que habían mejorado otros pacientes que habían consultado con él.

Pero a veces "no quiere medicamentos, sólo remedios naturales".

Y sin cambiar absolutamente nada de sus actitudes, de sus convicciones, de la forma de vivir los síntomas...

Eso no es negociable.

Querido paciente, existe una verdad incontrovertible que se atribuye a Albert Einstein: "Si buscas resultados distintos no hagas siempre lo mismo"

Tienes que romper con tus prejuicios, incluso convicciones y escuchar también tú también a quien está dispuesto a dar lo mejor de sí mismo para ayudarte.

A veces es necesario "reiniciar" nuestro cerebro.

A veces es necesario empezar de cero.

El médico va a intentar explicarte en qué consiste el SII y resolver muchos mitos y conceptos erróneos sobre el mismo.

Y plantear una actitud realista de lo que puedes esperar.

Es probable que, al menos de vez en cuando, el paciente con SII presente síntomas, incluso años después del diagnóstico.

Pero la realidad también es que la inmensa mayoría durante semanas o meses ni se acuerda en absoluto de la enfermedad y que esta les permite una vida normal en lo personal, familiar, laboral y social, sin renunciar a ninguna actividad.

Cuando el paciente conoce la enfermedad, los factores precipitantes de los síntomas (dieta, emociones o ambos) consigue hacerse con el problema y lo mantiene a raya.

Las pequeñas limitaciones dietéticas hoy ya no constituyen un problema para acudir a muchos restaurantes, pues disponen de dietas personalizadas.

Y el médico te explicará en el tiempo necesario con términos comprensibles para ti lo fundamental de lo que yo le cuento en este manual.

Te explicará tus dudas también de una forma comprensible, tal como lo intento yo en este manual.

La primera opción es, si estás correctamente diagnosticado, y te quedas tranquilo y confiado con el diagnóstico, no adoptes medida terapéutica alguna. No tratarte es una opción razonable que no te va a ocasionar consecuencia alguna grave en el futuro. A muchos pacientes les basta con saber lo que les ocurre y los motivos. Con eso se quedan tranquilos y afortunadamente no necesitan nada más. Dado que el estrés es un factor que contribuye a los síntomas, estos simplemente con esa medida tan sencilla desaparecen, cuando el paciente deja de estar preocupado por ellos.

> Para ello es preciso que los médicos nos ganemos la confianza del paciente, seamos muy meticulosos en la historia clínica y realicemos las pruebas diagnósticas necesarias para no cometer errores.

13. 2. Cambios en el estilo de vida: El ejercicio, el sueño, la reducción del estrés. El amor a la vida.

Muchos pacientes que acuden a la consulta llevan años con la enfermedad, en muchos casos bien tolerada, sin interferir apenas en su vida cotidiana de forma que ni siquiera habían consultado previamente por los síntomas, pero acuden por un agravamiento manifiesto de los mismos (generalmente producido por una situación de estrés).

Un perfil bastante común es el de un paciente joven que ha cumplido a rajatabla el protocolo perfecto que nuestra sociedad demanda, el joven inteligente, culto, bien formado al que el "éxito le ha sonreído". Pasó de su ambiente universitario a trabajar en una empresa o a montar una empresa propia, pasó de hacer deporte 3-5 días por la mañana a una vida sedentaria por falta de tiempo, pasó de una idílica relación con su pareja al matrimonio, seguramente igual de idílico, pero ahora con un bebé que también reclama atención por las noches. Hace una comida rápida totalmente inadecuada al mediodía e incluso el único momento agradable del día son las cervezas que se toma con sus compañeros de trabajo concluida la jornada laboral. Posiblemente empezó a pagar la hipoteca de la vivienda. Incluso compró un coche de gama media o de gama alta. La vida profesional le exige un rendimiento al que puede hacer frente, que está capacitado para dar, pero que le genera estrés, problemas de los que a veces no es capaz de desconectar, ni siquiera el sábado y el domingo. Las noticias de los medios suelen oscilar entre malas y pésimas, con continuas referencias a si afectarán o no a su futuro de prosperidad. A duras penas puede ver relajadamente en el sofá una serie con su pareja, pero de los paseos idílicos a pie o en bicicleta , de un sinfín de tareas gratificantes compartidas ¿Quién se acuerda?.

Otras veces se trata del estudiante brillante que se marcha a estudiar a una universidad en otra ciudad e incluso en otro país, y al que con el estrés "se le cierra el estómago, se le pone una bola que le impide comer y todo lo que come le produce un intenso dolor" por lo que suele estar delgadito o delgadita.

Y por si todo ello no bastase para producirnos estrés, la mayoría de las personas "teóricamente exitosas" vivimos angustiadas porque el tiempo no nos da para todas las tareas que nos proponemos, queremos y tenemos tantos asuntos pendientes que se genera un nuevo tipo de estrés anticipatorio ante la imposibilidad de realizar todas las tareas propuestas.

Y aún hay más. Lo primero que hacemos al despertarnos es mirar el móvil, en el aseo, mientras comemos, incluso mientras miramos la TV, entre gol y gol de un partido de fútbol o en el minuto que baja de intensidad la trama de la serie o de la película. Vivimos con el miedo a perdernos algo importante. En este contexto surge el síndrome FOMO (acrónico del inglés "fear of missing out" o, en español, miedo a perderse algo)

En otras ocasiones, se trata de la persona mayor que se queda viuda o viudo y sola o solo, por mucho cariño y apoyo que le proporcionen sus hijos.

Otras veces el inmigrante que venía con unas expectativas de hacerse rico en nuestro país, pero los resultados distan mucho de los esperados.

Les podría poner cientos de ejemplos que acuden a mi mente en estos momentos.

Cada paciente que llega con síntomas de SII llega también muy a menudo con una mochila cargada de preocupaciones, de pocas horas de sueño, de una vida sedentaria y a menudo con sobrepeso.

No existe duda alguna que nuestra forma de vivir influye en nuestra salud y debemos llevar una vida más saludable.

Una parte importante de los problemas de salud son consecuencia del tabaco, de la obesidad, del sedentarismo y del alcohol, muy relacionados con la sociedad de la opulencia en la que estamos inmersos.

> **La combinación de sedentarismo, falta de sueño y estrés a los que muchas veces nos conduce nuestra forma vida es un cóctel que no facilita la salud, el bienestar, la calidad de vida con la que soñamos, la felicidad a la que aspiramos.**

Cambiar los hábitos es extremadamente complejo y es una tarea en la que precisamente los médicos estamos poco preparados y por ello toda la institución que se dedique a la salud, sea pública o privada, debe contar con la colaboración de todo tipo de apoyos (psicólogos, enfermeras, expertos en nutrición) capaces de dedicar el tiempo necesario al paciente para realizar un seguimiento si se pretende conseguir esos cambios necesarios en el comportamiento a largo plazo.

Si llevásemos una vida saludable, no sólo reduciríamos el riesgo de aparición de complicaciones precoces que conducen a una disminución de la esperanza de vida, sino también ocurriría algo que es tan importante: nuestra calidad de vida, nuestra autoestima, los momentos de felicidad, nuestra energía, capacidad de trabajo y creatividad y en general nuestro entusiasmo por vivir serían mayores.

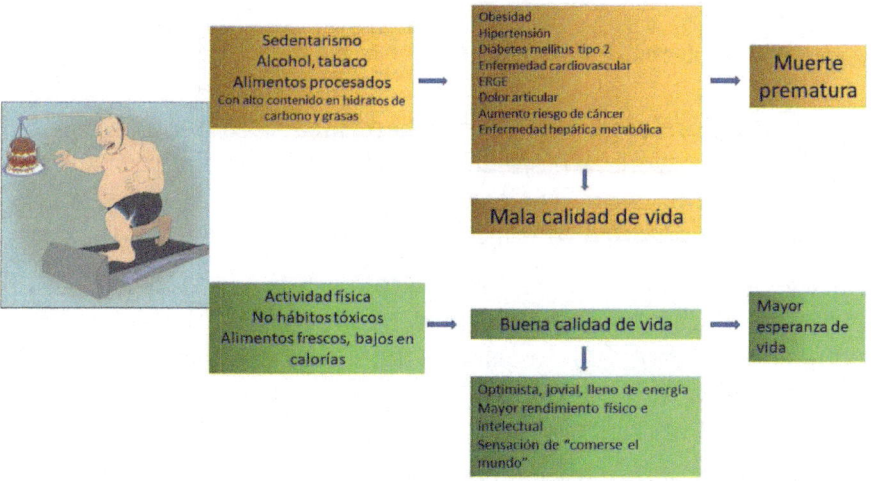

Las contradicciones del ser humano. ¿Por qué pudiendo optar por la segunda opción, la mayoría de los seres humanos en los países "ricos" optamos por la primera?

Uno no deja de sorprenderse que esos hábitos los presenten personas que en su vida cotidiana son muy trabajadoras y activas, responsables, coherentes, cuidadosas y concienzudas en todo lo que hacen, pero también a veces como consecuencia de ello, al final de la jornada acaban física y sobre todo psicológicamente agotadas y al reducirse sus niveles de catecolaminas optan por dejarse caer en el sofá, la compensación del aperitivo alcohólico, del cigarrillo y una comida rica en carbohidratos y grasas.

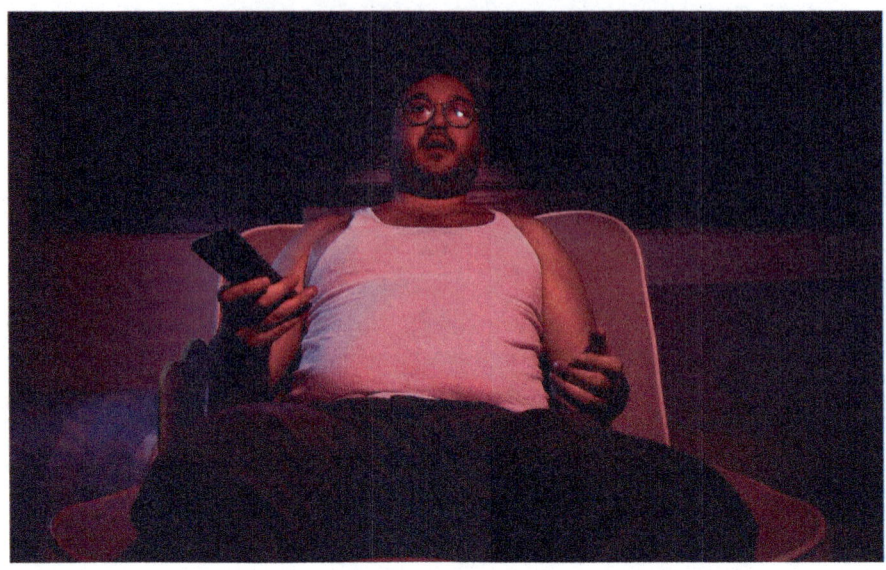

Aún sabiendo que una vida saludable conlleva una mejor calidad de vida, optamos por comportamientos que nos producen una compensación o placer inmediatos

¿Cuánto ejercicio es conveniente realizar? En general lo recomendable es practicar ejercicio aeróbico 4 o 5 veces por semana y entrenamiento contra resistencia dos o más veces por semana. Lo ideal sería practicar entre 30 y 60 minutos de ejercicio al día.

Para perder peso es recomendable un balance negativo de unos 500 Kcal al día. Ese balance negativo lo podemos realizar reduciendo la cantidad de calorías ingeridas, pero si a la vez practicamos deporte, el beneficio es mucho mayor y no es preciso restringir tanto la dieta.

Se queman unas 150 Kcal caminando unos 3 km, con 5 km de ciclismo o nadando, bailando o realizando actividades manuales en el jardín o en la huerta durante unos 30 minutos.

Por ello si reducimos la ingesta calórica en sólo 250 Kcal y perdemos otras 250 Kcal extra aumentando nuestra actividad física, tareas que están al alcance de la mayoría, mejoraremos de forma manifiesta nuestra calidad de vida.

Algunos trucos para mantenerse activo:

● Intenta diferentes actividades hasta que encuentre una que es la adecuada para tú y con la que disfrutes.

- Busca una rutina con un amigo (como ir al gimnasio, practicar ciclismo, caminar, nadar, etc.) Es mucho más fácil cambiar los hábitos y adquirir una rutina si se comparte con un amigo.

- Limita el tiempo que dedicas a ver la televisión o estar sentado enfrente del ordenador o de tu tableta o teléfono móvil.

- Siempre que te sea factible, camina, corre o desplácese en bicicleta en lugar de coger el coche. ¡Camina como si fueses a llegar tarde!

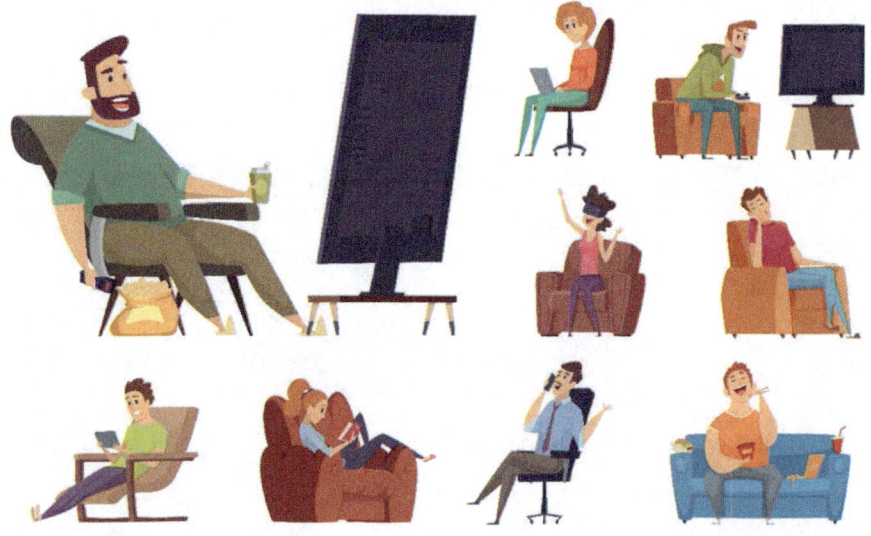

Si existen 100 formas de sedentarismo... existen mil formas de realizar actividad física a cual más gratificante. Utiliza tu imaginación para buscar alguna que realmente te haga feliz. Ni comer en exceso ni fumar cigarrillos ni tomar alcohol ni consumir drogas ni dormir demasiado o no dormir lo suficiente son recursos adecuados para combatir a largo plazo el estrés, aunque momentáneamente parezca que funcionen.

Consejos para dormir bien

Seguro que encontrarás manuales de autoayuda con recomendaciones para dormir bien. Los que no leen manuales de autoayuda son los que mejor duermen... porque quienes duermen plácidamente no los precisan.

La vida se nos complica por momentos. Queremos abarcar más de lo que el tiempo nos permite. Vivimos inmersos en un mundo muy rico en emociones pero que genera estrés.

Es bastante frecuente que después de cenar, en España bastante tarde, hacia las 10:00 de la noche cuando nuestros hijos se van a su habitación, veamos al menos 1 o 2 capítulos de una serie de alguna de las plataformas disponibles, series que a menudo llevan la etiqueta de sexo, lenguaje soez, drogas, desnudos... Series de violencia, de trepidante acción, de intriga... de modo que cuando uno pretende dormirse plácidamente, poner su mente en blanco después de tantas emociones resulta difícil, incluso con orfidal. A las 7:00 de la mañana toca levantarse, y como uno está dormido y cansado precisa tomar como mínimo un café de los de ahora, con alta concentración de cafeína (por cierto la intensidad que figura en las cápsulas no tiene que ver con la cafeína, es la intensidad del aroma y del sabor).

Todo el día ocupado, a menudo de la Ceca a la Meca... y se cierra el círculo.

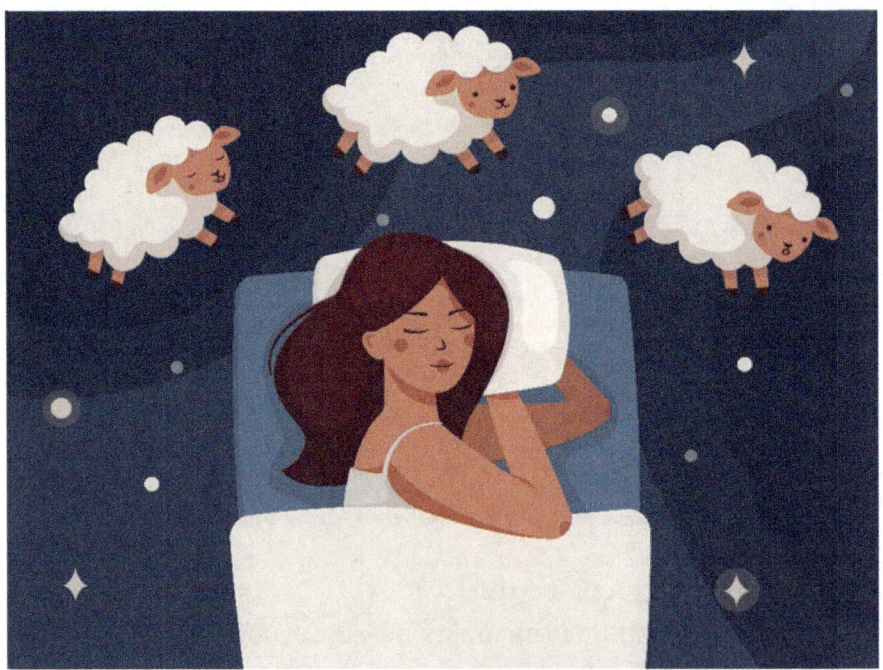

Si tenemos dificultades para conciliar el sueño, respiraremos profundamente contando cada inhalación y expiración hasta llegar a cien. ¡No es necesario contar ovejitas!

- No lleves a cabo actividades que te alteren desde tres horas antes de dormir.
- No veas la tele
- No uses el ordenador

- No mires ningún tipo de pantalla

- No tomes nada con cafeína desde al menos 10 horas antes de irte a dormir.

- Cena al menos tres horas antes de dormir y no comas nada entre la cena y la hora de acostarte.

- Crea una rutina que te lleve de forma natural a dormir. Por ejemplo, darte un baño de agua caliente, dedicar un par de minutos a hacer estiramientos y después ir directamente a la cama.

- Reduce la intensidad de la iluminación de la sala en la que estés unas horas antes de dormir.

- Si a pesar de ello presentas dificultades para para conciliar el sueño, respira profundamente contando cada inhalación y expiración hasta llegar a cien. ¡Generalmente te dormirás antes de llegar a 50!

Reducir el estrés

A quien no se le apetece después de un largo y duro día de trabajo darse un homenaje con una copiosa comida, un buen vino e incluso una copa después con el puro o el cigarrillo. En realidad momentáneamente nos alivia el estrés, nos produce una sensación de placer inmediato, pero acaba deteriorando nuestra salud y agravando cada vez más la situación, por lo que tenemos que buscar técnicas saludables para afrontar el estrés.

Los cannabinoides y de opiáceos cada vez se consumen con mayor asiduidad en nuestra sociedad. Al parecer en EE.UU el empleo de cannabinoides está a punto de superar el del tabaco y existe la creencia que son más inofensivos de lo que lo son en realidad; el empleo de cannabinoides no sólo no es una forma saludable de combatir el estrés y con ello aliviarnos los síntomas del SII, sino que puede producir unos síntomas similares a los de esta patología. Por otra parte el uso de opiáceos por prescripción médica para tratar el dolor en otras localizaciones, como la espalda, también muchas veces consecuencia de unos hábitos de vida no saludables, o de forma recreacional, pueden producir el síndrome del intestino narcótico, que cursa con intenso dolor cólico abdominal generalmente asociado a estreñimiento. A veces el paciente oculta esta información al médico, porque no se imagina que tenga relación alguna con los síntomas o porque lo considera tabú.

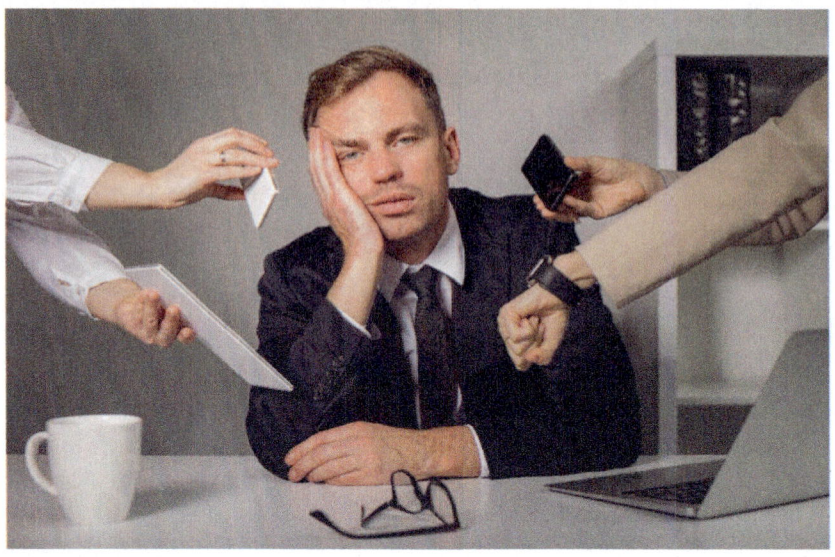

Añadido al estrés que generan los problemas cotidianos, personales, familiares, sociales y laborales, nuestra sociedad ha creado dos formas nuevas de estrés: por una parte el estrés anticipatorio abrumado por la multitud de tareas que tenemos pendientes de hacer cada día "y no nos llega el tiempo para completarlas todas" y por otra el FOMO (fear of missing out) o miedo a perderse algo por lo que desde que despertamos estamos pendientes de nuestro teléfono móvil

Algunos trucos para reducir el estrés:

Una alimentación saludable, dormir bien, practicar ejercicio, evitar el alcohol y el tabaco, así como evitar el uso de sustancias estimulantes de uso recreativo son fundamentales para reducir el estrés. Pero además existen otros muchos recursos. Cito los que me parecen más interesantes

- **Aprende a reconocer lo que no tiene solución y lo que sí la tiene. No te abrumes con aquello que no puedas evitar.** Reconoce las tareas que no puede suprimir, como dedicar 2 horas en desplazamientos a tu oficina o a veces largos trayectos para visitar clientes. Pero puedes relajarte en el trayecto sin dejar de prestar atención a la conducción (escuchando la música que te gusta, un podcast o un audiolibro). Prioriza tus tareas, prioriza tu tiempo. Ocúpate de la tarea que estás haciendo y no estés pensando en lo que te queda por hacer. Utiliza tu teléfono móvil lo imprescindible. Silencia los wasaps y míralos por ejemplo cada 2-3 horas. Haz lo propio con los correos profesionales. Dedica el tiempo que estimes adecuado para leer las noticias, pero con 1 o 2 veces al día probablemente es suficiente. No estés pendiente del teléfono móvil continuamente.

- **Evita las situaciones estresantes.** Siempre que te sea posible, aléjate de la fuente del estrés, sobre todo cuando son estériles y no resuelven nada. Es mejor que te llamen pasota.

- **Cambia tu perspectiva.** Piensa en positivo. En lugar de autocompadecerte "todo me sale mal a mí, soy un cenizo" ilusiónate con la forma de superar las dificultades. Las personas que triunfan son aquellas que transforman las adversidades en un estímulo para superarlas, en ocasiones arriesgando, pero sin perder la confianza en que todo saldré bien.

- **Haz al menos una actividad a menudo con la que disfrutes, que sea un premio para ti, que te ilusione:** leer un buen libro, escuchar música, ver una película favorita, salir a cenar. Dedica un tiempo para ti cada día. A mí la lectura de artículos científicos me relaja, así que se puede considerar una actividad antiestrés.

- **Aprende a relajarte.** Las técnicas de relajación te ayudan a disminuir el ritmo cardíaco y reducir la presión arterial. Existen muchos tipos, desde respiraciones profundas (en general se recomienda la respiración diafragmática) y meditación hasta yoga y taichí. Puedes utilizar aplicaciones para el teléfono móvil (para esto es recomendable que lo utilices)

- **Conéctate con tus seres queridos**. Busca tiempo para tu familia y para la vida social. Comparte con ellos tus problemas. La vida social es una de las claves de la felicidad.

- **Aprende a decir que no y a delegar.** Si su estrés viene de realizar demasiadas tareas en casa o en el trabajo, aprende a establecer límites. Aprende a delegar.

- No dudes en solicitar **consulta psicológica** si estimas que por ti mismo no eres capaz de superar la situación. La psicoterapia además abordará otras medidas que contribuirán a que se reduzcan los síntomas de tu SII.

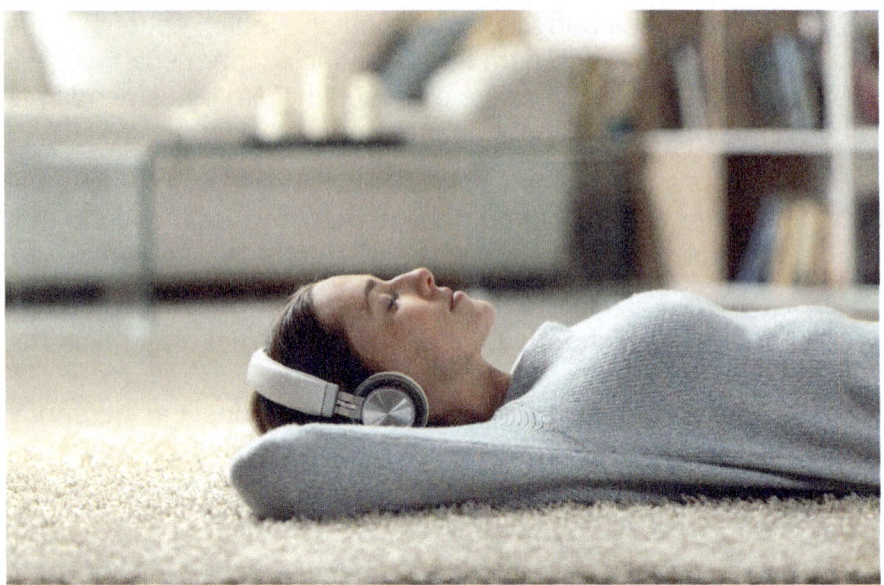

Utiliza alguno de los múltiples trucos para reducir el estrés. Entre ellos aplicaciones para tu teléfono móvil. La reducción de estrés es otra indicación en ocasiones de psicoterapia en el SII

El amor a la vida

Ama apasionadamente a tu pareja,
a tus hijos,
a tu familia,
ama tu trabajo.
Enamórate de la vida.
Duerme como un bebé.
Si el 99% de las veces te sale mal, no por ello renuncies a esa utopía.
Si no tienes pareja ni hijos ni familia, comparte tu ocio con un amigo.
Si no tienes amigos, ámate a ti mismo...o al dios en el que creas.
Si tienes que cuidar a tu madre con Alzheimer vuela mirando a través
de la ventana,
viaja con tus sueños.
Si has perdido un hijo, sigue viajando con él,
sigue soñando que te acompaña y disfruta de tus sueños.
Si crees que no interesas a nadie y ya no sirves para nada,
piensa en el sinfín de personas solitarias
a las que harías feliz mientras te cuentan sus penas.
Si no tienes energía ni fuerza ni ganas para salir de casa y te duele el
cuerpo,
piensa que el dolor no lo puedes evitar pero el sufrimiento sí.
Enamórate de ti en cada momento de tu vida,
cuando te deja el primer amor,
cuando pierdes a un padre, a un hermano, a un hijo,
cuando te veas decrépito e inútil.
No desperdicies un segundo de tu vida compadeciéndote,
no des una sola opción a que entre el sufrimiento ante cualquier
adversidad.
Lo que tenemos en la vida siempre es infinito,
infinito hasta el último soplo de nuestra existencia,
que es la muerte, la nada...
y cualquier nimio detalle,
la mínima chispa de fuego de la vida, comparada con la nada es
infinito,
y si lo perdemos todo, pero seguimos vivos,
perderlo todo es una insignificancia con respecto a la nada de la
muerte.

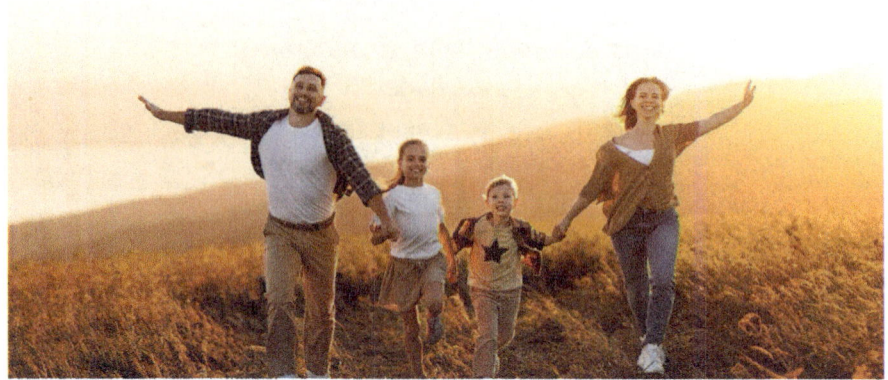

No dejes de soñar con la utopía. No dejes que nada ni nadie destruya tus sueños.

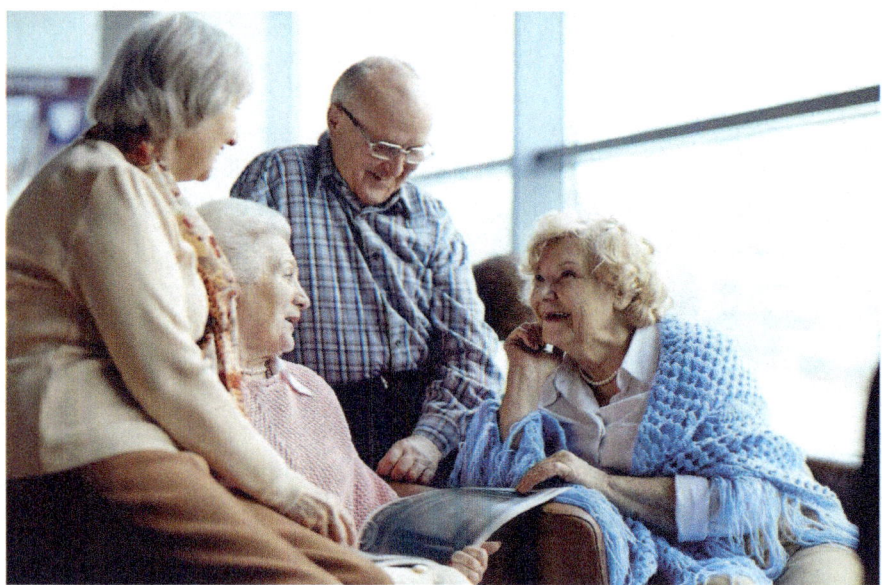

No existe un límite de edad para enamorarse de la vida

A veces un cambio en el estilo de vida es la clave. Es preciso mantener la ilusión y el optimismo, mantener la mente despierta, es preciso "estar vivo". A veces la vida nos ofrece regalos inesperados. La experiencia de mi vida ha sido una experiencia de regalos inesperados, de recibir mucho más de lo esperado. ¿Por qué no te iba a ocurrir a ti lo mismo? ¿Por qué no le iba a ocurrir a Beatriz lo mismo?

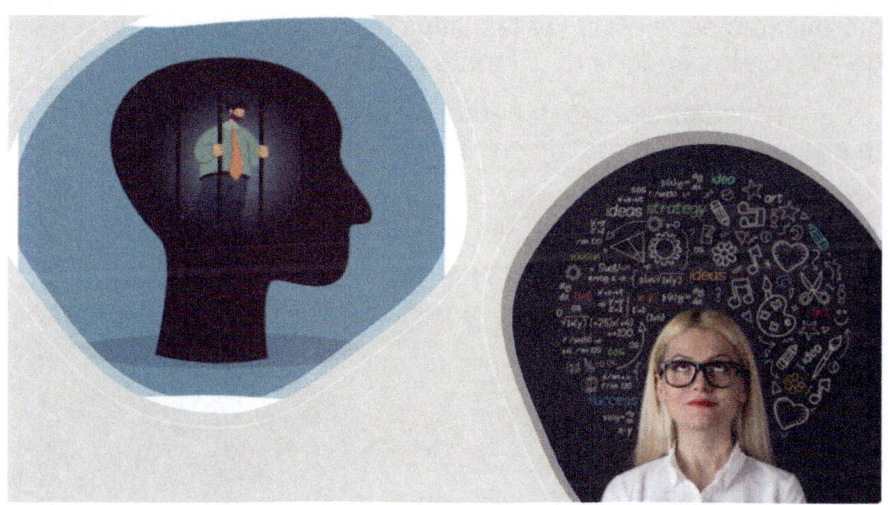

No seamos prisioneros de nuestros hábitos, de nuestros pensamientos, de nuestros comportamientos y relaciones. No viajemos siempre en la misma jaula. Atrapemos cualquier oportunidad de liberarnos: la vida siempre ofrece multitud, si estamos despiertos y sabemos detectarlas

A veces nos empecinamos o nos ofuscamos con nuestras obsesiones y no somos capaces de ver más allá de una barrera mental que ponemos a nuestro alrededor tal vez con la sana intención de protegernos de nuestro entorno. Es preciso abrir nuestra mente a todas las posibilidades que la vida nos ofrece, porque la vida no deja de sorprendernos continuamente a todos. Curiosamente, son los reveses de la vida los que en ocasiones nos despiertan, nos hacen tomar consciencia de que estamos en una prisión y hemos de estar abiertos a un sinfín de posibilidades. La curiosidad es algo inmanente al ser humano, no sólo al niño, también la puede sentir un anciano de 90 años. A mis años, ya jubilado, sigo trabajando con igual ilusión y estoy descubriendo enormes lagunas de conocimiento que la vida no me dio la oportunidad de conocer en su momento y no me bastan las horas del día para disfrutar de todo lo que la ciencia va ofreciendo en la investigación médica, en la científica, en la astronomía, en el conocimiento de lo que somos y del funcionamiento de nuestro cerebro y en el presente y futuro de la inteligencia artificial.

A medida que nos hacemos mayores nuestro cerebro se vuelve en muchos aspectos como el cerebro de un niño, tal vez transformando los proyectos en recuerdos, pero con la necesidad de estar juntos, de compartir ese ocio, de compartir la vida, esos atardeceres en la plaza de las villas aprovechando el último rayo de sol con los amigos de siempre compartiendo la vida.

Pero las ciudades crean personas solitarias y tristes, totalmente aisladas del entorno, de sus amigos de toda la vida.

Cuando algunos pacientes ancianos con SII tienen la oportunidad de asistir a un centro de día que les devuelve la ilusión y la alegría... desaparecen de la consulta.

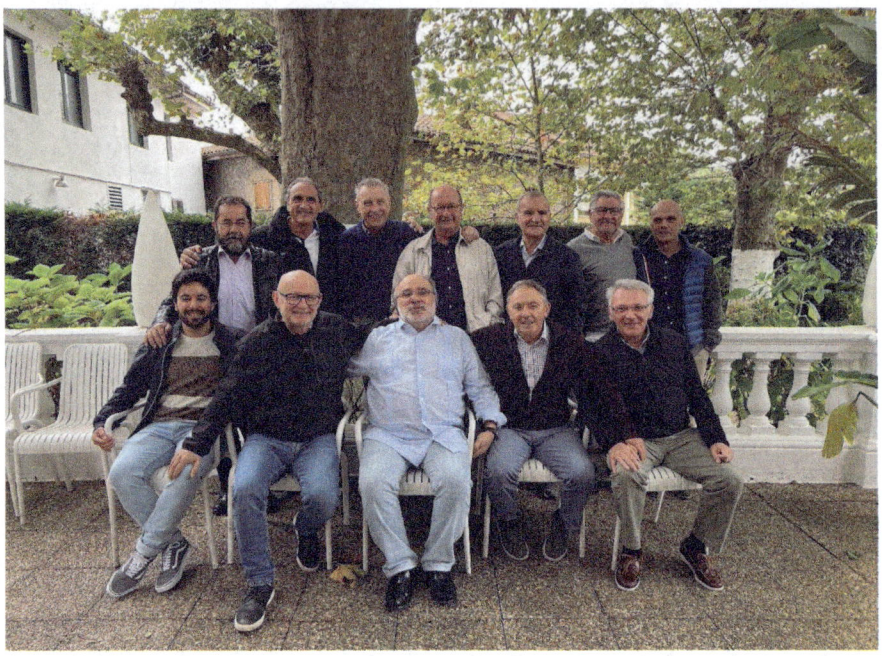

Mi grupo de los intocables sin síndrome intestino irritable, después de la agradable comida mensual en un restaurante de nuestra ciudad. Uno de ellos, José Manuel, se nos fue prematuramente por un infarto, pero hemos recuperado a uno de sus hijos, Matías, en su representación. A todos nos une una enorme pasión por la vida, inagotables proyectos, interminables discusiones y una confianza que nos permite compartir nuestras pequeñas adversidades con buen humor. La mejor profilaxis frente al SII

13. 3. Modificaciones en la dieta

13. 3. 1. Ortorexia

Muchas personas comen todo lo que se les apetece sin tener en cuenta si es saludable o no. Otras, por el contrario, viven en el otro extremo, mirando las etiquetas de todo lo que comen y limitando el consumo de muchos alimentos.

La **ortorexia** consiste en la fijación por comer alimentos "saludables", lo que se manifiesta por conductas restrictivas u obsesivas con respecto a los alimentos. Es una "pureza dietética extrema", es un "comer sano" con la intención de promover la salud pero que acaba produciendo el efecto contrario. La ortorexia se produce cuando "comer sano" se vuelve patológico. La ortorexia es un concepto nuevo que por el momento no tiene reconocida una definición universal y no figura como un diagnóstico propio en el Manual Diagnóstico y Estadístico de los Trastornos Mentales (DSM-5). Algunos expertos lo consideran una variante de un trastorno obsesivo-compulsivo. La obsesión por comer sano, puede conducir a desnutrición, como ocurre con otros trastornos de la conducta alimentaria, al eliminar muchos alimentos saludables.

En el gráfico mostramos las características más relevantes de las personas con ortorexia.

Ortorexia

Pasarme las horas al pensando en los alimentos, sobre todo en los que tengo que consumir

Limitar mucho la variedad de alimentos que debo consumir

Pensamientos críticos sobre las personas que no consumen "alimentos saludables" como tú

Verificación obsesiva de la lista de ingredientes y de las etiquetas nutricionales

Preocupación compulsiva por elegir alimentos para mantenerse sano

Principales síntomas de la ortorexia

A veces resulta más difícil eliminar hábitos inadecuados y creencias perjudiciales que implantar otras nuevas basadas en argumentos científicos.

En muchas ocasiones los pacientes con SII llegan a la consulta después de haber intentado múltiples dietas, sobre todo dietas restrictivas. Han suprimido la lactosa. Otros han suprimido el gluten. Otros las verduras. Otros han suprimido la larga lista de alimentos que les han recomendado después de realizarse un "test de intolerancia a alimentos".

En los casos más extremos algunos pacientes sólo comen 3 o 4 tipos de alimentos porque "todo los sienta mal".

13. 3. 2. Evitar dietas erróneas, innecesarias o "de moda"

Si a muchas personas que no padecen SII la cafeína, los alimentos ricos en grasas o el alcohol les puede ocasionar heces blandas, a los pacientes con SII ni te cuento. Por ello estos pacientes precisan ser más cuidadosos con la dieta, pero sin pasarse.

Horario de comidas: Procura mantener un horario en las comidas (desayuno, almuerzo y cena con meriendas a considerar), evite saltarse comidas. No dejar periodos muy prolongados entre ellas.

La práctica de ayuno intermitente, tan de moda en la actualidad para perder peso y supuestamente saludable puede que venga para quedarse, pero sospechamos que se trata de una moda, y no existe evidencia científica para recomendar esta práctica en los pacientes con SII.

Come sentado y mastica bien los alimentos. Estas medidas saludables con la comida, al margen del tipo de alimentos que ingiera son recomendables para llevar una vida saludable y representan también una de las primeras medidas para perder peso.

Alcohol: Limita la ingesta de alcohol a una cantidad segura. La cantidad segura de alcohol es "0", sí, cero patatero. No está demostrado que tomar 1 o 2 vasos de vino al día sea más saludable que no beber nada y a partir de esa cantidad probablemente es perjudicial, al menos en algunas personas especialmente sensibles (las mujeres son más sensibles al alcohol que los varones). Pero no podemos prohibir a los pacientes con SII tomar una pequeña cantidad de alcohol de baja graduación (vino, cava, cerveza, sidra natural) porque probablemente nos mandarían a la porra y no volverían a la consulta y además un uso racional y muy moderado de bebidas alcohólicas ayuda a socializar, a reírse y probablemente contribuye a hacernos la vida un poco más feliz. Esto jamás debería haberlo escrito. Esto jamás se plasma en papel cuando el paciente acude a la consulta. Se lo decimos de palabra y con la boca pequeña.

Pero debes saber que el alcohol afecta la motilidad, absorción y permeabilidad en el tracto digestivo. Puede producir diarrea y dolor abdominal, especialmente en mujeres. Del mismo modo que se produce toxicidad en el hígado, el páncreas, el cerebro... por el alcohol, también produce alteraciones en el tubo digestivo.

Cafeína: La cafeína aumenta la secreción de ácido a nivel del estómago y aumenta la actividad colónica motora en individuos sanos. Vamos, "que ayuda a mover el intestino". No parece que influya mucho en los síntomas, salvo en los pacientes con diarrea en los que podría agravarla. Aunque es una sustancia segura, no es conveniente sobrepasar los 400 mgs de cafeína al día (un café suele llevar unos 40 a 60 mg de cafeína), las bebidas "energéticas" entre 75 y 145 mg (equivalente a 2-3 cafés)

Fibra: En relación con la ingesta de fibra durante larga tiempo se pensó que mejoraba los síntomas del SII con predominio de estreñimiento, sin embargo, puede incrementar el dolor, los gases y la distensión abdominal.

Los **picantes y las grasas** también suelen agravar los síntomas.

No existe evidencia que suprimir los alimentos que recomiendan los test de sensibilidad a alimentos aporte beneficio terapéutico alguno, la mejoría se produce cuando se suprimir alimentos bajos en FODMAPs y no porque la sensibilización a dichos alimentos determinada mediante un aumento de la IgG específica influya en los síntomas.

Algunos pacientes acaban suprimiendo todos aquellos alimentos que alguna vez les sientan mal y acaban elaborando una lista negra interminable. Llegan desnutridos, porque limitan su alimentación a 3-4 alimentos (arroz, pollo cocido y poco más) sin que por ello se alivien los síntomas. A veces la ingesta de cualquier alimento o incluso de agua produce unos cambios en la motilidad que percibe el cerebro de un paciente con SII debido a la hipersensibilidad visceral de forma que en algún momento es posible que cualquier alimento les siente mal...y por ello no debes elaborar una lista negra salvo en todo caso en aquellos que repetidamente te sientan mal.

Entre los alimentos que suelen suprimir figuran la leche y el gluten. Enseguida hablaremos de ello.

13. 3. 3. Dietas recomendadas por las sociedades científicas: Dieta baja en FODMAPs

La sensación de ocupación o de hinchazón (subjetiva) y la distensión (objetiva) del abdomen son dos de los síntomas que más hacen sufrir a los pacientes con SII. El gas lo producen las bacterias (microbiota o flora bacteriana intestinal) al consumir parte de nuestros alimentos cuando llegan al intestino grueso (dado que no se absorben en su totalidad, sino que una parte más o menos importante llega al colon y se expulsa), muy especialmente los alimentos que lleva un tipo de hidratos de carbono ricos en FODMAP, que es acrónimo en inglés de "oligosacáridos, disacáridos y monosacáridos fermentables y polioles". Cuantos más FODMAP, **más fermentación se produce y más gas se libera** y además **aumenta la secreción de agua en el intestino**. Las personas sanas no percibimos ese incremento del gas producido por los FODMAP y en general podemos consumirlos sin limitación alguna.

Fermentable: significa que produce gas

- **O**ligosacárido: fibra específica que se encuentra en la cebolla, las judías, el ajo...

- **D**isacáridos: Lactosa (azúcar de la leche) (leche, yogur, helados de crema)

- **M**onosacáridos: Exceso de fructosa sobre todo en frutas como el mango, las manzanas, peras y melón.

- **P**olioles: Un grupo de azúcares derivados del alcohol que muy a menudo se utilizan como edulcorantes, por ejemplo, en chicles sin azúcar, caramelos de menta, pero también los contienen de forma natural algunos alimentos como las peras, las nectarinas, las ciruelas, la coliflor...

A los pacientes con SII, los FODMAPs les producen síntomas molestos, sobre todo la distensión, pero también diarrea como consecuencia de la mayor secreción de agua en el intestino, sobre todo si ingieren más FODMAPs de los que su intestino puede soportar.

Está científicamente probado que reducir la alimentación baja en FODMAP mejora en muchos casos los síntomas de los pacientes con síndrome intestino irritable, no solo la distensión, sino también sobre todo la diarrea de aquellos pacientes en las que éste es el síntoma predominante. En los pacientes con estreñimiento los beneficios no están tan claros, pero no obstante también se recomiendan.

La dieta baja en FODMAPs no sólo es útil en el SII, sino también en pacientes con **enfermedad inflamatoria intestinal** (Crohn o Colitis Ulcerosa) cuando siguen presentando síntomas a pesar de no existir actividad por la enfermedad. También son útiles en la **enfermedad celiaca**, cuando el paciente presenta síntomas a pesar de una dieta rigurosa sin gluten.

Existen dos formas de realizar una dieta baja en FODMAPs.

- Realizar unos escasos cambios sencillos para reducir el consumo de FODMAPs.

  - Usar productos sin lactosa (salvo que se haya realizado la prueba de tolerancia a la lactosa y no haya presentado síntomas ni se haya demostrado malabsorción de dicho azúcar)

  - Beber agua en lugar de bebidas azucaradas o zumo de frutas

  - Comer naranjas, uvas o piña en lugar de manzanas.

- Si no presentas otras restricciones dietéticas (por ejemplo, si no eres diabético), ni otros problemas como un trastorno del comportamiento alimenticio (anorexia o bulimia):

  - Periodo de eliminación. Evita los alimentos ricos en FODMAPs durante 2-4 semanas para ver si mejoran tus síntomas.

  - **No todos los pacientes mejoran con una dieta baja en FODMAPs. Como hemos comentado, el SII es un problema de origen multifactorial y en ocasiones los alimentos no son el factor más importante. Si tus síntomas no mejoran debe volver a hacer una dieta normal. Evitar una dieta rica en FODMAPs no te beneficia salvo si determinados alimentos desencadenan los síntomas.**

■ Periodo de reintroducción. Durante 8-12 semanas. Añade alimentos con alto contenido en FODMAPs poco a poco (por grupos de alimentos, para ver si los tolera o cuál es el que desencadena los síntomas). Prueba con un alimento del grupo escogido durante 3 días con un día de descanso entre ellos y vete aumentando el tamaño de la ración.

■ **Anota en un diario los síntomas que presentas.**

■ Personalización. Retorna a una dieta lo más variada posible y de la que puedas disfrutar. Cada persona ha de buscar su equilibrio.

Es recomendable que te oriente un experto en dietética, sobre todo si precisas realizar otros tipos de dieta simultáneamente. Busca un **experto en dietética que trabaje en colaboración o integrado en un equipo de aparato digestivo**, pues conocerá mejor el SII y las medidas dietéticas a adoptar.

13. 3. 4. Otras dietas en el SII

El 19 de abril del 2022 se publicó en la revista "nutrients" un estudio realizado en Suecia, España e Italia, dirigido por el Dr Bodil Roth en la que se demostraba que **una dieta reducida en almidón y sacarosa mejoraba de forma significativa los síntomas en los pacientes con SII y además producía otros efectos beneficios en la salud** como el aumento de péptidos análogos del glucagón, que presentan efecto saciante y son muy beneficiosos en pacientes obesos, sobre todo si se asocia diabetes, así como una mejoría en el bienestar psicológico[20].

Te comento esta dieta porque es la última que me consta se haya publicado hasta el momento de redactar este manual, pero probablemente en el tiempo que tarde en llegar a tu poder salgan otros estudios, igualmente prometedores, como surgen con bombo y platillo alimentos o complementos alimenticios "milagrosos" en esta patología, generan ilusión, expectativa de mejoría y sobre todo enormes beneficios a la industria de la alimentación que a menudo está más pendiente de los resultados de su cotización en bolsa que de aliviar el sufrimiento humano. Y las personas tendemos a apuntarnos a la última moda. "Probamos" todo lo nuevo que se nos ofrece.

13. 3. 5. SII e intolerancia a la lactosa, a la fructosa y al sorbitol

A todos los pacientes son SII se les deben realizar pruebas de malabsorción de lactosa, fructosa y sorbitol.

Te recuerdo que malabsorción no es sinónimo de intolerancia. Malabsorción significa que el azúcar no se absorbe en tu intestino, pasa el colon en donde las bacterias lo fermenten, produciendo en muchos pacientes (no en todos) síntomas similares a los del SII.

Intolerancia significa que el azúcar desencadena o agrava los síntomas del SII aunque se absorba correctamente, al igual que ocurre con otros muchos alimentos. La intolerancia es una manifestación subjetiva, un síntoma, nos lo cuenta tú. No tenemos ningún método para medir si tú presenta o no intolerancia. Lo que sí podemos medir es si absorbe bien o mal el azúcar.

Cuando se objetiva una malabsorción de lactosa, fructosa o sorbitol, las medidas dietéticas adecuadas suelen mejorar los síntomas. Algunos pacientes en los que se sospecha un SII realmente presentan únicamente una malabsorción de dichos azúcares y de este modo se resuelve el problema.

Sin embargo, la realidad puede ser más compleja:

- Muchos pacientes con malabsorción de lactosa, fructosa o sorbitol no presentan síntomas o lo hacen rara vez, cuando consumen grandes cantidades de estos azúcares. Eso explica que, aunque la malabsorción es muy frecuente, los pacientes con síntomas son claramente una proporción inferior.

- Aún sin presentar malabsorción de lactosa, fructosa o sorbitol (test negativos), muchos pacientes con SII no toleran estos azúcares. "¿Pero cómo es posible que la prueba haya resultado negativa, con lo malita que me he puesto durante la misma?". Así es. No es necesario que exista malabsorción para que se produzca intolerancia. Es más, cuando un paciente presenta los síntomas habituales del SII al ingerir lactosa y el test de malabsorción es normal, apoya claramente el diagnóstico de SII.

- Los pacientes con SII es más probable que presenten síntomas de intolerancia cuando presentan malabsorción que las personas sin SII. Si la prueba de malabsorción resulta positiva es especialmente necesario implementar medidas dietéticas adicionales a las propias del SII.

13. 3. 6. Síndrome de intestino irritable e intolerancia al gluten

Cuando acuden a la consulta, muchos pacientes ya llevan tiempo comiendo no sólo la lactosa, sino también sin gluten y muchos de ellos refieren haber experimentado al menos una ligera mejoría. La mayoría de los pacientes que empeoran con el gluten no padecen una enfermedad celiaca. La sensibilidad al gluten no celiaca (SGNC) se consideró una entidad diferente del SII, aunque con unos síntomas prácticamente idénticos, posteriormente se objetivó que los síntomas se debían más bien al trigo que al gluten, pues los pacientes toleraban aceptablemente bien otros cereales con gluten como el centeno o la escanda y se atribuyó a que el trigo presenta otros péptidos además del gluten que pueden producir los síntomas y se sustituyó el nombre por el de sensibilidad al trigo no celiaca (STNC) pero realmente los pacientes con esta patología mejoran habitualmente con una dieta baja en FODMAPs y por ello muchos expertos recomiendan que no se consideren una entidad distinta, sino un SII sin más.

Si padeces un SII no es necesario que realices una dieta rigurosa sin gluten, pero algunos cereales como alternativa al trigo probablemente mejoren tus síntomas y por ello tu calidad de vida. Si no experimentas mejoría evidente, no existe inconveniente alguno en que sigas comiendo alimentos con harina de trigo con normalidad.

13. 4. Complementos alimenticios. Probióticos, prebióticos y simbióticos

En ocasiones una de las tareas más difíciles es ayudar al paciente a deshacerse de creencias sin base científica que lo tienen atrapado en una espiral de visitas a profesionales de la salud, dietas inadecuadas muy estrictas y peligrosas y complementos alimenticios en ocasiones costosos y sin utilidad alguna demostrada.

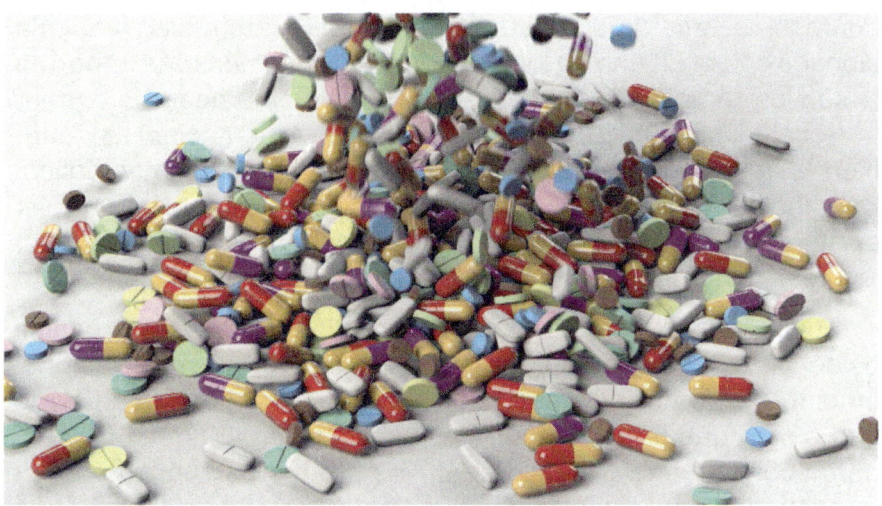

En farmacias y parafarmacias se venden multitud de sustancias para reducir el gas (con prebióticos, probióticos, carbón activado...) pero en su mayoría no han demostrado ser más eficaces que el efecto placebo; en algunos casos se venden como "suplementos alimenticios" sin haber siquiera llegado a hacer algún estudio acerca de su eficacia.

Los complementos alimenticios, se definen en la Directiva 2002/46/CE del Parlamento Europeo (transpuesta a nuestro ordenamiento jurídico por el Real Decreto 1487/2009) como **"los productos alimenticios cuyo fin sea complementar la dieta normal** y consistentes en fuentes concentradas de nutrientes o de otras sustancias que tengan un efecto nutricional o fisiológico, en forma simple o combinada, comercializados en forma dosificada, es decir cápsulas, pastillas, tabletas, píldoras y otras formas similares, bolsitas de polvos, ampollas de líquido, botellas con cuentagotas y otras formas similares de líquidos y polvos que deben tomarse en pequeñas cantidades unitarias"

Los complementos alimenticios se deben tomar a las dosis diarias recomendadas en el etiquetado del producto, que no deben ser excedidas.

Los complementos alimenticios no pueden sustituir una dieta equilibrada. Una dieta variada y rica en frutas y verduras puede aportar todos los nutrientes (vitaminas y minerales) que necesitas[21].

Hemos visto en capítulos anteriores que el microbioma está alterado en los pacientes con SII. Cada día se publican artículos rigurosos acerca de esta alteración. En la literatura científica relacionada con el SII una de las líneas de investigación más importante son los cambios en el microbioma. El microbioma es un término que abarca, no sólo las bacterias (su número y especies) sino también la actividad de las mismas, con sus productos metabólicos (metaboloma) así como sus productos de degradación; también existen otros microorganismos como hongos, arqueas y virus en el intestino humano, que juegan probablemente un papel en el SII.

A pesar de que no sabemos si fue primero el huevo o la gallina, es decir, no sabemos aún con certeza si se producen alteraciones en el microbioma (disbiosis) como consecuencia de la enfermedad o si lo que primero ocurre es la alteración del microbioma y como consecuencia de ello el SII, los productos supuestamente terapéuticos para mejorar a los pacientes con SII proliferan todavía más que los estudios sobre el microbioma.

La idea parece muy sencilla: Se trataría de suministrar las bacterias que son deficitarias y cargarse las nocivas que proliferan en exceso, así conseguiríamos de nuevo la tan deseada eubiosis y todos contentos. Sería suministrar un preparado terapéutico que llevase la cantidad suficiente de bacterias beneficiosas y al mismo tiempo los antibióticos para destruir selectivamente las nocivas.

La realidad es mucho más compleja.

No disponemos de las bacterias beneficiosas que son deficitarias en los pacientes con SII. La mayoría no se han conseguido cultivar fuera del propio intestino...

Así de claro: no disponemos de las mismas.

Tampoco disponemos de antibióticos tan selectivos que destruyan la especie o especies nocivas. Los antibióticos no son tan selectivos, incluso aquellos diseñados con esa finalidad. También se cargan a otras bacterias beneficiosas.

Realmente de los cientos de especies bacterias que habitan en el intestino humano, sólo hemos conseguido cultivar unas poquitas especies (se cuentan con los dedos de la mano) que hayan demostrado propiedades beneficiosas y aunque las administremos en la cuantía suficiente y consigamos mediante los procedimientos farmacológicos idóneos que llegan al colon, no conseguimos que se "implanten" allí, es decir, que se hagan con un hueco en su parcelita y proliferen indefinidamente produciendo efectos beneficios. En absoluto. Porque el resto de la microbiota, buena o mala, al cabo de unas pocas semanas las "extermina". Por ello, en el mejor de los casos precisamos administrarlas como tratamiento de mantenimiento.

Y dado que no tenemos medios eficaces para destruir las bacterias nocivas, hemos de confiar en que las buenas, mientras duran, contribuyan a restablecer el equilibrio ecológico y puedan disminuir la proliferación de las nocivas... que también es mucho decir.

A las bacterias con propiedades beneficiosas para la salud les llamamos probióticos, término muy conocido y familiar para todo el mundo, o "organismo vivo bioterapéutico", expresión mucho menos conocida.

Aunque en realidad se trata en ambos casos de organismos vivos, cuando no sentimos sanos, pero queremos seguir estándolo...o sentirnos más sanos todavía (la ambición humana no tiene límites) consumimos probióticos. Sin embargo si presentamos una enfermedad, una patología que está alterando nuestra calidad de vida y pretendemos curarnos, últimamente se suele utilizar la expresión "organismo vivo bioterapéutico".

Lo que no se consigue muchas veces con los probióticos se pretende lograr administrando una sustancia que llegue al colon y que sirva de nutriente "selectivo" a la bacteria saludable deficitaria. Estas sustancias existen, se utilizan y se denomina prebióticos. Muchos preparados llevan realmente probióticos y prebióticos, prebióticos tanto para potenciar las propias bacterias administradas con ellos (en ese caso utilizamos el término "simbiótico") como otras bacterias que pueden ser deficitarias.

Pero tenemos un problema también con los prebióticos.

No suelen ser tan eficaces y selectivos como pretendemos.

Al igual que con los probióticos existe por ahora una enorme "laguna de conocimiento". No podemos afirmar tajantemente que no resulten útiles, pero tampoco se ha podido demostrar en estudios rigurosos su utilidad.

Un problema adicional de los prebióticos es que se trata de moléculas que están diseñadas para no absorberse en el intestino delgado, que es la forma de que puedan llegar al colon y ser utilizadas por las bacterias adecuadas que, naturalmente, las fermentan... y desprenden gas... Por ello en muchos pacientes lo que conseguimos mejorar por un lado (aumentar el crecimiento de una bacteria favorable) lo empeoramos por otro (al aumentar la fermentación, el paciente se encuentra más molesto, igual que cuando ingiere alimentos ricos en FODMAPs.

Nada es tan sencillo.

Por ello no debes tomar complementos alimenticios, incluyendo probióticos y prebióticos por tu cuenta. Debe recomendártelos un profesional con experiencia, porque de lo contrario pueden empeorar los síntomas, lo que aumentará tus preocupaciones y podrás caer en el círculo vicioso de: a mayor estrés, más síntomas.

Pero tal vez estás pensando: pero si en el futuro consiguiésemos la tan soñada eubiosis, o sea, restablecer el microbioma, probablemente mejoren los pacientes con SII.

Actualmente ya tenemos un procedimiento para conseguir la eubiosis en los pacientes con SII. No es mediante la administración de prebióticos ni probióticos.

Se trata del **trasplante de heces**. El procedimiento se basa en administrarle al paciente con SII heces de un donante totalmente sano, que jamás ha padecido un SII y que tras rigurosos estudios no sólo presenta una eubiosis impecable, sino que sus heces han sido sometidas a complejos procesos para eliminar organismos patógenos.

Pues bien, el trasplante de heces funciona en algunos pacientes con SII... pero no en todos ellos. Se están realizando ensayos clínicos, pero queda un largo camino por recorrer.

La soñada eubiosis no es parte de la solución en muchos pacientes con SII:

- Porque para no padecer SII no basta con que el microbioma sea perfecto

- Porque el microbioma tiene algún papel en determinados pacientes con SII, pero en otros influyen otros factores... y por ello no se puede descartar nada en esta enfermedad que pueda ayudar al paciente a vivir mejor

- Porque en los que mejoran ni siquiera podemos descartar que se trate de un efecto placebo. Ya sabes que en este problema el efecto placebo funciona, sobre todo si al paciente le entusiasma una determinada terapia y confía en el profesional que le está tratando.

Después de este escenario de realidad no muy optimista tal vez pienses que soy un detractor de la microbiota.

Sin embargo, no es así. Las posibilidades de la microbiota me parecen extraordinarias, procuro leer cada día las comunicaciones científicas más importantes, todo aquello que vaya arrojando algo de luz, algo de nitidez en el complejo mundo del microbioma humano.

Quiero pensar que, entre tanto anuncio, entre tanta publicidad que nos inunda por todas partes existe al menos un exiguo 5 o 10% de preparados realmente útiles, que pueden aportar beneficios al paciente con SII.

Y en esta patología **uno no puede permitirse desperdiciar ninguna oportunidad para que el paciente mejore.**

Aunque sospecho que se debe al efecto placebo (pero tampoco dispongo de elementos para confirmarlo), todo discurre mejor cuando el paciente confía en su médico y cuando el médico colabora con él en las expectativas con las que llega el paciente para mejorar.

Muchos pacientes con SII se muestran completamente reticentes al empleo de fármacos, por el temor a efectos adversos, y sin embargo están muy esperanzados en el uso de probióticos. Muchos rechazan cualquier implicación psicológica en la aparición de sus síntomas.

Si el médico, con su mejor intención, pretende cambiarles de un plumazo ese modelo tan arraigado lo que sin duda va a conseguir es el fracaso terapéutico; el paciente no sólo no mejorará, sino que no volverá a su consulta, lo tachará incluso de desconsiderado y dogmático, y probablemente siga dando palos de ciego.

Y te pongo un ejemplo.

Yo visto fatal, no sé combinar mi indumentaria, no soy capaz de ver cuando una camisa o un polo me hacen parecer un esperpento o una persona seria y digna, no sé cómo combinar colores, no pierdo más de 5 minutos en comprar una prenda de ropa. Jamás he dedicado un minuto a mirar alguna revista de moda para orientarme sobre modas y gustos.

Suelo comprar en un supermercado con múltiples boutiques; me paro cuando algo me parece adecuado y me lo pruebo.

Para el vendedor o vendedora siempre me queda perfecto, mejora mi figura, me hace más joven, me dice que vaya buen gusto que tengo...

Hasta que llego a casa.

Y mi mujer me dice que cómo me he podido dajar timar así, que me han metido esa prenda que no compraba nadie, colocada a la desesperada en el pasillo principal a la vista de los incautos como yo para deshacerse de ella.

Que no se me ocurra ponerla.

Que no puedo estar más ridículo.

El vendedor sabe que si le dice al cliente: "esa camisa está totalmente pasada de moda, es una zafiedad, te queda fatal, ten esta otra, que es el no va más" y la que le ofrece no me parece tan atractiva, muy probablemente el cliente se marcharía y no volvería... hasta que otro vendedor le vendiese la horterada que a él le parecía de buen gusto.

El buen vendedor puede cambiar "la prenda" del comprador sin tacharle de zafio. Existen múltiples recursos: "esta otra es de un algodón es mejor calidad" "esta se puede lavar en la lavadora" "esta se plancha mucho mejor" "esta ya ves que es muy parecida, pero te aseguro que su calidad es incomparablemente mejor" "esta acaba de salir y se vende muchísimo en todo Europa".

No es rigurosamente cierto que "el cliente siempre tiene razón". Al paciente es preciso contarle la verdad sin decepcionarle, sin defraudarle, sin quitarle la ilusión.

A veces es muy difícil.

Si al paciente insistir en tratarse con un probiótico, nuestro deber es intentar que tome al menos el que estimamos que es el más adecuado.

Así que sigue leyendo. No creo que te defraude.

Los probióticos, así como los prebióticos y otras muchas sustancias que se compran sin receta médica llevan la etiqueta en el envase: "complemento alimenticio".

Al contrario de los **medicamentos**, que requieren una supervisión rigurosa por los organismos competentes y precisan antes de su comercialización pasar por ensayos clínicos largos, laboriosos y extremadamente costosos, a los **complementos alimenticios** no se les exige demostrar eficacia, sino únicamente que resulten inocuos para la salud, que no posean efectos adversos y la supervisión es por lo tanto muy "laxa".

Es difícil dar una visión objetiva, realista del papel de los complementos alimenticios porque "están en todas partes", absolutamente sobrevaloradas por la publicidad de la industria de la alimentación y otras empresas que los comercializan.

La realidad es que se emplean con gran frecuencia en el SII, aunque suelen ser caros. La mayoría probablemente funcionan como efecto placebo (cuando el paciente confía en un tratamiento, existen muchas enfermedades y entre ellas el SII, en las que suele mejorar, aunque las medidas empleadas no tengan una eficacia demostrada), en otros casos es posible que posean propiedades terapéuticas específicas aunque no se hayan investigado aún de forma rigurosa.

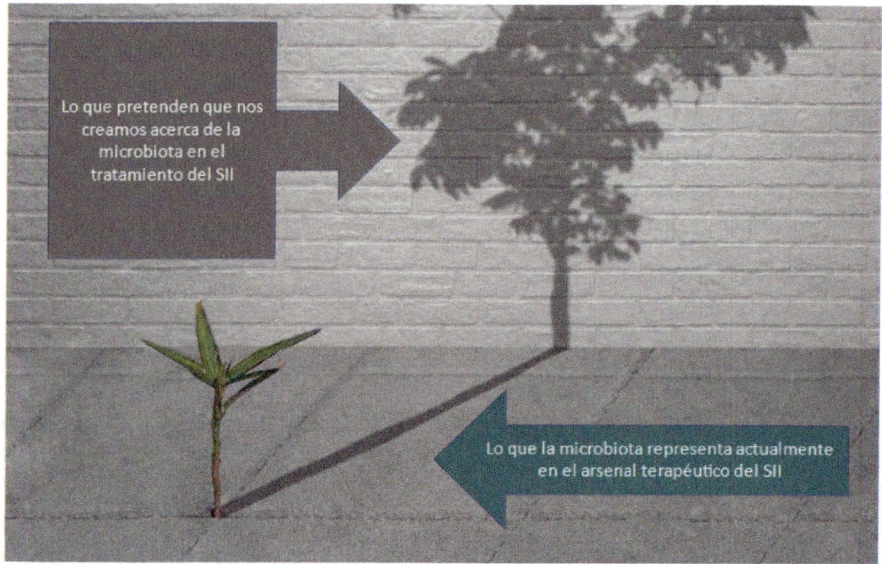

La trascendencia de los complementos alimenticios: la publicidad pretende que veamos la sombra, que ese es el mundo real, como en el mito de la caverna de Platón, pero la realidad es otra muy distinta, con enormes lagunas de conocimiento y con muy pocas conclusiones seguras acerca de la eficacia en el SII

Te vuelvo a recordar que en el confuso mundo de los probióticos actualmente se pretende diferenciar a los "organismos vivos bioterapéuticos", que en realidad son lo mismo, pero teóricamente el probiótico se utiliza de una forma global "para mejorar la salud" y el organismo vivo bioterapéutico se emplea con la pretensión de tratar una determinada enfermedad y en este caso sí se han realizado ensayos clínicos que aunque en general hasta ahora dispares y poco rigurosos, que avalan (al menos algunos) su utilidad.

Sin embargo el escenario en cuanto al empleo de organismos vivos bioterapéuticos está cambiando rápidamente hasta el punto de que ya algunas guías médicas recomiendan su empleo en el SII, aunque por el momento la de la Sociedad Americana de Gastroenterología o "American Gastroenterological Associastion" (AGA) y la del "American College of Gastroenterology" (ACG) no lo hagan; **probablemente a corto plazo estarán establecidos unos criterios científicos que permita definir mejor qué pacientes son los mejores candidatos a los mismos, cuál o cuáles son los organismos más convenientes, su dosis y su tiempo de administración.**

La mayoría de los pacientes que acuden a la consulta con síntomas de SII no sólo han restringido determinados alimentos como la lactosa y el gluten, algunos se han realizado la prueba de tolerancia a alimentos y están siguiendo una dieta deficitaria en nutrientes esenciales, pero también la mayoría ya han tomado complementos alimenticios, muchos de ellos sin consultar previamente acerca de la trascendencia que podrían tener los síntomas y sin estar diagnosticados.

Sin estar diagnosticados.

Esto puede ser muy grave.

> Uno de los problemas que plantea el empleo de los complementos alimenticios es que muchos pacientes los emplean sin acudir al médico y esto retrasa el diagnóstico. La mayoría de las veces ello carece de importancia, pero en algunos casos puede tratarse de una enfermedad grave que requiere un diagnóstico lo más temprano posible. Revisa de nuevo por favor el capítulo los criterios para solicitar consulta preferente para no poner en riesgo tu salud.

Otro problema es que los pacientes consumidores habituales de complementos alimenticios acuden a la consulta, no para que realicemos un diagnóstico preciso de lo que les ocurre (a menudo nos cuesta mucho conocer los síntomas, tenemos que insistir educadamente una y otra vez) sino para que le recomendamos otro complemento alimenticio que les vaya mejor porque lo que están tomando no les funciona ya. Cuando el paciente está enrocado en su laberinto, en sus creencias, víctima propiciatoria de las modas, de la publicidad, es difícil llevarlo por una senda diferente o complementar ese tratamiento con otras medidas.

Algunas veces su testarudez le priva al paciente de aceptar alguna otra opción complementaria para mejorar.

El mito de la caverna de Platón es una alegoría sobre la realidad de nuestro conocimiento. Platón crea el mito de la caverna para mostrar en sentido figurativo que nos encontramos encadenados dentro de una caverna, desde que nacemos y, cómo las sombras que vemos reflejadas en la pared componen aquello que consideramos real. Según este filósofo, la gente llega a sentirse cómoda en su precaria zona de confort, en su limitado ámbito de conocimientos y puede oponerse, incluso violentamente, a quienes intentan ayudarles a cambiar.

Nada más apropiado para explicar la trascendencia real de determinados tratamientos y la que se le pretende dar. Pretenden hacernos creer que las sombra son lo real, la trascendencia real pero la verdadera realidad se nos oculta. La realidad existe, por supuesto, y se agranda a medida que transcurre el tiempo, pero debemos intentar centrarnos en ella y no ver sólo la sombra.

Realmente no es conveniente ni necesario ni probablemente ético confundirte aún más. Lo más racional y adecuado es, siempre con confianza, con cordialidad y pensando en los beneficios del paciente, quedarse con lo que realmente sirve o puede servir en cuanto a los tratamientos con complementos alimenticios en el SII. Es conseguir que te olvides de la sombra, de la sombra de la caverna de Platón y te quede con la planta, con lo real, con lo que vale.

Porque en el SII no se debe desperdiciar ninguna oportunidad de que el paciente mejore, no se debe descartar nada, y los complementos alimenticios juegan también un papel importante.

La microbiota es una realidad que es preciso tener muy en cuenta en el SII, pero está en la práctica en su infancia. El tiempo que tardará en hacerse adulta (como el elefante de la imagen) es desconocido, pero casi todas las semanas se publican artículos científicos que demuestran su clara e indudable implicación en la fisiología y patología. Por el momento la mayoría de estudios se realizan en animales de experimentación, pero existen prometedores resultados terapéuticos de los que informaremos en nuestra página a medida que se produzcan.

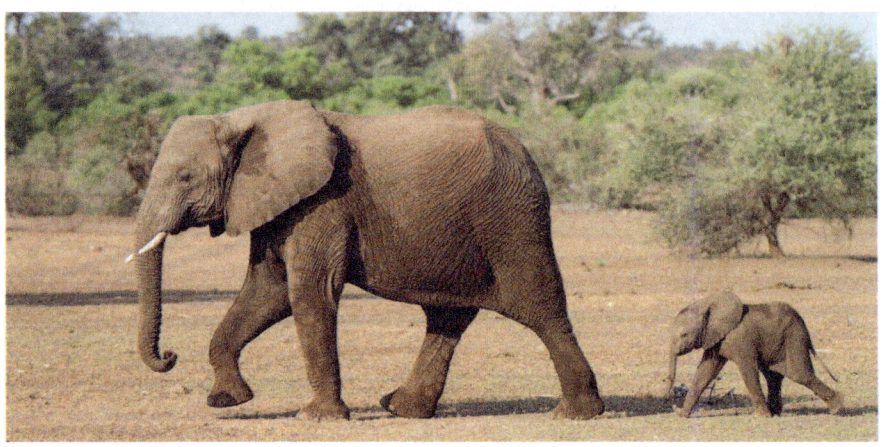

Los tratamientos basados en la microbiota aunque nos los presenten como la mamá elefanta están realmente en la infancia, aunque una investigación cada vez más rigurosa permitirá muy probablemente en un breve plazo mejorar la calidad de vida de los pacientes con SII

Como en un rompecabezas, la microbiota y los complementos alimenticios constituyen una pieza más, probablemente cada vez más necesaria, pero que por ahora por sí sola no sirve para resolver la patología del paciente.

A continuación te muestro los formas potenciales de modificar el microbioma en el tratamiento del SII:

- **Probióticos** (organismo vivo que es beneficioso para la salud). Actualmente se está empleando el término "organismo vivo bioterapéutico". El probiótico el término cuando la utiliza un sujeto sano "para mejorar su salud" sin necesidad de ensayos clínicos previos que demuestren su eficacia y "organismo vivo bioterapéutico" se trataría de la bacteria (incluso la misma) pero cuando se emplea con un objetivo terapéutico en una determinada enfermedad, generalmente después de ensayos clínicos de los que al menos algunos sugieren su utilidad. Seguidamente ampliamos esta información.

- **Prebióticos** (sustancia que favorece selectivamente el crecimiento de una bacteria en la microbiota). En cuanto a su composición suele tratarse de oligosacáridos, polioles, disacáridos, polisacáridos y oligofructanos. Determinadas dietas también facilitan la proliferación de bacterias saludables, sobre todo los alimentos ricos en fibra.

- **Antibióticos** (elimina las bacterias patógenas facitando el crecimiento de las favorables y disminuye la traslocación o paso de componentes bacterianos de bacterias patógenas a la pared intestinal y al resto del organismo). Los más conocidos son la rifaximina y la neomicina (no se absorben, actúan únicamente en la luz intestinal).

- **Simbióticos** (probiótico que además lleva asociado un prebiótico para que facilite su crecimiento y perdure más tiempo en el intestino).

- **Postbióticos** (administración directamente de los productos metabólicos que producen los probióticos).

- **Bacteriófagos** (administración de virus que destruyen selectivamente determinadas bacterias patógenas). Tratamiento en fase experimental.

- **Trasplante de microbiota.** Se trata de administrar heces de un donante con microbiota saludable (con eubiosis) previamente evaluadas y rigurosamente tratada. Se pueden administrar en cápsulas por vía oral, mediante sonda nasoyeyunal o directamente en el colon mediante una colonoscopia.

Si leemos la composición de un "probiótico" en muchos casos veremos que no sólo lleva bacterias potencialmente favorables, a menudo asocian prebióticos, para fomentar la proliferación de las propias bacterias administradas, pero en otras ocasiones de otras bacterias que poseen potenciales efectos favorables (se trataría por lo tanto de simbióticos) y otros preparados incluso se acompañan de productos metabólicos que produce la microbiota, como el ácido butírico (postbióticos).

El mercado europeo de los complementos alimenticios es como un gran bazar en el que domina la anarquía, en donde cada cual trata de abrirse camino y donde lo que más llega al consumidor o paciente no siempre es lo más riguroso o eficaz, sino que ha realizado una campaña de publicidad más impactante.

Como en la moda, el marketing marca la pauta.

Los ciudadanos sanos y los pacientes consumen desde productos "caseros" elaborados por ellos mismos, como el kéfir, hasta los más variados yogures, una lista interminable de productos que se compran por internet o en parafarmacias, y finalmente otros que requieren prescripción médica.

Podemos estar bastante confiados en la inocuidad de todos ellos, salvo en determinados pacientes con trastornos graves en su sistema inmune (inmunodeficiencias) o con tratamientos que disminuyen sus defensas (pacientes con cáncer o con enfermedades autoinmunes), pero no tanto en su eficacia.

En Estados Unidos existe un organismo regulador que aunque es mucho más laxo y permisivo que la FDA (Food and Drugs Administration) algo es algo. Se denomina NCCIH (National Center for Complementary and Integrative Health) (consulte nuestro capítulo de páginas web fiables) en donde puede obtener un listado, una especie de vademécum de probióticos, como el que existe para los medicamentos, con su utilidad y su nivel de recomendación. En dicho listado figura el nombre comercial, la composición, la dosis y el grado de recomendación.

A continuación, te muestro las bacterias que se utilizan en la mayoría de los probióticos.

- B. animalis subsp. Lactis
- B. bifidum
- B. infantis
- B. lactis
- B. longum 35634
- B. longum PXN® 30TM
- Bacillus subtilis
- Enterococcus faecium
- L. casei

- L. delbrueckii ssp. Bulgaricus
- L. helveticus
- L. lactis ssp. lactis
- L. plantarum
- L. rhamnosus
- L. salivarius
- L. acidophilus
- Saccharomyces boulardii
- Streptococcus thermophilus

L: lactobacillus, B: Bifidobacterium

Las cepas más efectivas son el L. plantarum, que supuestamente potencia la inmunidad, repara la membrana intestinal y reduce la inflamación, el L acidophilus, que mejoraría la absorción de nutrientes y la digestión sobre todo de productos lácteos y contribuiría a reducir la diarrea, el L. Rhamnosus también podría ayudar a reducir la diarrea, al B. lactis se le atribuye una "mejora del sistema inmune y de la digestión", el B. Longum ayudaría a mantener la integridad de la pared intestinal y reduciría las molestias ocasionadas por el estrés. Podría ser útil para tratar el estreñimiento y regular la acidez del tracto digestivo, inhibiendo de este modo el crecimiento de bacterias patógenas y el B. bifidum ayudaría en la fragmentación de carbohidratos complejos, grasas y proteínas.

En dicha lista no figura una bacteria que parece muy prometedora, porque no está disponible en EE.UU (ni, que yo sepa, en España). Es el **clostridium butyricum,** que tras 4 semanas cambia la composición de la microbiota y modula las vías metabólicas de los aminoácidos, los ácidos grasos y el triptófano en los pacientes con SII, parece útil en pacientes con síntomas moderados y graves y la mejoría se produce en el conjunto de los síntomas. Se podría conseguir importándola desde Japón.

Te aconsejo que siga las novedades en este campo en nuestra página web. Todo aquello que nos parezca útil intentaremos publicarlo con la menor demora posible.

Yo te aconsejaría que no tomases estos productos por tu cuenta, aunque la mayoría de las personas lo hacen.

- puedes padecer una enfermedad grave y la administración de complementos alimenticios puede hacerte perder un tiempo muy importante retrasando el diagnóstico precoz

- no sigas los consejos de la publicidad, que probablemente cuantos más milagros ofrece, más engañosa resulta; busca información en profesionales de la salud de tu confianza (dietista o nutricionista, farmacéutico, médico) que siempre disponemos de información objetiva.

- ten en cuenta que los complementos alimenticios no siempre son inofensivos. En paciente con las defensas muy alteradas por tratamiento inmunosupresores o quimioterapia pueden resultar peligrosos.

Si eres tú mismo quien revisa la etiqueta de un probiótico, comprueba al menos:

- La cantidad de unidades formadoras de colonias por dosis (CFU); como mínimo debe contener al menos 5.000 millones de CFU, aunque existen productos que contienen 75.000 millones. Algunos expertos afirman que con 1.000 millones es suficiente siempre y cuando la mayoría lleguen al colon y eso evita que el paciente despilfarre dinero.

- En los productos en cápsulas, es preferible la cápsula de gelatina, resistente el ácido clorhídrico del estómago, las cápsulas vegetales, tan de moda sobre todo en los veganos (cápsulas HPMC), no son resistentes al ácido y muchos expertos no las recomiendan porque la mayoría de las bacterias se destruyen por el ácido clorhídrico al romperse la cápsula en el estómago y no llegan al colon. Se debe asegurar que el microorganismo sobrevive hasta llegar al colon.

- En tercer lugar, no todas las cepas son igualmente eficaces, unas son más eficaces que otras y además sobreviven más tiempo en el intestino. Actualmente se tiende a emplear complementos alimenticios que incorporan **varias cepas, porque de este modo se incrementa la posibilidad de eficacia. En general deben ser cepas aisladas del ser humano.**

- Algunos probióticos pueden contener colorantes, preservantes o endulzantes que no toleran bien los pacientes con SII. Han de contener el menor número posible de excipientes.

- Muchos complementemos alimenticios no son meramente probióticos, sino que incorporan prebióticos, con los que se pretende la proliferación selectiva de un organismo saludable, se comportan como FODMAP (carbohidratos fermentables) y el paciente puede empeorar en cuanto a algunos síntomas.

- Lo ideal es que el producto haya sido clínicamente validado mediante ensayos clínicos para mostrar beneficio

Los estudios del microbioma

Muchos pacientes acuden a nuestra consulta con un estudio del microbioma o nos preguntan por la conveniencia o no de solicitarlo.

El estudio del microbioma proporciona ciertamente información acerca de la biodiversidad bacteriana (si está reducido el número de especies) así como si existe una disminución de bacterias supuestamente favorables para la "salud" intestinal o un aumento de aquellas que pueden resultar nocivas. Como hemos visto en el SII suele existir disbiosis, aunque los resultados siguen siendo difíciles de interpretar porque no existen unos estándares de normalidad de la microbiota universalmente aceptados de normalidad de la microbiota.

Muchas veces lo que hace el estudio del microbioma es confirmarnos que realmente existe una disbiosis, pero no permite cambiar mucho nuestra forma de actuar en cuanto al tratamiento.

La pretensión a corto plazo es estudiar la disbiosis en una patología determinada y corregir la misma, complementando ese tratamiento con otros si fuese necesario, restablecer la eubiosis de forma que se acabase restableciendo la salud.

Por otra parte aunque la pretensión es que en poco tiempo existan procedimientos eficaces para corregir la disbiosis, no se ha demostrado que el restablecimiento de la eubiosis, mediante trasplante de microbiota, mejore de una forma significativa a los pacientes con SII. El fracaso probablemente no se debe al procedimiento en sí, sino que hasta ahora no se han conseguido obtener los donantes óptimos, que es lo que puede marcar la diferencia.

A los pacientes que son entusiastas de los complementos alimenticios es preciso enseñarles a separar el polvo de la paja y ayudarles a seleccionar los mejores productos.

En la figura siguiente exponemos lo que podría ser la realidad del tratamiento con probióticos en poco tiempo.

Me parece que el futuro es apasionante y que puede mejorar mucho la salud de los pacientes por lo que estoy interesado en cualquier novedad, no sólo en el SII sino en otro tipo de problemas de mi especialidad, también muy frecuentes y mucho más graves como la enfermedad inflamatoria intestinal o la enfermedad hepática grasa no alcohólica.

Procuraré mantenerles informados en mi blog y no descarto en los próximos meses una publicación divulgativa si estimo que puede resultar útil a mis pacientes.

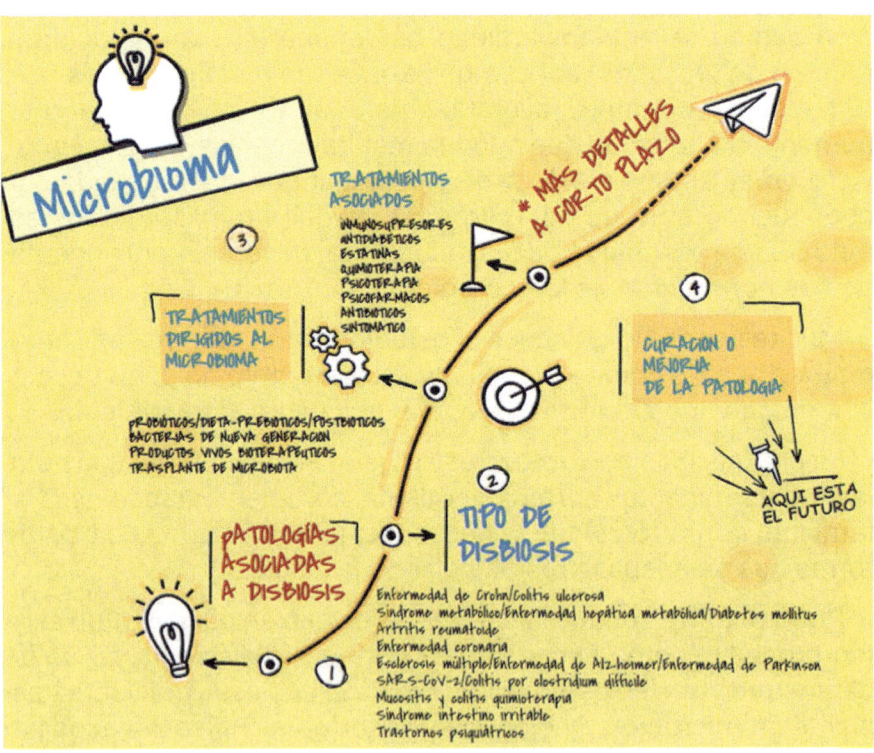

Este gráfico es más un deseo que una realidad por ahora, pero sinceramente pienso que existe un futuro muy prometedor con este tratamiento. Actualmente estamos dando "palos de ciego", de ahí el título de este manual.

No uses probióticos como un motivo para postponer la visita a su médico cuando presente un problema de salud. Hable con su médico si nota cualquier cambio en sus síntomas habituales. Padecer una enfermedad crónica no te inmuniza contra otra. En ocasiones es preciso reevaluar todo, volver a realizar la historia clínica, con los nuevos matices, detectar cambios como pérdida de peso, síntomas nocturnos, cambios en las características del dolor, sangre en las heces, etc.

13. 5. Tratamiento personalizado dirigido a los síntomas.

Muchos pacientes mejoran con las medidas anteriores, sin necesidad de utilizar otros recursos terapéuticos, pero en general dichas medidas las acompañamos de tratamientos encaminados a reducir los síntomas que predominan o alteran más su calidad de vida, los denominamos síntomas "diana".

Los medicamentos que se mencionan a continuación deben ser prescritos y supervisados por tu médico, precisan receta médica y en algunos de ellos ni siquiera es suficiente la receta médica, pues son de uso hospitalario (los suministra la farmacia del hospital previo informe del especialista) o precisan un visado del inspector médico.

Tratamiento del dolor:

Antiespasmódicos:

Los **antiespasmódicos** inhiben la acción de un neurotransmisor denominado acetilcolina o bloquean los canales de calcio en el músculo liso y consiguen que las fibras musculares se contraigan con menor intensidad (evitar "los espasmos" por así decirlo), lo que contribuye al alivio del dolor y de las alteraciones en el hábito intestinal.

A continuación, figuran los antiespasmódicos comercializados en España, disponibles en las farmacias (en ocasiones algunos pueden no estar disponibles temporalmente). Precisan prescripción médica.

- Buscapina (butilescopolamina), comprimidos recubiertos de 10 mg. Se pueden tomar hasta 4-5 al día.

- Aceite de menta, cápsulas de 250-750 mg 2-3 veces al día 2 horas antes o después de las comidas.

- Mebeverina hidrocloruro, comprimidos recubiertos de 135 mg. Se puede tomar hasta 3-4 veces al día, preferiblemente 20 minutos antes de las comidas

- Otilonio bromuro, comprimidos recubiertos de 40 mg. Hasta 3 comprimidos al día, 20 minutos antes de las comidas.

- Ttrimebutina, comprimidos de 100 mg. Se pueden tomar 1-2 comprimidos cada 8-12 horas.

- Bromuro de pinaverio, comprimidos recubiertos de 50 mg, 3-4 veces al día.

Tratamiento de la diarrea:

La fibra

Generalmente todo el mundo piensa que la fibra se emplea únicamente como laxante, pero la fibra en realidad posee un papel regulador del hábito intestinal; reduce tanto el estreñimiento como la diarrea y también es útil para tratar la incontinencia fecal (el escape de heces cuando existe una necesidad imperiosa de evacuar y no se dispone de un aseo u otro lugar alternativo para hacerlo). Por ello es especialmente recomendable en los pacientes con SII mixto, aquellos que lo mismo pasan 5 días sin hacer la deposición que hacen 5 deposiciones líquidas en unas horas. Se suele utilizar fibra soluble, que generalmente apenas produce distensión abdominal, y el producto más conocido es **plantago ovata.** Es preferible comprarlo en una farmacia, no está financiado salvo en casos excepcionales previo informe médico.

Loperamida

Estimula los mismos receptores que estimula la morfina y otros derivados del opio, pero no en el cerebro (por ello no es adictivo ni sirve como droga de uso recreativo) sino a nivel "periférico", en el propio intestino. Es eficaz para reducir la frecuencia de las deposiciones. Por lo tanto, debido al bajo costo, amplia disponibilidad, y efectos adversos mínimos, la loperamida puede verse como un complemento útil en los pacientes con SII-D.

En muchos pacientes con SII con predominio de la diarrea, el estrés que les produce pensar que pueden presentar un apurón en el momento menos oportuno, cuando no disponen de un aseo cercano es un factor que contribuye a agravar este síntoma. La administración preventiva de loperamida proporciona seguridad a los pacientes, que saben que eso ya no les va a ocurrir y además dejan de estar preocupados por ello (lo que a su vez contribuye a que mejoren).

Existen múltiples preparados generalmente en cápsulas de 2 mg (también existe alguna formulación sublingual)

Racecadotrilo

Racecadotrilo, cápsula de 100 mg. Eficacia similar a la loperamida. Se indica generalmente en la diarrea aguda, no en la diarrea crónica a la dosis de 100 mg cada 8 horas máximo 7 días en adultos.

Quelantes de ácidos biliares

Aproximadamente el 25% de los pacientes con SII-D presentan evidencia de malabsorción de ácidos biliares. Fármacos como colestiramina y colestipol se puede usar para controlar la diarrea en estos pacientes.

Rifaximina

La rifaximina (comprimidos de 200 mg) es un antibiótico oral que no se absorbe. A menudo resulta útil para tratar la diarrea.

Alosetron

Alosetron, comprimidos de 0,5 mg. Es un fármaco indicado solo para mujeres con SII-D grave, con síntomas durante > de 6 meses y que no hayan respondido a otros agentes antidiarreicos. Puede provocar colitis isquémica (una lesión en el colon debido a disminución del flujo sanguíneo y por lo tanto del aporte de oxígeno) y por ello prácticamente está en desuso.

Ondansetrón

Ondansetrón, comprimidos 4-8 mg hasta 3 veces al día. Es un fármaco antiemético (para tratar las náuseas y vómitos graves, generalmente en pacientes sometidos a quimioterapia) pero también es útil para tratar la diarrea. Se reserva para casos que no hayan respondido a tratamientos convencionales. Financiado pero previa autorización de la inspección.

Existen otros fármacos denominados de **uso hospitalario** porque no están a la venta en farmacias y requieren un informe previo del especialista y su uso está muy restringido.

SII con predominio del estreñimiento

> La mayoría de los pacientes con estreñimiento están tomando ya laxantes, la mayoría de las veces productos que también llevan la etiqueta de "complemento alimenticio", como los probióticos, con sen *(Cassia angustifolia)* o cáscara sagrada *(Rhamnus purshiana)*.

En mi especialidad tenemos un problema con los tratamientos laxantes, pues las pacientes se decantan claramente por aquellos que llevan sen o cáscara sagrada, que son muy eficaces y baratos, pero con el tiempo llegan a anular el reflejo defecatorio de forma que si la paciente (generalmente se trata de una mujer) no lo toma, no experimenta deseos de hacer la deposición. Los laxantes osmóticos, en general, más fisiológicos y recomendables, son más caros y menos eficaces y a menudo el paciente insiste en que no desea que le prescribamos fármacos, sino sólo "**productos naturales**"

Cuando me insisten una y otra vez en el empleo de "productos naturales" les pongo el ejemplo, con una sonrisa irónica, que existe un "producto natural" que es una seta preciosa que se llama *amanita phalloides,* de la que si se consume una mínima cantidad se

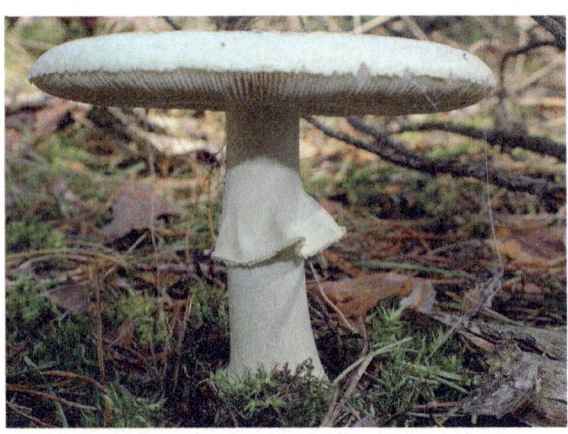

produce una hepatitis fulminante, una destrucción masiva del hígado que hace necesario a menudo un trasplante hepático urgente.

Amanita phalloides. Seta extremadamente venenosa que incluso ingerida en muy pequeña cantidad produce una hepatitis fulminante

Los complementos alimenticios laxantes, que la publicidad ha sancionado en el subconsciente colectivo como "productos naturales" son en realidad los menos naturales de los productos, realmente presentan muchos más problemas cuando se emplean a largo plazo que los laxantes que requieren prescripción médica, a saber:

- *Adición*
- *Dolores cólicos después de su administración*
- *Pérdida de potasio*
- *Melanosis coli (un cambio característico en el color de la mucosa del dolon)*

También es común que los pacientes usen enemas o microenemas.

Ten en cuenta que cualquier laxante puede producir heces líquidas, por ello siempre es conveniente tomar laxantes incrementadores de bolo. Vamos, puedes pasar de no hacer unas cuantas bolitas de consistencia pétrea cada varios días, a irte por la pata abajo, sobre todo con algunos productos y durante los primeros días de empleo.

Existe un tratamiento escalonado en cuanto a los laxantes.

Laxantes incrementadores de bolo

Deben ser los primeros laxantes utilizados en los pacientes con estreñimiento. Además, poseen cierto papel regulador, evitando tanto el estreñimiento con la diarrea y la incontinencia, realmente también se emplean para tratar estos síntomas.

Fibra. Como comentamos previamente, la fibra sirve para tratar tanto el estreñimiento como la diarrea. Puede agravar la distensión y el dolor, es imprescindible fibra soluble, que se tolera mejor. La más utilizada es *plantago ovata*.

Actúa como reguladora del hábito intestinal, por lo que es una buena forma de tratar el SII-Mixto.

Laxantes osmóticos

Son aquellos que retienen agua en el intestino, de forma que las heces al estar más hidratadas permanecen más blandas y por lo tanto se eliminan mejor. Los más utilizados son los siguientes:

Lactulosa y lactitol

La lactulosa y el lactitol son azúcares que no se absorben en el intestino delgado, llegan al colon en donde al retener agua las heces permanecen más blandas, sin embargo la fermentación por las bacterias motiva que se produzca también a menudo mucho gas, por lo que son laxantes osmóticos útiles en pacientes con estreñimiento crónico, pero en el SII en donde los pacientes ya de por sí padecen de distensión abdominal y molestias por el gas, estos laxantes suelen aumentarles las molestias y producen uno síntomas similares a los pacientes con malabsorción de lactosa.

Laxantes con polietilenglicol (PEG)

El polietilenglicol es un producto laxante osmótico que los pacientes toleran fácilmente. Suele producir muy poco gas (menos que la lactulosa o el lactitol).

Se utiliza principalmente en SII-E para mejorar el estreñimiento Se emplean a demanda o de forma continuada. No crean adición y suele ser inofensivo incluso a dosis muy elevadas y durante un tiempo prolongado.

Laxantes a base de sales de magnesio

Es preciso no abusar de su empleo, se han descrito intoxicaciones por magnesio.

Otros laxantes:

Linaclotida

La Linaclotida, cápulas de 290 mcg, está financiado, aunque requiere visado de inspección en España. Se usa para el tratamiento del SII-E en una dosis de 290 mg al día, generalmente se toma 30 a 60 minutos antes del desayuno y puede producir diarrea, sobre todo los primeros días. También puede aliviar el dolor y la distensión abdominal.

Prucaloprida

Prucaloprida, comprimidos recubiertos de 1 o de 2 mg. No financiado. Su uso está limitado al tratamiento del estreñimiento crónico en adultos que no responden a otros laxantes. Estimula la motilidad del colon y la defecación.

Existen otros laxantes, que se deben utilizar únicamente en pacientes con estreñimiento ocasional, pero no son recomendables para el empleo crónico en pacientes con el SII

Al igual que en los pacientes con diarrea existen fármacos de uso hospitalario que muy rara vez se emplean.

13. 6. El tratamiento de la alteración en la interacción intestino-cerebro

¿Qué ocurre cuando todas las medidas anteriores no han resultado útiles?

Existen pacientes que no mejoran, no porque toda la actuación médica no haya sido impecable, ni porque las modificaciones dietéticas y las demás medidas no hayan sido adoptadas con rigor, sino porque no se actuó en la alteración en la interacción intestino-cerebro.

No se trata de insistir en otra dieta, en otro complemento alimenticio, el último que acaba de salir al mercado, el más popular, en otro medicamento para tratar alguno de los síntomas diana.

No se trata de insistir en realizar otras pruebas diagnósticas, más complejas, costosas y tal vez invasivas, buscando una patología que explique unos síntomas que persisten, por si existe un error diagnóstico.

Todo eso probablemente agrave el problema porque aumentará la preocupación del paciente, su inseguridad... y todo ello aumenta aún más los síntomas.

¿Has leído el pasaje del Quijote en el que Sancho se caga de miedo?

Si lo ha hecho ahora es el momento de releerle; si no lo has hecho aún, hazlo ahora... y seguimos hablando.

Muchas veces nos centramos obsesivamente en tratar los síntomas digestivos del SII... y por eso a veces fracasamos. Porque a veces ese tratamiento no es suficiente. Pero no veos más allá de una pieza de un puzle. O venos más allá, pero somos tan políticamente correctos que preferimos que tú sigas sin mejorar, pero no nos critiques, preferimos venderte la camisa que quieres comprar para que el de la tienda de al lado no te coloque otra peor y para seguir contando contigo como cliente.

Pero si tú no mejoras, probablemente el profesional más idóneo no sea ni un nutricionista (sobre todo si la dieta baja en FODMAPs no ha funcionado)

Es preciso contar con otras piezas del puzle: la psicoterapia y los psicofármacos.

No sirve un buen psicólogo o no sólo un buen psicólogo, sino que ha de ser un psicólogo experto en el SII, a veces incluso un psiquiatra, que ha de conocer también muy bien el SII para optar por los psicofármacos más eficaces en esta patología.

Es el momento de centrarse en la interrelación cerebro-intestino y enfocar el tratamiento por otra vía. Es el momento de compartir el tratamiento con profesionales que saben del SII tanto como el especialista de digestivo, pero al mismo tiempo saben tratar otras dianas que contribuyen a que el paciente no mejore. La cooperación está especialmente indicada en los siguientes casos:

- Pacientes con síntomas moderados o graves que no han respondido al tratamiento médico.

- Presencia de estrés o de factores emocionales que agravan los síntomas digestivos.

- Pacientes que están interesados en un tratamiento no farmacológico de su SII

- Cualquier paciente que precisa ayuda para afrontar sus síntomas digestivos crónicos e incómodos.

La tarea más difícil del tratamiento es encajar en cada paciente las piezas que forman el rompecabezas que permitirán restablecer su salud. No existen dos personas iguales, en cada una unos factores predominan sobre los demás. Olvidarse de alguno supone seguir sin mejorar la calidad de vida del paciente

Algunos pacientes con SII en los que el tratamiento convencional ha fracasado y el especialista tiene la convicción de que el soporte psicoterápico podría ser útil, **no tienen conciencia de** haber experimentado relación alguna entre el estrés y los síntomas o están poco o nada motivados para implicarse en un tratamiento psicológico.

Realmente en el SII existe un trastorno de la interrelación cerebro-intestino (DGBI, del acrónimo en inglés Disorders of Gut-Brain Interaction), denominados previamente trastornos digestivos funcionales, pues en todos ellos se producen alteraciones en la sensibilidad y en la motilidad del tracto gastrointestinal.

Existe una disfunción compleja en la comunicación entre el sistema nervioso entérico alojado en la pared del tracto digestivo y el sistema nervioso central (cerebro y médula espinal. La disrupción en esta comunicación está causada por múltiples factores diferentes, como hemos visto.

En algunos hospitales el paciente es evaluado por el especialista de aparato digestivo experto en esta patología, por un psicológico experto en esta patología y por un experto en nutrición.

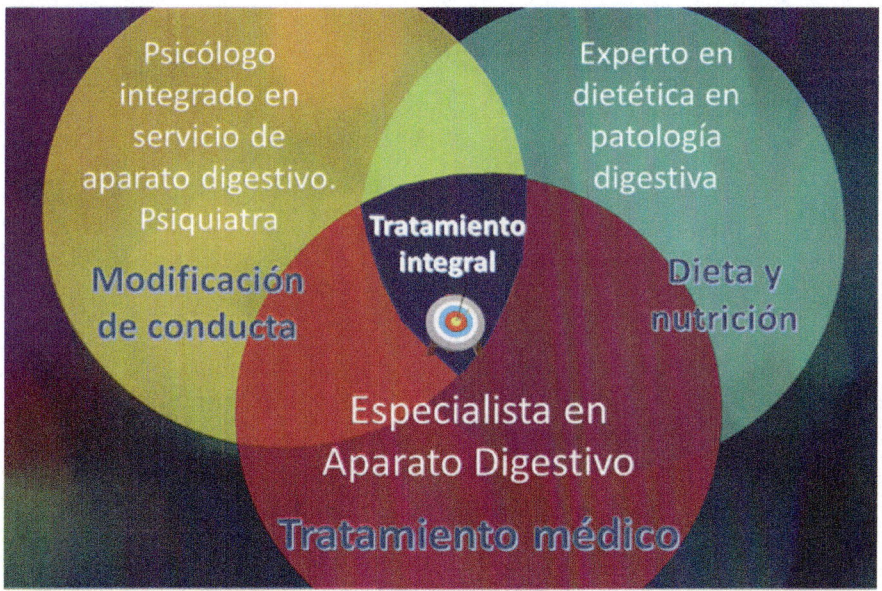

La forma óptima de tratar a un paciente con SII es un enfoque multidisciplinar en el que interviene el especialista en aparato digestivo, un experto en dietética en patología digestiva y un psicológico integrado y con experiencia en esta patología

Estos son los pacientes con SII más difíciles de tratar porque desaprueban cualquier alusión a la existencia de que exista un sistema nervioso entérico que modula el funcionamiento del intestino, comunicado a su vez a través de fibras nerviosas (con sus respectivos neurotransmisores) con el sistema nervioso central de modo que lo que ocurre en la cabeza afecta al intestino y viceversa.

Cuando el paciente acepta una propuesta terapéutica a regañadientes puede producirse un **efecto nocevo**. Cuando el paciente desaprueba un tratamiento en el que insiste su médico, sea un fármaco, una dieta determinada, un complemento alimenticio o una terapia determina, es frecuente que se produzca un agravamiento de los síntomas así como efectos adversos que ni siquiera aparecen en la ficha técnica).

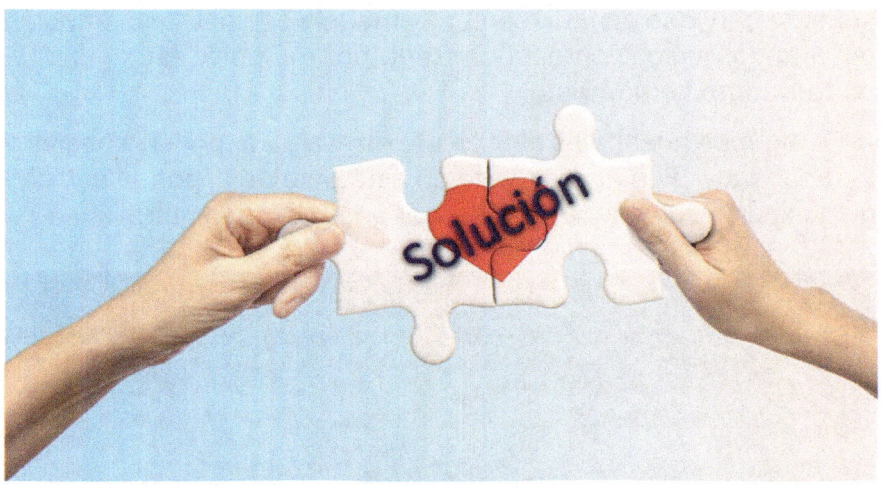

A veces la solución no llega porque nadie se plantea que falta alguna pieza en el rompecabezas. Muchas veces la pieza que falta es el sistema nervioso entérico o cerebro intestinal y por supuesto el propio cerebro

Por otra parte existen pacientes que aunque han acudido a la consulta de digestivo porque los síntomas que más alteran su calidad de vida, dichos síntomas no son sino **un epifenómeno o un disfraz de un trastorno psicopatológico grave, del que el paciente ni es consciente ni por supuesto culpable.**

Se trata de pacientes que presentan un trastorno psicológico importante por ejemplo un síndrome depresivo, incluso con ideas suicidas, un trastorno por ansiedad, un trastorno obsesivo-compulsivo, un trastorno del a personalidad, un trastorno del comportamiento alimentario (anorexia o bulimia) o un trastorno psicótico independientemente de los síntomas digestivos.

Esos pacientes constituyen un dilema y un problema terapéutico para el especialista. El especialista tiene que desnudarse de todo su engreimiento y con la mayor humildad y sinceridad decirle al paciente:

"Yo carezco de formación, conocimientos y experiencia para ayudarle en este ámbito y le sugiero sinceramente que le vea un compañero de mi total confianza que le prometo que hará todo lo posible por ayudarle".

En los trastornos del comportamiento alimenticio restrictivos o "anorexia nerviosa" es preciso un equipo multidisciplinar con psiquiatras, psicólogos y endocrinólogos expertos en ese problema, por más que el paciente insista en que sus síntomas son meramente del aparato digestivo.

Las consecuencias de un trastorno de la interacción intestino-cerebro son los tres siguientes:

- Hipersensibilidad visceral
- Alteraciones en el "procesamiento central"
- Ansiedad visceral

Aunque hablamos de ello anteriormente, las recordamos brevemente ahora.

Hipersensibilidad visceral

Se refiere a que el paciente experimenta dolor o molestias como respuesta a una función intestinal normal. El paciente nota una intensa distensión o globo en el abdomen incluso con una cantidad de gas que a una persona normal no le molestaría y las contracciones normales del colon le producen dolor, a veces intensísimo.

Los nervios del sistema nervioso intestinal (del "cerebro" intestinal) envían señales amplificadas al cerebro como respuesta a un funcionamiento normal.

Alteraciones en el "procesamiento central"

La alteración en el procesamiento central contribuye a la hipersensibilidad visceral.

Mediante resonancia magnética nuclear funcional se ha objetivado una mayor activación de las **redes de excitación emocional** como respuestas a la estimulación visceral, con respecto a las personas sin SII.

Por otra parte, las personas sanas cuando reciben un estímulo doloroso activan regiones del cerebro (**el córtex medio prefrontal**) responsable de una regulación a la baja, mientras que los pacientes con SII no la activan.

El tracto gastrointestinal es muy susceptible a los efectos del estrés. El estrés se asocia con el inicio del SII y con el agravamiento de los síntomas.

El estrés influye:

- Directamente en la motilidad del intestino
- En la percepción del dolor visceral

Ansiedad visceral

La ansiedad visceral es el miedo y un estado expectante, como de alerta máxima, por si aparecen los síntomas intestinales, que va asociada a conductas para evitar aquellas situaciones en las que los síntomas pudiesen suceder. Algunas situaciones que refieren a menudo los pacientes son:

- Evitar aquellas situaciones en donde no está disponible un inodoro.
- Temor a la comida en restaurantes.
- Interpretar como peligrosos los procesos digestivos que son normales o están poco alterados (a lo que les pueda suceder si no hacen la deposición en 48 horas...)
- Miedo a presentar una flatulencia en una fiesta...

Esto conduce a situaciones de aislamiento, de renunciar a la vida social y algunos pacientes jóvenes con SII prácticamente no salen de casa y en los casos más graves no sólo altera su vida de ocio, sino su vida laboral y familiar.

En muchos pacientes los propios síntomas agravan el estrés y así se crea un **círculo vicioso**, de forma que la ansiedad que provocan los síntomas aumenta la sensibilidad al dolor y altera la motilidad que a su vez produce agravamiento de los síntomas, mayor ansiedad y aislamiento.

Los pacientes con SII presentan mayores niveles de ansiedad y somatización que las personas sanas, pero parece ser que se trata de un tipo determinado de ansiedad que se denomina ansiedad visceral y no una "ansiedad generalizada".

Los pacientes con SII a menudo presentan problemas para discernir o diferenciar entre los acontecimientos que son manejables o controlables y los que no lo son. Existe una deficiencia en las técnicas de afrontamiento mediadas por las emociones, que es un mecanismo importante para manejar estresantes no controlables como el dolor y la enfermedad.

La **ansiedad visceral y el catastrofismo** son frecuentes y son los **factores clave en la gravedad de los síntomas.**

> **Por ello es preciso emplear técnicas específicas de psicoterapia y psicofármacos.**

13. 6. 1. Psicoterapia

La salud mental sigue siendo un tabú, incluso para los médicos que nos ha tocado realizar prácticas de psiquiatría en los antiguos manicomios.

La novela "Jane Eyre", de Charlotte Brontë (existe también un versión cinematográfica excelente dirigida por Cary Fukunaga) ilustra de forma magistral el tabú de la locura.

En la actualidad se sigue ocultando todo lo que parece tener relación con la salud mental, aunque nunca se tomaron tantos ansiolíticos, antidepresivos y antipsicóticos. Actualmente con los modernos psicofármacos y la experiencia de los profesionales de la salud mental, todo eso ha quedado atrás y yo, que me ha tocado vivir muy cerca un problema de ese tipo, puedo dar de todo corazón fe de una excelente evolución.

Tal vez lo más difícil sea vencer esa resistencia inicial por el paciente, porque con su aceptación y colaboración y en cuanto comprueba la mejoría todo resulta más fácil.

Lee y relee sosegadamente y las veces necesarias la siguiente tabla si eres de los que tienen prejuicios contra cualquier tratamiento psicológico.

Mito	Realidad
Yo no tengo ningún trastorno psicológico. No padezco de depresión ni de ansiedad. Soy una persona centrada y totalmente equilibrada.	La mayoría de los pacientes con SII no padecen trastorno psicológico alguno y sin embargo el tratamiento mediante técnicas encaminadas a tratar la interrelación intestino-cerebro por un experto conducen en muchos casos a una mejoría prolongada en los síntomas y en el estado general
El tratamiento psicológico es caro	El tratamiento psicológico es barato. La mayoría de los pacientes que acuden a mi consulta por SII gastan mensualmente bastante más en complementos alimentarios y en consultas con otros profesionales de lo que cuesta el tratamiento psicológico.
El tratamiento psicológico me supone una considerable pérdida de mi valioso tiempo	Si el paciente cuenta el tiempo perdido en visitas a otros profesionales de la salud, incluso a veces las horas perdidas por baja laboral o restado de actividades sociales, el tiempo que ocupa el tratamiento psicológico es inferior. Aunque la media es de 10 sesiones, en ocasiones es suficiente con 4 sesiones de tratamiento, y la mayoría se pueden impartir on-line, evitando la necesidad de desplazamientos a la consulta.

La psicoterapia en algunos casos es una parte fundamental del tratamiento y supone educar al paciente, disipando mitos sobre el SII, explicándole el eje intestino-cerebro, la respuesta fisiológica al estrés y las razones para realizar un tratamiento psicológico. Esto le hace tomar conciencia del posible factor del estrés o del estilo de vida en sus síntomas. Generalmente los pacientes lo entienden, sobre todo aquellos en los que el tratamiento médico ha resultado ineficaz.

No debe sorprender por lo tanto que el paciente con SII en muchas ocasiones requiera un apoyo psicológico para mejorar su calidad de vida, modificando la conducta y alterando patrones de pensamiento erróneos que influyen en el estado de ánimo y en los síntomas psicológicos. Existen múltiples técnicas. Comentamos brevemente las más importantes.

13. 6. 1. 1. Técnicas de relajación y respiración

Se trata de enseñar al paciente técnicas para regular la excitación o activación del sistema nervioso autónomo.

La técnica más habitual es la **respiración diafragmática**. La respiración diafragmática participa o se involucra en el sistema nervioso parasimpático que regula a la baja el umbral del dolor y normaliza la motilidad intestinal.

El **entrenamiento en relajación** también hace que el paciente sea consciente de la tensión física que puede contribuir a los síntomas.

Estas habilidades puede practicarlas todos los días.

Se pueden practicar técnicas como el **yoga**, *mindfulness*, **relajación muscular progresiva** así como **imaginación o visualización guiada,** que pueden contribuir a un mayor beneficio.

13. 6. 1. 2. Terapia cognitivo-conductual

La reestructuración cognitiva es necesaria para afrontar la ansiedad relacionada con los síntomas y estado de hipervigilancia. El paciente tiene que aprender o ser consciente de la conexión entre patrones de pensamiento alterados o distorsionados, el estrés y los síntomas digestivos, lo que aumenta la ansiedad que ocasiona un estado de hipervigilancia sobre el intestino y eso conduce a la vez mayor probabilidad de aparición de síntomas digestivos. Con el apoyo del psicólogo, los nuevos estilos de pensamiento acaban tornándose automáticos e integrados en la vida diaria.

Los beneficios de la terapia cognitivo-conductual son fundamentalmente los siguientes:

- Reducción del dolor abdominal
- Reducción de la ansiedad relacionada con los síntomas intestinales

- Reducción de la sensibilidad al estrés

- Reducción de los pensamientos catastrofistas

13. 6. 1. 3. Hipnosis

La hipnosis ha emergido como un método terapéutico realmente consistente para disminuir los síntomas físicos.

La hipnosis clínica es un método para inducir un estado psíquico especial en el cual la mente se encuentra intensamente focalizada y altamente receptiva. Es en este estado donde sugestiones verbales pueden tener un fuerte impacto sobre el funcionamiento psíquico y físico de una persona.

A diferencia de lo que la imagen popular que de la hipnosis muestra en cine o televisión, **el hipnoterapeuta no ejerce poder alguno sobre la persona que está siendo hipnotizada**. El único poder que está en juego en la hipnosis clínica **es el propio poder del paciente para hacer uso de ese especial estado mental. El tratamiento es muy confortable y sin ningún tipo de efectos negativos, el paciente siempre está atento a todo lo que pasa en el estado hipnótico y nunca realiza ninguna cosa que él mismo no desee realizar. Este tratamiento puede realizarse en forma individual o en grupos.**

Las sesiones de hipnosis para el tratamiento del SII suelen ser semanales con una duración de aproximadamente 60 minutos. En ellas el hipnoterapeuta induce al paciente a una relajación profunda mediante el uso de sugestiones dirigidas al aparato digestivo. Los pacientes se llevan a su casa material audiovisual para realizar ejercicios adicionales a las sesiones con el hipnoterapeuta. La mayoría de los síntomas del SII pueden mejorar con este tratamiento, ya que propicia:

- Cambiar la mala relación que tiene el paciente con el síntoma

- Aceptar el reto de sentirse mejor como paciente

- Facilitar la apertura a experiencias positivas y nuevas oportunidades

- Reducir fisiológicamente el estrés que precipitan los distintos detonadores diarios o vitales

- Reducir el dolor al alterar el foco de atención

- Reducir la obsesión sobre los síntomas

- Neutralizar el catastrofismo donde se pronostica negativamente lo peor para las experiencias futuras, lo que evita la amplificación de los síntomas

Algunos psicológicos expertos en el tratamiento del SII no sólo desarrollan la terapia cognitivo-conductual, sino que también practican hipnosis.

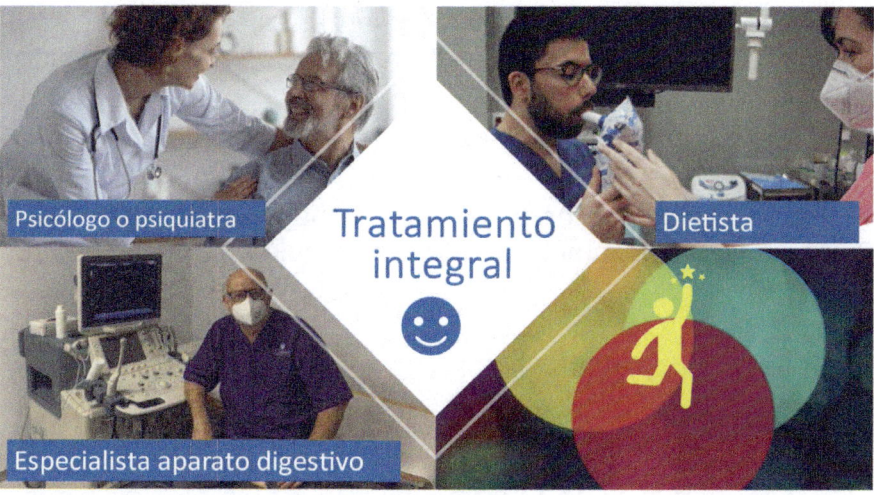

Tratamiento integral del paciente con SII

13. 6. 2. Psicofármacos

Antidepresivos tricíclicos (ADT):

Cuando el dolor, la distensión y otros síntomas no mejoran con las medidas anteriores, y sobre cuando el paciente presenta uno o varios de los síntomas extradigestivos a los que nos referimos anteriormente, la asociación de psicofármacos puede mejorar de forma marcada los síntomas, sobre todo si se asocia psicoterapia. Los psicofármacos son especialmente necesarios si el paciente además del SII padece un cuadro depresivo asociado.

No se emplean habitualmente ansiolíticos, poco útiles generalmente. Se suelen emplear fármacos que en conjunto se engloban dentro del grupo de "antidepresivos" porque a menudo se emplean para tratar la depresión, en ese caso a dosis generalmente altas; sin embargo poseen otras propiedades terapéuticas muy útiles en los pacientes con SII que no tienen necesariamente relación con la acción antidepresiva y en general se utilizan a dosis más bajas de las empleadas para tratar una depresión. Aunque no están exentos de efectos adversos, sobre todo los primeros días del tratamiento, por lo que algunos pacientes los suspenden antes de que puedan desarrollar un efecto beneficioso, una de sus ventajas es que no producen dependencia.

Generalmente no se emplean como tratamiento de primera línea, sino cuando los tratamientos previos no han dado resultados satisfactorios.

De entrada se suelen administrar antidepresivos tricíclicos (ADT) sobre todo en los pacientes con SII-D ya que enlentecen el tránsito intestinal, pero también se pueden emplear con el SII-E aunque en ocasiones sea preciso emplear fibra o bien otros laxantes.

Como todos los fármacos, requieren supervisión médica, porque a dosis altas (generalmente más altas que las empleadas en el SII) pueden producir cambios en la conducción eléctrica del corazón que podrían tener importancia clínica.

El más común es la amitriptilina, que se emplea a la dosis 10-150 mg por la noche. Generalmente se comienza con 10 mg y en algunos casos se aumenta hasta 25 mg. La dosis de 100-150 se emplea para tratar pacientes con un cuadro depresivo asociado.

Otros fármacos de este grupo son la imipramina, la clomipramina, la doxepina, la nortriptilina, la trimipramina y la tioneptina.

Los "heterocíclicos" son un grupo afín a los anteriores: Maprotilina, mianserina, mirtazapina y trazodona.

Inhibidores selectivos de la recaptación de serotonina (ISRS):

Los ISRS se han estudiado ampliamente en el SII. El riesgo de efectos adversos importantes es mínimo. Aunque la AGA (American Gastroenterological Association) recomienda no usar ISRS como terapia primaria para pacientes con SII, existen varios estudios bien diseñados y fiables que mostraron un beneficio, por lo que se pueden considerar como una opción de tratamiento, sobre todo en pacientes con depresión asociada y si otros fármacos y medidas no han mostrado utilidad.

Obviamente cuando un paciente que acude a la consulta por SII y está diagnosticado además de depresión y ya sigue tratamiento antidepresivo, en ningún caso se le debe suspender.

Algunos estudios recomiendan el empleo de **antidepresivos que no sólo impiden la recaptación de serotonina sino también la de noradrenalina (ISRSN)**. Particularmente nosotros los utilizamos cuando los antidepresivos tricíclicos no han resultado útiles y si el paciente cuando acude a la consulta empleando un ISRS valoramos juntamente con su psiquiatra sustituirlo por un antidepresivo que también inhiba la noradrenalina (IRSN). Los más utilizados son la venlafaxina, la desvenlafaxina y la duloxetina. Al igual que hacemos con los ADT comenzamos por una dosis muy baja y la vamos aumentando lentamente hasta conseguir la acción terapéutica deseada.

13. 7. Medicinas alternativas

Nada se debe despreciar para intentar mejorar a un paciente con un SII, ni siquiera medidas terapéuticas que no están validadas científicamente o, dicho de otro modo, sometidas a ensayos clínicos rigurosos. Nuestra vida profesional está salpicada de muchos pacientes a los que nosotros, utilizando todos los recursos disponibles de la medicina convencional, no hemos conseguido mejorar. Sin embargo mejoraron con medidas terapéuticas que denominados "medicina alternativa".

Otros sistemas para estimular el nervio parasimpático:

- respiración diafragmática
- masajes en el seno carotídeo
- acupuntura
- sesiones de relajación

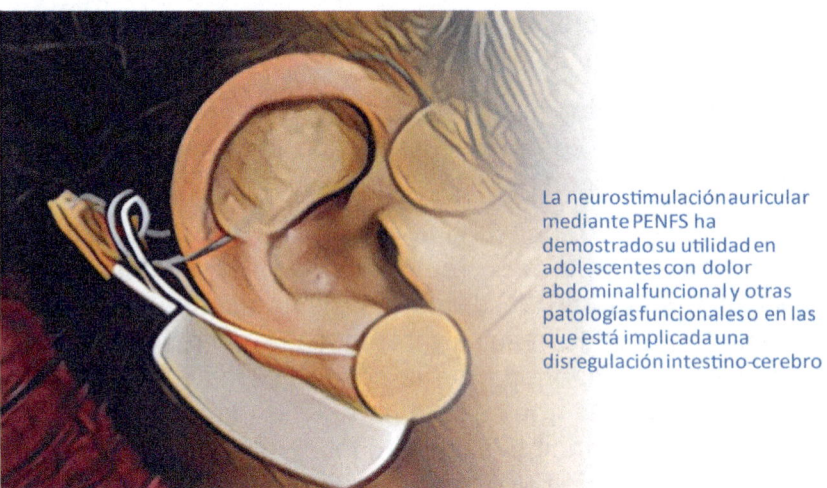

La neurostimulación auricular mediante PENFS ha demostrado su utilidad en adolescentes con dolor abdominal funcional y otras patologías funcionales o en las que está implicada una disregulación intestino-cerebro

Un neuroestimulador no invasivo (Neuro-Stim) proporciona estimulación nerviosa eléctrica percutánea (PENFS) (Percutaneous Electrical Nerve Field Stimulation) en el pabellón auricular para modular las vías del dolor central. En un estudio realizado en adolescentes resultó útil en el dolor abdominal funcional, así como en el síndrome de vómitos cíclicos, en la dispepsia funcional (mejora la capacidad de ingerir líquidos) y también se objetivó mejoría en las manifestaciones extraintestinales en la patología digestiva funcional[22].

Movilización visceral

Se trata de movilizar las fascias (es una estructura de tejido conectivo que rodea músculos, vasos y nervios en nuestro organismo), así como las fijaciones de las vísceras. Se trata de tratamiento manual (osteopatía) dirigido a los tejidos blandos, para restablecer la motilidad normal de los tejidos. No me consta que existan estudios comparativos con placebo[23].

13. 8. El futuro del tratamiento del SII

La innovación y la tecnología están allanando el camino para una medicina personalizada, de precisión, en el tratamiento del SII. Las soluciones y plataformas digitales pueden permitir un cuidado integral a un mayor número de pacientes. Probablemente a corto plazo no sólo existirán 3 grupos de pacientes con SII (SID-E, SII-D, SII-M) y con unas opciones de tratamiento bastante limitadas, sino que podremos llevar a cabo una clasificación mucho más precisa basándonos en los niveles de determinados biomarcadores (en sangre, heces, saliva y aliento) así como en la composición de la microbiota, con medidas terapéuticas específicas. Se ganará sin duda experiencia en el tratamiento psicoterápico y se descubrirán fármacos capaces de disminuir de una forma más selectiva y con menos efectos secundarios la hipersensibilidad visceral. Recientemente se publicó en "Nature" un artículo acerca de un análogo de una sustancia alucinógena (el LSD) que a una dosis extremadamente baja es capaz de producir un potente efecto antidepresivo, pero sin efectos alucinógenos. Esta sustancia se investigó gracias a los potentes ordenadores actuales que permiten diseñar nuevas moléculas a una velocidad que hace muy pocos años nos parecía inverosímil, realizando en días una labor en la que se tardaba años[24-25].

Los tratamientos no farmacológicos están ganando popularidad y aceptación por el paciente y además cada vez están más basados en la evidencia.

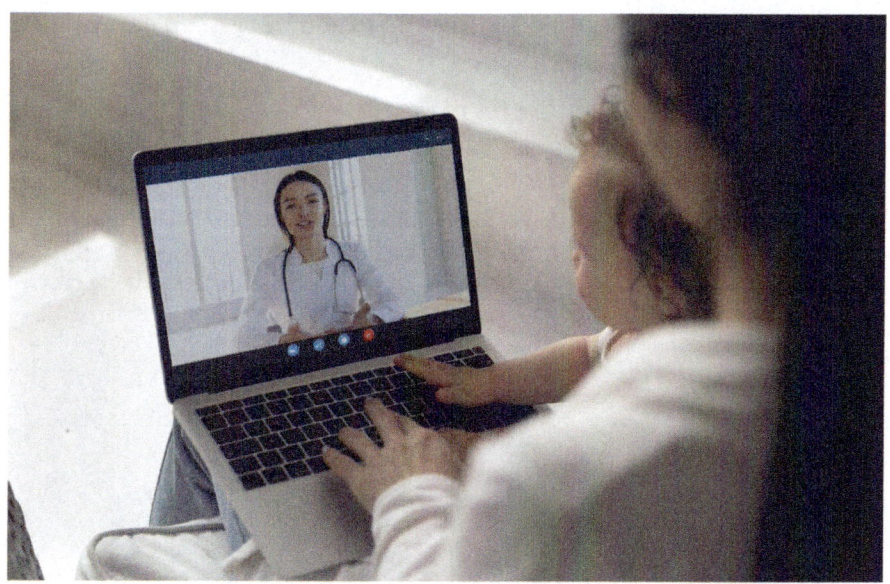

Las nuevas tecnologías auguran un futuro prometedor para los pacientes con SII

Actualmente existen múltiples aplicaciones para teléfonos móviles que ayudan de forma manifiesta a los pacientes con SII, que resumimos en los siguientes 5 apartados:

- Dietas. Aplicaciones para seguir con éxito la dieta baja en FODMAPs y llegar a un equilibrio entre las preferencias culinarias del paciente y mantenerse libre de síntomas.

241

- Aplicaciones de inteligencia artificial para ayudar en el diagnóstico del SII. Ya comentamos que uno no puede consultar indiscriminadamente en Google, pero existen ya aplicaciones de inteligencia artificial que son de gran ayuda diagnóstica, sobre todo cuando un paciente por cuestiones socioeconómicas no se puede permitir una consulta médica. Su ventaja es que ante la menor duda recomiendan una valoración médica porque tienen en cuenta todos los síntomas de alarma y orientan de una forma razonablemente segura al paciente. La tecnología de "machine learning" llegará a ser más precisa en el diagnóstico en poco tiempo que el propio especialista.

- Contenido educativo en cuanto a los hábitos de vida, sueño, actividad física, afrontamiento del estrés, etc.

- Aplicaciones para entrenar respiración diafragmática, relajación, afrontamiento del estrés, la modificación de conducta e hipnoterapia

- Cada vez se utilizará con más frecuente la telemedicina, sobre todo en la psicoterapia en todas sus formas. Resultan probablemente tan eficaces como la consulta presencial, pero con la enorme ventaja de evitar desplazamientos y de poder elegir al mejor profesional sin tener en cuenta la distancia a la que se encuentra.

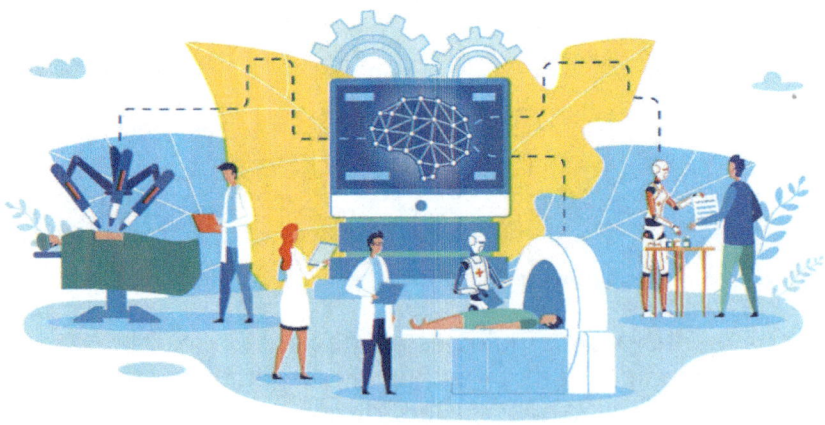

En un mundo cada vez más tecnificado, pero en el que sin embargo hasta ahora se avanzó poco en mejorar la calidad de vida de los pacientes con SII, no dudamos que a corto plazo se producirán cambios que mejoren de forma manifiesta el panorama en esta patología crónica

13. 9. La cirugía no es útil para tratar el SII

Algunos pacientes se encuentran tan desesperados que nos sugieren que le "extirpemos ese intestino que no les deja vivir".

La cirugía no es útil. El símil que suelo utilizar es el del "miembro fantasma", el dolor que siguen experimentando algunos pacientes con dolor en una extremidad, cuando la extremidad se extirpa. Ya se ha eliminado la fuente del dolor, la causa del dolor, pero las zonas del cerebro que durante años estuvieron estimuladas por las neuronas que llevaban una información real de que algo grave estaba ocurriendo siguen percibiendo el dolor y situándolo en un miembro que ya no existe.

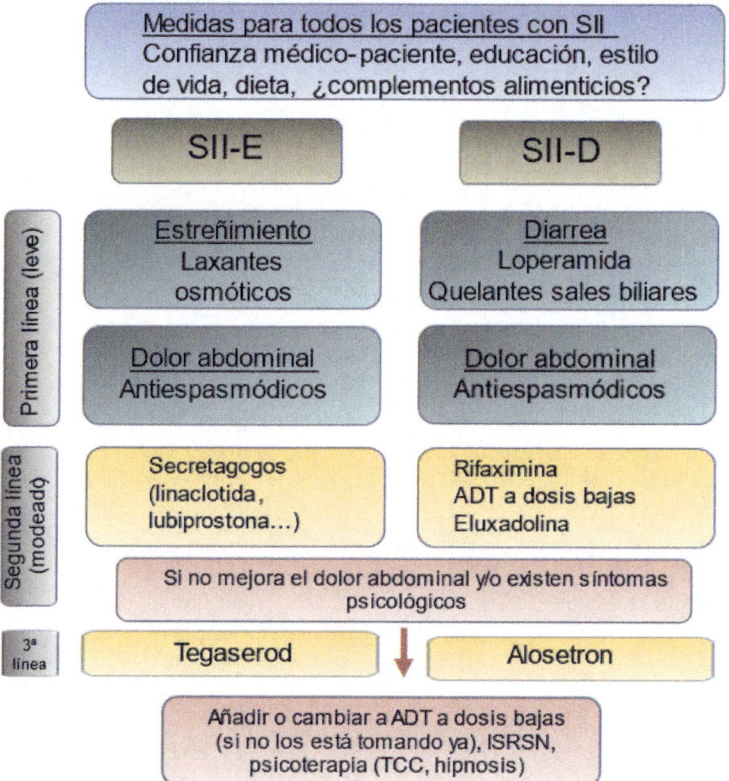

Tratamiento del síndrome del intestino irritable

ADT: antidepresivos tricíclicos; ISRSN: Inhibidores selectivos de la recaptación de serotonina y noradrenalina: TCC: Terapia cognitivo-conductual

Tratamiento del SII. Modificado de la guía de tratamiento del SII de la AGA (American Gastroenterological Association)

Por razones complejas, pero ya bastante bien conocidas este fenómeno se ve facilitado por el tratamiento con opiáceos (derivados de la morfina), dándose en ocasiones la paradoja de que el dolor no sólo no disminuye sino que se incrementa y obliga a su vez a aumentar progresivamente la dosis de estos fármacos.

14. Evolución del SII.

El SII es una enfermedad crónica, pero benigna, por más que altera la calidad de vida de una forma notoria. Sin embargo cuando el paciente conoce bien la enfermedad, detecta las circunstancias que la agravan y con la ayuda de un profesional experto que utiliza los recursos personalizados en cada caso (cambios en los hábitos de vida, cambios dietéticos y tratamiento farmacológico o psicoterápico) se suele tolerar muy bien de forma que a la mayoría de los pacientes les permite una vida normal en todos los ámbitos.

Hoy en día muchos restaurantes, conocedores de las limitaciones de algunos pacientes, se cuidan mucho de disponer de alimentos apetecibles que el paciente tolere perfectamente. Igualmente el paciente sabe que puede recurrir a antidiarreicos cuando ha de realizar una actividad que conlleve mayor riesgo de diarrea, por ejemplo, una conferencia o una reunión estresante y en la que sea comprometido ausentarse.

Cuando el paciente no mejora con las pautas terapéuticas instauradas no significa que exista un error diagnóstico ni siquiera que el tratamiento no haya sido adecuado. Existen, como hemos visto, pacientes con "SII refractario", que no responden al tratamiento convencional. En ellos es en los que es más necesario pasar a emplear generalmente psicofármacos, terapias psicológicas como modificación de conducta e incluso la hipnosis. Algunos precisan incluso un seguimiento psiquiátrico, sobre todo si se asocian síntomas depresivos o manifestaciones somáticas a múltiples niveles (cefalea, fibromialgia, vejiga hiperactiva, depresión...).

Debes confiar en tu médico, debe confiar en que está haciendo lo mejor por ti, aunque a veces te resulte sorprendente o no consigas entenderlo. A veces los pacientes que están deprimidos y viven una situación sin aparente salida a su problema son los más reticentes a buscar una ayuda enfocada a los aspectos psicológicos. Algunas veces capto en el paciente incluso una sensación de temor al cambio. El paciente llega a una situación que, aunque es mala, prefiere quedarse ahí, con sus limitaciones, sus lamentos, sus penas, con las que a veces lleva tiempo conviviendo o intentando convivir y le angustia más la mejoría que la permanencia en dicho estado.

Los pacientes acaban conocimiento bien su enfermedad, su relación en ocasiones con determinados alimentos o con el estrés, también saben que pasan largos periodos en los que ni siquiera se acuerdan de que padecen un SII, incluso sin apenas modificar su estilo de vida ni tomar medicación alguna.

En las mujeres es frecuente que presenten más síntomas durante la menstruación, por lo que ya suelen estar preparadas para esta eventualidad, como lo están para los síntomas menstruales (dismenorrea) que también es muy común en las pacientes con SII.

Cuando los pacientes presentan un empeoramiento acaban sabiendo las medidas a adoptar, incluso sin consultar al médico, aunque si los síntomas se prolongan más de lo habitual o aparecen síntomas nuevos, la consulta es conveniente.

El SII no produce hemorragia gastrointestinal (salvo que durante los periodos de estreñimiento o de diarrea puedan producirse hemorroides o una fisura anal, que sí pueden sangrar, pero no directamente por la enfermedad), tampoco conlleva mayor riesgo de desarrollar una enfermedad de Crohn o una Colitis Ulcerosa. Pacientes que inicialmente fueron diagnosticados de SII y posteriormente de una enfermedad de Crohn o Colitis Ulcerosa en realidad se confirmó que se trataba de un error diagnóstico, que el diagnóstico correcto era una de estas enfermedades desde el principio, pero no se había manifestado hasta el punto de llegar a demostrarla. Algunos pacientes padecen incluso ambas enfermedades. Tampoco conlleva riesgo alguno de cáncer de colon ni de otras localizaciones.

Lo que es importante tener en cuenta es que **el SII no inmuniza contra otras patologías**. Un paciente con un SII conocido desde los 20 años puede presentar un cáncer de colon a los 60, sin relación alguna con la enfermedad previa. Por ello el paciente y el médico deben estar atentos y pendientes de la aparición de síntomas diferentes de los habituales, que el paciente conoce muy bien. En ese caso se debe realizar una nueva evaluación. **Esta es la mejor forma de evitar que los pacientes con SII se diagnostiquen de forma más tardía que los sujetos sanos un problema grave que pueda presentarse a lo largo de la vida.**

Un objetivo es tratar al paciente de una forma integral en el menor periodo de tiempo posible. Lo ideal sería que el mismo día fue tratado por el gastroenterólogo, el nutricionista y el psicólogo, procurando resolver su patología y citarle en todo caso para realizar alguna prueba complementaria y las mínimas y necesarias revisiones presenciales y procurando que sobre todo la psicoterapia la pueda realizar mediante teleconsulta.

15. El SII en la infancia y la adolescencia

A mi hijo le duele la tripa muy a menudo. ¿Qué debo hacer?

Muchos niños presentan dolor abdominal a menudo (dolor abdominal crónico). La mayoría de las veces se trata de un dolor abdominal funcional, que no reviste ninguna gravedad y por lo tanto no es necesario estar preocupado y tampoco es necesaria una atención urgente. En ese caso lo importante es adoptar medidas por los padres encaminadas a que su hijo no pierda horas del colegio y el dolor no acabe constituyendo una forma de obtener recompensas (más atención, menos deberes, menor responsabilidad) por parte de su familia.

Entre un 13 y un 38% (según los estudios) de los niños y adolescentes experimentan dolor abdominal todas las semanas y hasta un 24% de niños presentan síntomas que duran más de 8 semanas

El dolor agudo, el que presenta un niño al que nunca o casi nunca le duele la tripa o un dolor con unas características claramente distintas de las del dolor que presenta habitualmente, requiere habitualmente valoración rápida para descartar un problema urgente

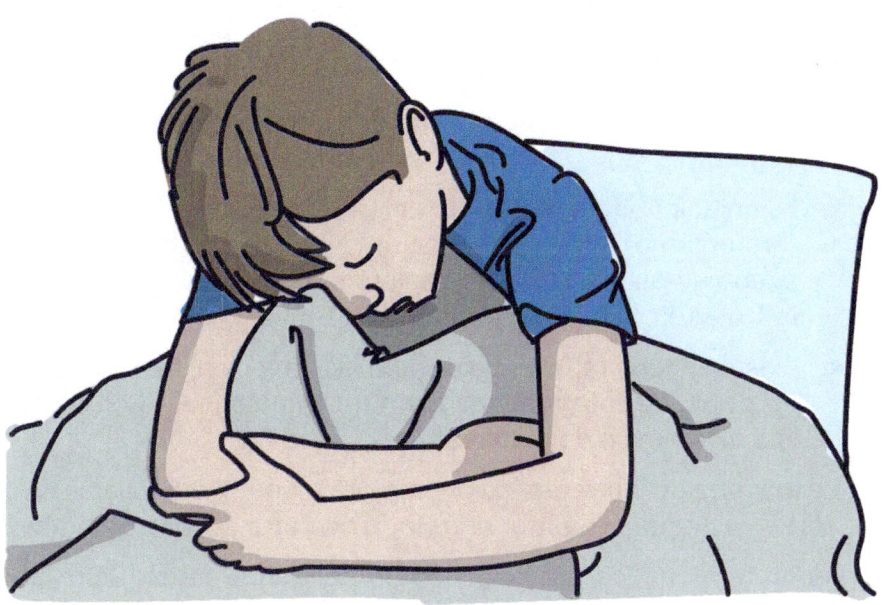

El SII es un problema muy frecuente en niños y adolescentes. Si se presentan síntomas nocturnos es especialmente necesario consultar lo antes posible para descartar otras patologías

A veces en los niños con dolor abdominal frecuente, cuando presentan un problema de otro tipo, se tienden a diagnosticar más tarde porque la familia está habituada a que se queje y ello puede retrasar el diagnóstico, por eso los padres deben estar atento a los cambios.

¿Qué pruebas necesita realizarse un niño con dolor abdominal frecuente?

En primer lugar, es preciso tener en cuenta unos datos que pueden hacer pensar que existe un problema que puede requerir atención precoz.

- Pérdida de peso o enlentecimiento del crecimiento
- Vómitos
- Dolor nocturno que lo despierta
- Ulceras recurrentes (frecuentes) en la boca
- Sangrado en las heces
- Pérdida de apetito y cansancio
- Lesiones en la piel

- Dolor en las articulaciones
- Fiebre
- El dolor ocurre en alguna zona del abdomen alejada del ombligo
- Es un dolor diferente al habitual (más intenso, más prolongado, nocturno, en una localización diferente...), o que presenta síntomas asociados que previamente no presentaba (vómitos, diarrea, fiebre, etc.)
- Existe historia familiar de celiaca, de infección por helicobacter pylori, de enfermedad inflamatoria intestinal (Crohn o colitis ulcerosa) o de pancreatitis

La mayoría de las veces no presentará ningún dato de alarma y podrá ser visto por el gastroenterólogo pediatra de forma electiva.

Las enfermedades más frecuentes pueden producir dolor abdominal en la infancia o adolescencia son las siguientes:

- SII
- Estreñimiento crónico
- Intolerancia a la lactosa
- Intolerancia a la fructosa
- Enfermedad celiaca
- Enfermedad por reflujo gastroesofágico y úlcera péptica
- Infección por Helicobacter Pylori
- Parásitos
- Alergia a alimentos y esofagitis eosinofílica
- Enfermedad inflamatoria intestinal (E. de Crohn o colitis ulcerosa)

¿Son molestas las pruebas que se debe realizar un niño para llegar al diagnóstico?

En general debe tranquilizar a su hijo cuando acuda a la consulta de gastroenterología pediátrica. Es posible que ni siquiera precise realizarse una extracción de sangre, algo que a menudo preocupa a los niños.

Pruebas complementarias para llegar al diagnóstico

- Ecografía abdominal
- Test de hidrógeno/metano en aliento de tolerancia a la lactosa y a la fructosa
- Test del helicobacter pylori (en aliento o en las heces)
- Test de la calprotectina fecal y de parásitos (en heces)
- Test serológicos para descartar enfermedad celíaca (en sangre) o una enfermedad inflamatoria o infecciosa (hemograma, PCR)
- Pruebas realizadas sólo excepcionalmente
- pHmetría de 24 horas
- Endoscopia digestiva (gastroscopia, colonoscopia)
- Otras (TC, resonancia magnética, etc)

Las pruebas más comunes son una ecografía abdominal que permite descartar una apendicitis aguda, un Crohn o una colitis ulcerosa o patología más grave como un tumor, y que no resulta en absoluto molesta. Los test de tolerancia a la lactosa y a la fructosa consisten en tomar lactosa y fructosa en una cantidad adecuada a su peso y soplar en unas bolsas para medir el hidrógeno y el metano. El helicobacter pylori también se diagnostica mediante un test del aliento o con un análisis de heces. Al igual que en adultos, la mayoría de las veces no tiene relación con los síntomas del paciente. Para descartar una enfermedad inflamatoria intestinal suele ser suficiente, además de la ecografía, una prueba en las heces que se llama calprotectina. Para descartar parásitos los estudios también se realizan en las heces.

Las únicas pruebas que requieren hoy por hoy una extracción de sangre es la exclusión de enfermedad celiaca y la determinación de la inmunoglobulina "e" específica frente a alimentos cuando se sospecha alergia alimentaria.

Los estudios endoscópicos o la pHmetría de 24 horas se reservan para cuando existe una sospecha evidente de un Crohn o una colitis ulcerosa o de una enfermedad por reflujo grave.

La causa más frecuente de dolor abdominal en los niños es el dolor abdominal funcional o el SII

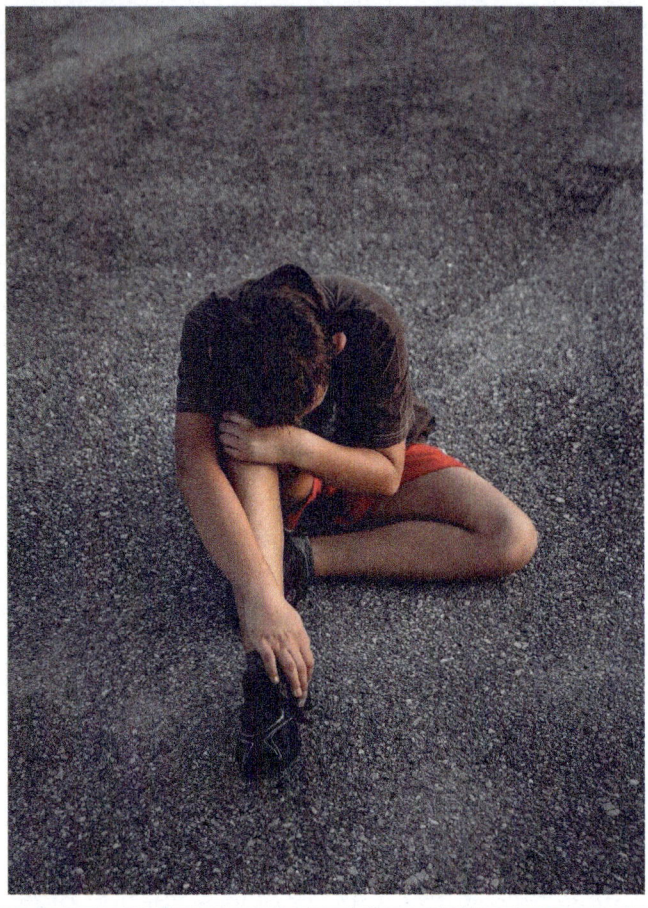

El SII altera de forma notoria la calidad de vida de los niños y adolescentes, en ocasiones pierden horas lectivas. Es probable que si se actúa de forma correcta se puede evitar que esa patología persista en la vida adulta

En la gran mayoría no se encuentran causas anatómicas, inflama-torias/infecciosas, metabólicas o neoplásicas (tumores) después de una evaluación cuidadosa. Si el único síntoma es el dolor se diagnostica de dolor abdominal funcional, pero si se asocia, estre-ñimiento, diarrea o ambos, cambios en la forma o aspecto de las heces o existen cambios en la intensidad del dolor relacionados con la deposición, el diagnóstico suele ser un SII.

El tratamiento más importante y eficaz en la mayoría es que el médico (sea el pediatra o el gastroenterólogo pediátrico) les escuche cuidadosamente, con el tiempo necesario, todos y cada uno de sus problemas, se interese por ellos, le explique, junto con los padres, el posible origen de los mismos, la ausencia de gravedad del proceso y los recursos existentes para mejorar la calidad de vida y muy especialmente para que no pierda horas lectivas (dieta, probióticos, antiespasmódicos, antidiarreicos e incluso determinados psicofármacos a dosis bajas así como tratamiento psicológico en los casos que no responden al tratamiento habitual).

Existen sin duda casos especialmente difíciles de tratar y en los que es necesaria una participación de los padres, basándose en el modelo biopsicosocial de estos problemas en los que están implicados factores genéticos, fisiológicos (motilidad) y psicológicos (estrés, apoyo social).

Si no se actúa de forma adecuada, muchos niños seguirán padeciendo dolor abdominal funcional o SII en la edad adulta

Aunque la referencia a factores psicológicos a menudo sorprende a los padres, existe una interacción evidente entre el cerebro y el aparato digestivo, sobre todo a través de una hormona que es la serotonina y en muchos pacientes, al igual que en los adultos, existe un aumento de la sensibilidad visceral, que es una especie de percepción amplificada a nivel cerebral de los cambios que ocurren en el aparato digestivo (o en otros órganos), percepción que en ocasiones es preciso disminuir mediante psicofármacos. Por otra parte, el cerebro envía a menudo señales equivocadas al intestino que potencian el síntoma, que contribuyen a perpetuar el mismo, y existen procedimientos como la terapia cognitivo-conductual, la relajación y la imaginación o "visualización" por el niño de una escena relajante y agradable cuando ya ha eliminado la tensión de sus músculos, y durante la cual es posible sugestionarle para que sea capaz de controlar los síntomas intestinales.

16. Lo que tienes que saber sobre el SII si sólo dispones de 15 minutos

Esta es una información que con frecuencia les escribo a mis pacientes que me consultan por email o por videoconferencia, cuando el diagnóstico final es un SII.

No leas el contenido si en estos momentos estás preocupado o si tienes actividades importantes pendientes.

Si presentas dolor abdominal, marcada distensión o sensación de ocupación en el abdomen procura que nadie ni nada te moleste, relájate y toma un tiempo para practicar respiración diafragmática durante al menos un par de minutos. No importa si no lees entero el capítulo ahora, no te preocupes, ya encontrarás otro momento para hacerlo.

¿Qué es el SII?

El SII es un problema de salud muy frecuente (afecta a más del 10% de las personas, así que no te sorprendas si tú eres una de ellas) que se experimenta en el abdomen, fundamentalmente en los intestinos. Hasta ahora se consideraba un "trastorno digestivo funcional", queriendo transmitir que se trataba de un problema que tenía que ver únicamente con el aparato digestivo y concretamente con una alteración en su función (como un reloj suizo que tiene todas las piezas impecables, pero no está bien regulado de forma que adelanta o atrasa), aunque recientemente se le considera un trastorno de la interrelación intestino-cerebro (en inglés DGBI o "Disorder of the Gut-Brain Interaction") porque no existe de un problema en la "comunicación" entre el sistema nervioso central (fundamentalmente el cerebro) y el sistema nervioso entérico (también denominado "cerebro intestinal"). Aunque cuando se realizan exámenes complementarios, por complejos y sofisticados que sean, los resultados suelen ser normales, como ocurre cuando un paciente presenta dolor de cabeza o una contractura muscular, eso no significa que no se pueda diagnosticar correctamente mediante una historia clínica cuidadosa y por supuesto tratarlo de forma adecuada.

A menudo el paciente nos dice: "Es imposible que con lo que me duele no me encuentre nada, no me puedo creer que todos los exámenes que me está realizando resulten normales".

La parte buena del SII es que nunca acaba produciendo daño en los intestinos (como ocurre por ejemplo con la enfermedad de Crohn) ni cáncer, ni hemorragias internas. Además, disponemos de medios para tratarlo de forma eficaz. La mayoría de las personas con SII pueden controlar sus síntomas a través de la dieta, el manejo del estrés y de los medicamentos prescritos por sus médicos.

La parte mala es que es un trastorno crónico (a menudo dura años o toda la vida, aunque el paciente pasa a menudo largas temporadas sin molestias) con el que es preciso convivir y por ello puede alterar de forma notable la calidad de vida. Muchos pacientes llegan a la consulta muy afectados física, emocional y socialmente.

¿Cuáles son los síntomas?

Uno de los síntomas que más altera la calidad de vida es el **dolor abdominal**, que puede aparecer a cualquier hora y en cualquier localización del abdomen y que no suele ocurrir durante la noche. Con frecuencia se agrava con algunas comidas y se modifica (en general mejora) con la deposición.

Otro síntoma muy molesto es la **distensión abdominal**, la sensación de ponerse el abdomen como un globo, con la necesidad incluso de cambiar la talla sobre todo a medida que transcurre el día, pues algunas mujeres llegan a describir este problema como un "embarazo a término".

En el SII se producen también cambios en la morfología de las heces: Algunos pacientes con SII presentan **diarrea**, hasta varias deposiciones al día, con heces de consistencia incluso líquida, y a veces con la necesidad de acudir con urgencia al inodoro, en otros predomina el **estreñimiento** (no hacen la deposición en varios días, y hacerla les supone un gran esfuerzo y en general la consistencia de las heces está aumentada, a veces como bolas de cabra, por lo que se denominan "heces caprinas"). En otros pacientes **se suceden periodos de estreñimiento y diarrea**. En el primer caso hablamos de SII-D (SII-diarrea) en el segundo de SII-E (SII-estreñimiento) y en el último aso de SII-M (SII mixto)

Finalmente puede producirse un aumento de ruidos intestinales y meteorismo o flatulencia (en ocasiones los gases son especialmente malolientes)

Si padeces los síntomas anteriores más de tres veces al mes, durante más de tres meses, sería conveniente que hablases con tu médico. No pierdas al tiempo haciendo dietas o tomando suplementos por tu cuenta, con la esperanza de que los síntomas desaparezcan. Informa a tu médico acerca de todos tus síntomas para obtener el mejor plan de tratamiento para ti. **El SII lo debe diagnosticar un médico**.

A menudo el paciente cuando acude al médico lleva meses o años tratando de indagar y solucionar sus síntomas, con diagnósticos **como intolerancia a alimentos, "gases", "nervios al estómago", alteraciones en la flora intestinal, alteraciones en la permeabilidad intestinal**, suprimiendo alimentos, tomando complementos alimenticios... vamos, **dando palos de ciego**, sin una solución satisfactoria.

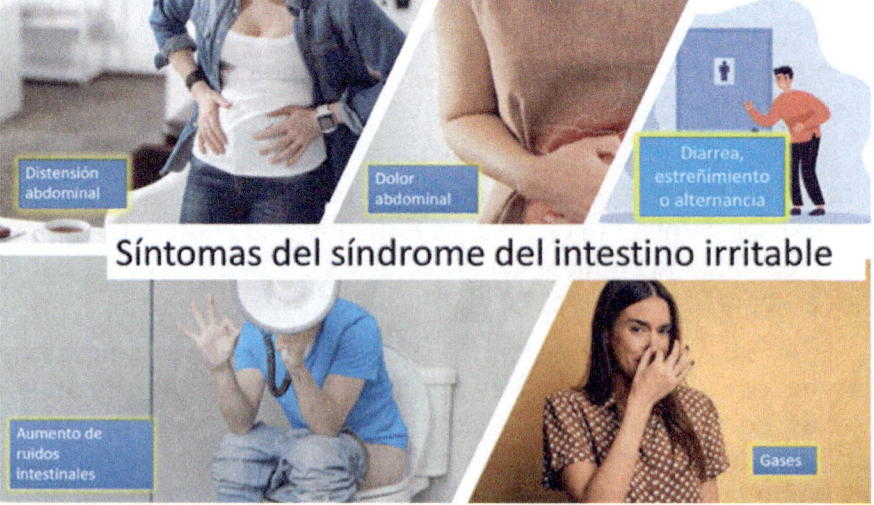

Síntomas del síndrome del intestino irritable

La consulta a tu médico no debería demorarse si te encuentras en alguna de las circunstancias siguientes (**datos de alarma**). Aunque lo más probable es que tu doctor te acabe dando buenas noticias, **no arriesgues tu salud**.

● Edad mayor de 50 años
● Antecedentes familiares o personales de cáncer del aparato digestivo, de pólipos en el intestino, de Colitis ulcerosa o de Enfermedad de Crohn o de enfermedad celiaca
● Dolor de estómago o en el resto del abdomen que te despierta por la noche o que es tan intenso que te obligó a solicitar atención urgente en alguna ocasión
● Vómitos
● Fiebre
● Pérdida de peso o apetito de forma no intencionada y no explicable por otras causas
● Dificultad progresiva para deglutir (disfagia). Se te queda la comida "parada" en el esófago e incluso precisas expulsarla (vomitarla) de nuevo
● Dolor durante la deglución de alimentos
● Más cansancio del habitual
● Anemia, sin una causa evidente
● Vomitas sangre (generalmente como poso de café)
● Diarrea de más de 1 mes de duración, sobre todo si te ocurre por la noche
● Heces con sangre o de color negro (como el alquitrán) especialmente pegajosas y malolientes (heces melénicas)
● No te confíes cuando veas sangre en las heces, aunque estés diagnosticado de hemorroides, sobre todo si tu edad es mayor de 50 años
● Cirugía previa en el estómago
● Ictericia (coloración amarilla de la piel y conjuntiva)
● Si notas una masa en el abdomen o te palpas ganglios (en el cuello, las axilas o las regiones inguinales)
● Test de sangre oculta en las heces positivo

¿Por qué se produce el SII?

El SII resulta de una combinación de muchos factores que pueden cambiar el funcionamiento de tu tracto gastrointestinal. Es posible que todos ellos influyan en mayor o menor grado en todos los pacientes. Algunos empeoran de forma manifiesta con determinados alimentos, otros en cambio lo hacen con el estrés, en algunos pacientes la enfermedad aparece después de una infección intestinal (una gastroenteritis aguda)... Por ello no sirve el mismo tratamiento para todos.

A continuación, te expongo las que son las principales causas del SII, aunque probablemente no se conocen todas y por ahora tampoco conocemos con detalle el mecanismo que va desde la causa hasta los síntomas.

Causas del síndrome del intestino irritable

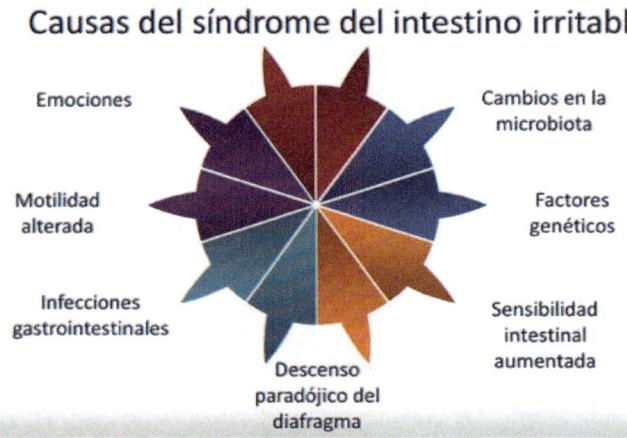

- **Factores genéticos:** El SII es más común en determinadas familias, tal vez no tanto porque existan determinados genes alterados, que sí existen, sino también porque algunos problemas del SII como el descenso paradójico del diafragma, la sensibilidad visceral aumentada o la disfunción cerebro-intestino podrían aprenderse de forma subconsciente de otros miembros de la familia.

- **Los alimentos.** Algunos azúcares como la lactosa y la fructosa, los alimentos con gluten y sobre todo aquellos con elevado contenido en FODMAPs (oligosacáridos, disacáridos, monosacáridos y polioles fermentables) agravan de forma manifiesta los síntomas en algunos pacientes. Los FODMAPs son nutrientes que al ser fermentados por la flora bacteriana de nuestro colon liberan abundante gas y producen alteraciones en el hábito intestinal, a menudo diarrea, pero en ocasiones estreñimiento (cuando se libera sobre todo gas metano en la fermentación). Lo curioso es que las personas que no padecen SII pueden ingerir una cantidad ilimitada de dichos alimentos sin que les produzcan molestias, por lo que han de existir otros factores implicados, sobre todo hipersensibilidad visceral.

- **Cambios en la flora intestinal (microbiota).** En el SII se produce disbiosis, es decir, se altera la cantidad y probablemente el metabolismo de determinadas bacterias, lo que probablemente contribuye a los síntomas. Se pretende que determinados patrones de disbiosis son de utilidad para diagnosticar un SII, aunque por el momento no es recomentable fiarse sólo de esas pruebas.

- **Infecciones gastrointestinales:** En algunos pacientes el SII aparece después de una gastroenteritis aguda.

- **Dismotilidad:** Se trata de una regulación deficiente de las contracciones musculares del tracto gastrointestinal que causa un movimiento anormal. Al igual que ocurre con el gas que se produce cuando se ingieren alimentos ricos en FODMAPs se ha visto que muchas personas presenten también dismotilidad, es decir, patrones de contracción intestinal alterados, pero sin embargo no presentan síntomas. Probablemente también ha de concurrir una hipersensibiliad visceral para que la dismotilidad produzca síntomas.

- **El sistema nervioso entérico y el trastorno en la interrelación intestino-cerebro.** Como decíamos al comienzo, al SII se le considera actualmente un trastorno en la interacción intestino-cerebro, lo que fundamentalmente ocasiona dos problemas que tienen mucho que ver con la aparición de los síntomas.

  ■ **Descenso paradójico del diafragma**: En las personas que no padecen SII cuando ingieren alimentos se produce una elevación del diafragma que aumenta el espacio en el abdomen de modo que el sujeto no percibe molestia alguna; en cambio en muchos pacientes con SII se produce un descenso paradójico inconsciente del diafragma que contribuye a la marcada distensión abdominal creando la sensación de que existe mucho gas; incluso en ocasiones el paciente tiene la sensación de no poder respirar bien. El aumento es real, en ocasiones de varios cm en el perímetro abdominal, aunque no porque exista más gas, sino porque si en un cilindro se disminuye la altura necesariamente aumenta el perímetro. ¿Verdad que no te lo puedes creer? Revisa en otro momento el capítulo 8 (apartado 8.2.5) y te sorprenderás.

■ **Hipersensibilidad visceral**: Probablemente este es uno de los factores más importantes en la aparición de los síntomas. El sistema nervioso autónomo, con sus neurotransmisores, las hormonas e incluso productos metabólicos de la flora bacteriana **tornan al cerebro más sensible hasta el punto de que éste detecta como anómalas funciones del intestino que son normales, por otra parte el estrés, igualmente a través del sistema nervioso y de diversas hormonas altera más la función intestinal que en personas normales.** Uno de los objetivos del tratamiento es romper ese círculo vicioso.

Revisa someramente la figura y no te preocupes si no la entiendes bien, en el capítulo 8 está explicada con todo detalle.

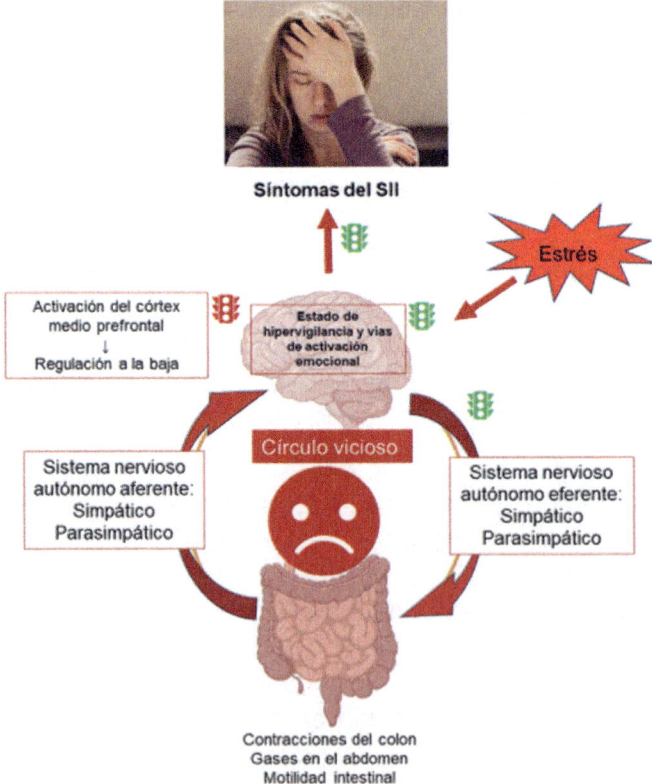

Síntomas del SII

Estrés

Activación del córtex medio prefrontal
↓
Regulación a la baja

Estado de hipervigilancia y vías de activación emocional

Círculo vicioso

Sistema nervioso autónomo aferente:
Simpático
Parasimpático

Sistema nervioso autónomo eferente:
Simpático
Parasimpático

Contracciones del colon
Gases en el abdomen
Motilidad intestinal

¿Qué pruebas de tengo que realizarme para diagnosticarme un SII?

Se trata de llegar a un diagnóstico fiable con el menor número de exámenes complementarios posible (los necesarios e imprescindibles).

Para saber si padeces SII, tu médico le solicitará algunas pruebas, aunque lo fundamental es la historia clínica, porque, al contrario que en otras muchas enfermedades, no existe un hallazgo que nos permita hacer el diagnóstico. El diagnóstico se realiza porque los síntomas que el paciente nos cuenta son compatibles con la enfermedad y las **pruebas complementarias se realizan para descartar un problema de salud diferente como una infección, una enfermedad inflamatoria intestinal o un tumor, que pueden presentar síntomas similares**.

Si no se encuentra ningún otro problema que esté causando sus síntomas, probablemente se trata de un SII, pero sólo tu médico puede confirmarlo.

Lo más importante es una **historia clínica detallada**, en la que con confianza le cuentes a tu médico todo lo que te ocurre, lo que agrava tus síntomas y todo lo que afecta a tu calidad de vida.

El médico te explorará, te realizará muy probablemente unos análisis de sangre y de heces, una ecografía abdominal y unas pruebas de malabsorción de azúcares (lactosa, fructosa y sorbitol).

Si todo es normal, seguramente no precises realizar más exámenes complementarios. En algunas casos puede ser necesario realizar otros estudios, fundamentalmente una colonoscopia.

Rara vez son necesarios más exámenes y ha de llegar un momento en el que incluso si no mejoras, no es cuestión de seguir investigando, sino de adoptar los cambios oportunos en el tratamiento.

Muchos pacientes llegan a la consulta con estudios de intolerancia a alimentos mediante la determinación de la Ig G específica, que hoy por hoy no parece aportar nada al diagnóstico, otros con un test de microbiota realizado, que sí puede aportar información para el tratamiento, pero que por ahora no se recomienda en la práctica clínica habitual.

Prolongar hasta el infinito las pruebas no sólo no mejora la enfermedad sino que cada vez genera más ansiedad en el paciente, lo que a su vez contribuye a aumentar los síntomas.

¿Cuál es el tratamiento más recomendable para mí?

Existen muchas opciones de tratamiento para ayudarte y muchas probabilidades de que, con las medidas adecuadas, aunque no te cures, mejores de forma manifiesta e incluso te olvides de la enfermedad y de sus síntomas durante largos periodos de tiempo.

La primera opción es, si estás correctamente diagnosticado, explicarte sin más que se trata de un problema benigno, asegurar que el diagnóstico es correcto y si los síntomas te molestan poco, no administrarte tratamiento alguno. Se trata de una opción razonable que no te va a ocasionar consecuencia alguna grave en el futuro. A muchos pacientes les basta con saber lo que les ocurre y los motivos. Con eso se quedan tranquilos y afortunadamente no necesitan nada más.

Dado que el estrés es un factor que contribuye a los síntomas, estos desaparecen simplemente con esa medida tan sencilla, cuando el paciente deja de estar preocupado. Para ello es preciso que los médicos nos ganemos la confianza del paciente, seamos muy meticulosos en la historia clínica y realicemos las pruebas diagnósticas necesarias para no cometer errores.

Cuando se administra un tratamiento, este debe ser personalizado, porque los síntomas no son idénticos en todos los pacientes (recuerda por ejemplo que en unos pacientes predomina el estreñimiento y en otros la diarrea y el tratamiento es por lo tanto diferente), y los factores que los agravan y el modo como afectan a la vida diaria también son diferentes. No existen enfermedades sino enfermos.

Debes adoptar algunos cambios en el estilo de vida que suelen resultar muy útiles. Procura llevar una vida saludable, adoptando un horario de comidas, así como sencillas medidas para perder peso (si presentas aumento de peso), para dormir mejor y para reducir el estrés. El ejercicio es muy importante. Revisa en otro momento el capítulo 16 si quieres conocer más detalles.

Ciertos alimentos como la cafeína, las grasas o el alcohol pueden causar heces blandas en muchas personas, pero es más probable que afecten a las personas con SII.

Sobre todo si has comprobado de forma reiterada que determinados alimentos agravan de forma manifiesta tus síntomas, debes seguir una dieta baja en FODMAPs (Los FODMAPs son hidratos de carbono que al ser metabolizados por las bacterias mediante el proceso de fermentación en ausencia de oxígeno, motivan la liberación de gran cantidad de gas y de otras sustancias que pueden alterar la motilidad produciendo generalmente diarrea).

Habitualmente esta dieta se sigue durante unas 4 semanas y si no se experimenta mejoría se retorna a la alimentación habitual, pero si el paciente mejora, deber ir introduciendo alimentos con más contenido en FODMAPs casi uno a uno para llegar a un estado de equilibrio que le permita seguir una dieta variada y que el mismo tiempo le resulte tolerable.

Si eres de las personas que usa aplicaciones de su móvil, actualmente ya están disponibles algunas muy útiles para seguir una dieta baja en FODMAPs, para ayudarte a relajarte, para entrenar respiración diafragmática e incluso algunas utilizan la hipnosis para conseguir que mejores. Pueden ser muy útiles y si otras medidas te fallan merece la pena intentarlo.

Los complementos a base de fibra pueden resultar útiles para regular el hábito intestinal (reducen tanto el estreñimiento como la diarrea) y pueden desempeñar el papel de prebióticos ("alimento" selectivo de determinadas bacterias saludables), debe emplear preparados de fibra soluble, que se toleran mejor, pero incluso estos te pueden producir gas y dolor y en ese caso generalmente es preciso suspenderlos.

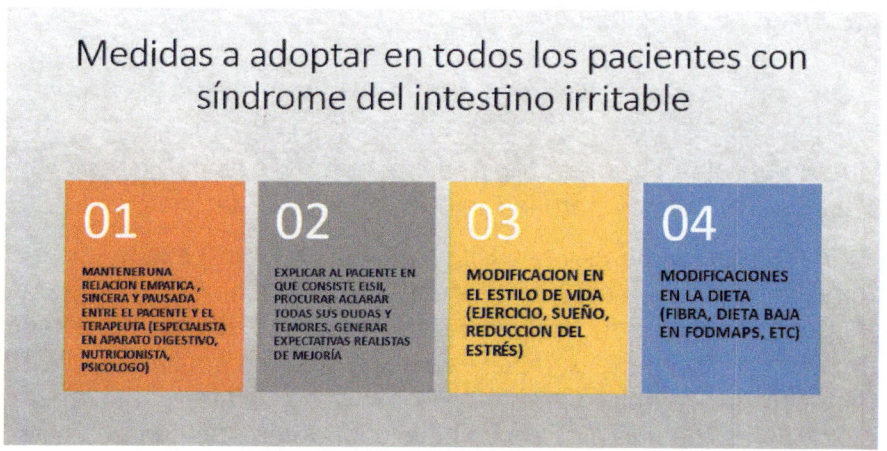

Medidas a adoptar en todos los pacientes con síndrome del intestino irritable

01 MANTENER UNA RELACION EMPATICA, SINCERA Y PAUSADA ENTRE EL PACIENTE Y EL TERAPEUTA (ESPECIALISTA EN APARATO DIGESTIVO, NUTRICIONISTA, PSICOLOGO)

02 EXPLICAR AL PACIENTE EN QUE CONSISTE ELSII, PROCURAR ACLARAR TODAS SUS DUDAS Y TEMORES. GENERAR EXPECTATIVAS REALISTAS DE MEJORIA

03 MODIFICACION EN EL ESTILO DE VIDA (EJERCICIO, SUEÑO, REDUCCION DEL ESTRÉS)

04 MODIFICACIONES EN LA DIETA (FIBRA, DIETA BAJA EN FODMAPS, ETC)

Algunos complementos alimenticios (probióticos) pueden resultar útiles pero no andes a tontas y a locas dilapidando el dinero, déjate aconsejar por tu médico o en su defecto por un farmacéutico o un nutricionista. Los complementos alimenticios están sujetos a una supervisión muy laxa (mucho menor que los medicamentos) y no se les exige ensayos clínicos que demuestren su eficacia, únicamente que sean inofensivos para la salud.

Uno de los retos que tiene planteada la medicina actual es modificar la microbiota, que está alterada en los pacientes con SII. Algunos probióticos como el bifidobacterium longum pueden mejorar a los pacientes, aunque en este campo terapéutico todavía existen muchas lagunas de conocimiento.

Muchos pacientes con SII con estas simples medidas mejoran de una forma manifiesta.

Si bien todo lo anterior es fundamental, no lo es menos prescribir medicación específica para tratar los síntomas predominantes. Si lo que más altera la calidad de vida es el dolor empleamos alguno de los medicamentos que se denominan **antiespasmódicos**; si predomina la diarrea **fármacos astringentes (antidiarreicos)** y si predomina el estreñimiento, **laxantes**. Estas sustancias no son complementos alimenticios, sino fármacos, sometidos a rigurosos controles y supervisión por los organismos farmacéuticos, pero algunos pueden producir efectos secundarios y por ello suelen requerir prescripción médica.

Por lo tanto los pacientes requieren un tratamiento personalizado teniendo también en cuenta la alteración que los síntomas producen en su calidad de vida.

¿Qué ocurre cuando todas las medidas terapéuticas habituales no comportan un beneficio evidente?

Que no cunda el pánico. No te desesperes. Todavía quedan muchas oportunidades para la mejoría.

En muchos pacientes con SII (o tal vez en todos) existe un trastorno en la interrelación o "comunicación" intestino-cerebro. Este trastorno es el que origina la **hipersensibilidad visceral**, ese estado de alerta permanente que tiene el cerebro de los pacientes con SII para captar cualquier cambio nimio en la motilidad o en la secreción y avisar de que algo no va bien, cuando en realidad no es así.

Además, el cerebro de los pacientes con SII es, como comentamos, especialmente sensible al estrés, enviando rápidamente señales al intestino que producen trastornos en su secreción y en su motilidad ante situaciones que a otras personas no les afectarían.

Si el trastorno en la interrelación intestino-cerebro es muy marcado, por mucho que actuemos en el intestino, es decir, en la diana, si no lo hacemos también en el sistema nervioso entérico e incluso en el sistema nervioso central (en nuestro cerebro) no conseguimos que el paciente mejore.

Este cambio de paradigma es difícil de comprender por el paciente, pero a veces es la única forma de conseguir que mejoren los pacientes con un SII refractario a los tratamientos convencionales.

Cuando los síntomas persisten y el paciente sigue con síntomas es necesario plantearse un tratamiento multifactorial, en el que intervenga además del especialista de digestivo, un nutricionista y un psicólogo experto en SII. Incluso es preciso introducir en el arsenal terapéutico psicofármacos, inicialmente a dosis bajas (generalmente un grupo de fármacos muy conocidos que se denominan antidepresivos tricíclicos), pero en ocasiones incluso a dosis convencionales para actuar en el cerebro, sobre todo en pacientes que presentan un cuadro de angustia manifiesto o un problema depresivo asociado, con el objetivo de que este deje de emitir señales nocivas al intestino y captar signos de peligro sin que realmente esté ocurriendo nada grave en nuestro aparato digestivo.

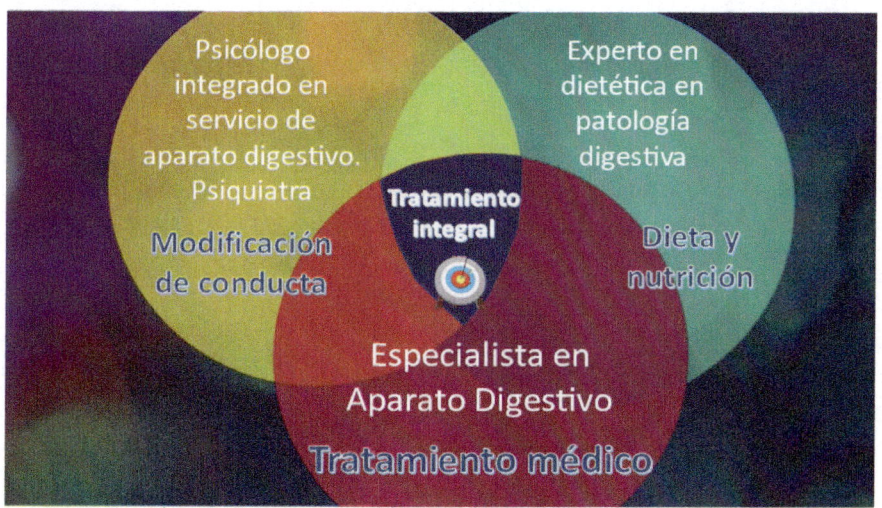

El fin y al cabo nuestro cerebro es el órgano que procesa todos los síntomas, absolutamente todos y el determinante de cómo esos síntomas nos afectan, si tenemos la resiliencia necesaria para superarlos, o por el contrario nos angustiamos, nos deprimimos y perdemos toda esperanza.

Para "mejorar" nuestro cerebro, es preciso conseguir que los mediadores bioquímicos, sobre todo aquellos de sosiego, de bienestar, los que nos hacen sentirnos felices, y en esta patología los que reducen el estado de "hipersensibilidad visceral" presenten unos niveles en las sinapsis de nuestras neuronas cuando menos "normales" y para ello disponemos de **psicofármacos,** por ahora no todo lo inofensivos y específicos que desearíamos, pero muy útiles. También es posible aprender a modificar nuestra conducta para ayudarnos a responder de una forma sana y no patológica al estrés y a otros estímulos que nos hacen sufrir, **la terapia cognitivo-conductual** y la **hipnosis.**

En la figura se muestra como el tratamiento integral del SII pasa en ocasiones por la participación de tres especialidades expertas en esta patología tan compleja y que tanto sufrimiento ocasiona a muchos pacientes.

La cirugía no resulta útil en los pacientes con SII, la extirpación del intestino sería una temeridad, con un riesgo que sobrepasa con creces el beneficio y en absoluto está demostrado que mejoren los síntomas. La explicación que suelo utilizar es la del "miembro fantasma", el dolor que siguen experimento los pacientes en un miembro a pesar de la extirpación de este.

En la figura siguiente te muestro la adaptación de una de las guías terapéuticas más actuales y fiables acerca del tratamiento del SII.

Algunos de dichos fármacos se reservan para situaciones muy excepcionales, e incluso son de uso hospitalario (no se venden en las farmacias).

Tratamiento del síndrome del intestino irritable

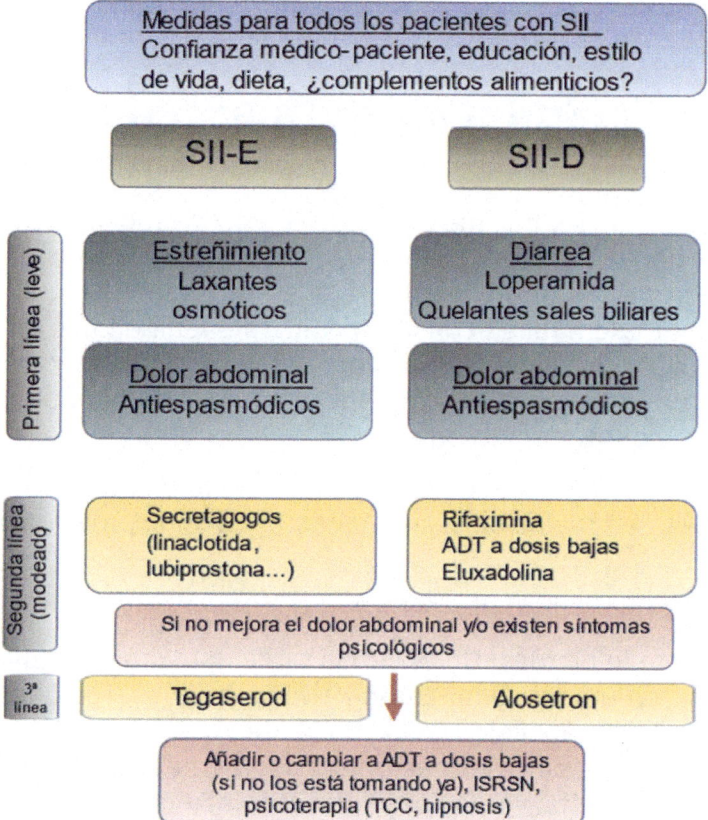

ADT: antidepresivos tricíclicos; ISRSN: Inhibidores selectivos de la recaptación de serotonina y noradrenalina: TCC: Terapia cognitivo-conductual

¿Qué riesgos o complicaciones me puede ocasionar el SII?

El SII es una enfermedad benigna que no conduce a problemas de salud más graves, como cáncer o enfermedad inflamatoria intestinal (EII, colitis ulcerosa o enfermedad de Crohn). La parte negativa es que se trata de una enfermedad crónica, que altera la calidad de vida y el paciente muchas veces no sabe encontrar el camino más adecuado para mejorar, aunque los médicos no estamos exentos de parte de culpa en ese deambular del paciente por laberintos equivocados **dando palos de ciego**.

17. Epílogo: Un final feliz

Yo me olvidé de Beatriz, me olvidé de Beatriz después de aquella consulta, decepcionante para ella y para mí, frustrante para ambos, tóxica para ambos. Recuerda que se trataba de una joven doctora en matemáticas con un brillante porvenir en una entidad bancaria, culta, inteligente, elegante, refinada, atractiva y sin embargo con mirada triste, desconfiada, a punto de echar por la borda su licenciatura y doctorado.

Después de un desencuentro tan manifiesto uno asume sus limitaciones, sus malos días, sus fracasos y decide pasar página y olvidarse.

Yo ya me había olvidado de Beatriz.

Pues no te lo pierdas. Un año más tarde aproximadamente entró Beatriz en mi consulta. Estaba citada, pero no suelo reparar en los nombres y apellidos de los pacientes hasta que están en la consulta. Por otra parte, en cualquier caso, ni me hubiese recordado de su nombre (tal vez las personas más afortunadas lo somos porque borramos rápidamente los recuerdos tristes, las frustraciones, el daño que nos han hecho algunas personas...)

Venía con un joven de aproximadamente su edad. En los 5 segundos después de verlos me puse en lo peor, me imaginé los escenarios más adversos: "He cometido un grave error médico, le detectaron alguna enfermedad y me lo viene a reprochar", "Algún profesional le confirmó sus problemas de permeabilidad intestinal y la ha sabido tratar correctamente: yo me quedé obsoleto por mi cabezonería de no hacer caso a las novedades", "Y encima viene con un familiar o un abogado a reprocharme mi fracaso".

Pero no, esa no era la razón de la consulta.

Su cara sonriente, algún kilo más, su aspecto más desenfadado e informal me hicieron suponer que no se trataba de malas noticias.

Beatriz llevaba 6 meses sin preocuparse en absoluto de sus gravísimas molestias. No había vuelvo a visitar a ningún profesional, no tomaba nada, no había vuelto a leer obsesivamente artículos acerca de su problema.

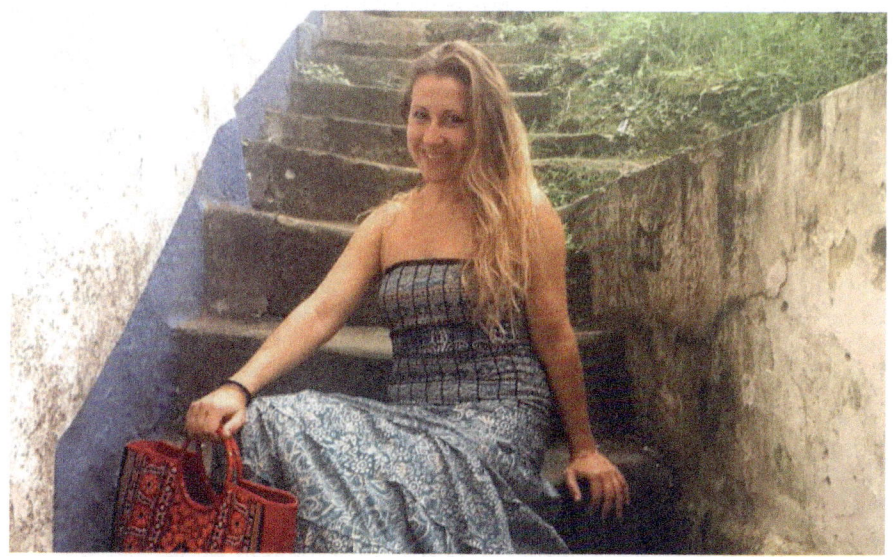

Beatriz llevaba 6 meses comiendo todos los alimentos que se le apetecía, nada le sentaba mal, disfrutaba de la comida.

Había reanudado su trabajo, estaba muy bien considerada, las relaciones con sus compañeros eran excelentes.

El chico que la acompañaba era su pareja... y estaban enamorados.

Los neurotransmisores, las hormonas implicadas en el amor, habían hecho el milagro: hacer que toda su energía se centrase ahora en su pareja, en su trabajo, en sus proyectos. Su cerebro priorizó la supervivencia de la especie, el poner en marcha todos los mecanismos para que una pareja se enamore y acaba teniendo hijos y dejó ciegas de un plumazo todas aquellas zonas y conexiones que tienen que ver con la sensibilidad visceral.

Ojalá Beatriz, que es una persona joven, valiosísima, extraordinariamente capacitada e inteligente haya encauzado su vida de una forma que la haga más feliz.

Tú conoces muchas situaciones en las que el cerebro no experimenta dolor, porque prioriza otras tareas. Ni siente dolor el torero con una grave cogida en el muslo, ni el ciclista que ha sufrido una caída grave ni muchas veces el futbolista al que le han dado una patada y producido una fuerte contusión en el tobillo (ya ves que después de unos segundos de lamentarse teatralmente, cuando el árbitro pita falta al contrario, se recuperan instantánea y milagrosamente).

No es necesario que uno se enamore de una pareja; aunque los efectos no sean tan espectaculares, uno se puede enamorar de su trabajo, de alguna de sus pasiones, de tantas y tantas oportunidades que nos ofrece hoy la vida para disfrutar del tiempo libre, la familia, los amigos, la cultura, la naturaleza.

Enamórate de ti mismo y ya verás como todo lo demás viene solo, inesperadamente. Ten la mente abierta y aprende a captarlo.

La capacidad de afrontar las adversidades, de hacer frente a las mismas con espíritu de lucha, creciéndose en la adversidad, renaciendo más fuerte que nunca, se llama resiliencia, a pesar del estrés, a pesar de los riesgos de que uno pueda fracasar. La vida enseña que el fracaso está en que nuestro cerebro no lo intenta. Cuando nuestro cerebro lo intenta y se propone con firmeza un objetivo, sólo con ese gesto está asegurado el éxito en la mayoría de los casos.

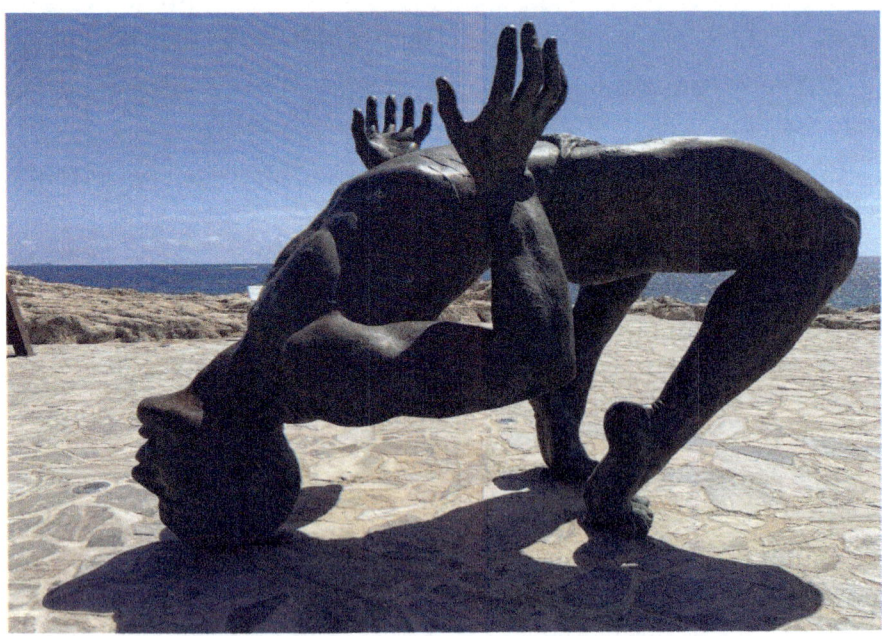

El GIGANTE DE SAL, junto al castillo de Moraira (Alicante). Es una escultura que celebra la vida la fuerza para levantarse tras caer (la resiliencia).

El Gigante de Sal

Coderch & Malavia

El Gigante de Sal es una oda a la fortaleza y capacidad humana para renacer tras tragedias colectivas como el COVID-19.

Es una enorme escultura situada junto al castillo de Moraira, un fortín que se encuentra sobre una elevación rocosa en esta localidad, del municipio de Teulada, provincia de Alicante.

Cocherch y Malavia crearon la pieza como un **símbolo de la resiliencia** de la sociedad. La resiliencia o entereza es la capacidad para adaptarse a las situaciones adversas con resultados positivos. Se inspiraron en el bailarín Fred Herrera en su interpretación de la danza Butoh, el baile japonés creado por Kazuo Ono y Tatsumi Hijikata tras el bombardeo de Hiroshima, como homenaje a la **capacidad del ser humano para reconstruirse después de grandes catástrofes.**

La escultura es un símbolo de celebración de la vida y de la fuerza para levantarse tras caer.

"Una y otra vez renacemos. No sólo nacemos del vientre de nuestra madre. Renacer es siempre necesario, en cada lugar y en cada momento. Una y otra vez".

Tatsumi Hijikata.

"La vida es demasiado importante como para tomársela en serio"

Óscar Wilde

18. Referencias bibliográficas

[1] Goodoory VC, Ng CE, Black CJ, Ford AC. Impact of Rome IV Irritable Bowel Syndrome on Work and Activities of Daily Living. Aliment Pharmacol Ther. 2022 Jul 6. doi: 10.1111/apt.17132. Epub ahead of print. PMID: 35794733.

[2] https://www.youtube.com/watch?v=tei4lb6RCuE

[3] https://www.marca.com/tiramillas/television/2021/12/15/61b9bdd122601db7528b461b.html

[4] Extraintestinal manifestations in irritable bowel syndrome: A systematic review. Bodil Ohlsson First Published August 9, 2022 Review Article. https://doi.org/10.1177/17562848221114558

[5] Sebastian Domingo JJ. Los nuevos criterios de Roma (IV) de los trastornos funcionales digestivos en la práctica clínica. Med Clin (Barc). 2017;148(10):464–468

[6] Fermín Mearin,*, Enrique Rey y Agustín Balboa Trastornos funcionales y motores digestivos. Gastroenterol Hepatol. 2016; 39(Supl 1) :3-13.

https://www.elsevier.es/es-revista-gastroenterologia-hepatolo-gia-14-articulo-trastornos-funcionales-motores-digesti-vos-S0210570516301698

[7] Camilleri, M., Zhernakova, A., Bozzarelli, I. *et al.* Genetics of irritable bowel syndrome: shifting gear via biobank-scale studies. *Nat Rev Gastroenterol Hepatol* (2022). https://doi.org/10.1038/s41575-022-00662-2

[8] Krutika Lakhoo, Christopher V. Almario, Carine Khalil, and Brennan M. R. Spiegel. Prevalence and Characteristics of Abdominal Pain in the United States. Clinical Gastroenterology and Hepatology 2021;19:1864–1872

[9] Food Allergies and Intolerances: A Clinical Approach to the Diagnosis and Management of Adverse Reactions to Food. Frances Onyimba, MD Sheila E. Crowe, MD Sarah Johnson John Leung, MD VOLUME 19, ISSUE 11, P2241-2251.E1, NOVEMBER 01, 2021 Gastroenterology Review @GIreview. Dec 27, 2021. Food allergies and intolerances CGH Nov 2021. https://cghjournal.org/article/S1542-3565(21)00075-6/fulltext

[10] Hind Hussein, Guy E. Boeckxstaens, Immune-mediated food reactions in irritable bowel syndrome,Current Opinion in Pharmacology, Volume 66, 2022, 102285, ISSN 1471-4892, https://doi.org/10.1016/j.coph.2022.102285. (https://www.sciencedirect.com/science/article/pii/S1471489222001126)

[11] Anna M Accarino, Frederic Pérez, Fernando Azpiroz, Santiago Quiroga, Juan-R. Malagelada. Published in Gastroenterology 2009. DOI:10.1053/j.gastro.2009.01.067

[12] Iribarren, C., Maasfeh, L., Öhman, L., & Simrén, M. (2022). Modulating the gut microenvironment as a treatment strategy for irritable bowel syndrome: A narrative review. Gut Microbiome, 3, E7. doi:10.1017/gmb.2022.6

[13] Bhattarai Y, Muniz Pedrogo DA, Kashyap PC. Irritable bowel syndrome: a gut microbiota-related disorder? Am J Physiol Gastrointest Liver Physiol. 2017 Jan 1;312(1):G52-G62. doi: 10.1152/ajpgi.00338.2016. Epub 2016 Nov 23. PMID: 27881403; PMCID: PMC5283907.

[14] https://www.saludigestivo.es/enfermedades-digestivas-y-sintomas/intolerancia-la-lactosa/

[15] https://www.saludigestivo.es/mes-saludigestivo/intolerancia-la-fructosa/

[16] https://www.aegastro.es/p/infogastrum/

[17] https://www.sapd.es/revista/2021/44/3/01

[18] Julien Tap, Muriel Derrien, Hans Törnblom, Rémi Brazeilles, Stéphanie Cools-Portier, Joël Doré, Stine Störsrud, Boris Le Nevé, Lena Öhman, Magnus Simrén, Identification of an Intestinal Microbiota Signature Associated With Severity of Irritable Bowel Syndrome, Gastroenterology, Volume 152, Issue 1, 2017,Pages 111-123.e8, ISSN 0016-5085, https://doi.org/10.1053/j.gastro.2016.09.049.

(https://www.sciencedirect.com/science/article/pii/S0016508516351745)

[19] Hugerth LW, Andreasson A, Talley NJ, et al No distinct microbiome signature of irritable bowel syndrome found in a Swedish random population Gut 2020;69:1076-1084.

[20] Nilholm, C.; Roth, B.; Ohlsson, B. A Dietary Intervention with Reduction of Starch and Sucrose Leads to Reduced Gastrointestinal and Extra-Intestinal Symptoms in IBS Patients. Nutrients 2019, 11, 1662. https://doi.org/10.3390/nu11071662

[21] https://www.aesan.gob.es/AECOSAN/web/seguridad_alimentaria/detalle/complementos_alimenticios.htm

[22] Katja Kovacic, MD Keri Hainsworth, PhD Prof Manu Sood, MD Prof Gisela Chelimsky, MD Rachel Unteutsch, BS Melodee Nugent, MA et al. Neurostimulation for abdominal pain-related functional gastrointestinal disorders in adolescents: a randomised, double-blind, sham-controlled trial. The Lancet Gastroenterology and Hepatology. VOLUME 2, ISSUE 10, P727-737, OCTOBER 01, 2017 DOI:https://doi.org/10.1016/S2468-1253(17)30253-4

[23] Shen YH, Nahas R. Complementary and alternative medicine for treatment of irritable bowel syndrome. Can Fam Physician. 2009 Feb;55(2):143-8. PMID: 19221071; PMCID: PMC2642499.

[24] Kaplan, A.L., Confair, D.N., Kim, K. et al. Bespoke library docking for 5-HT$_{2A}$ receptor agonists with antidepressant activity. Nature 610, 582–591 (2022). https://doi.org/10.1038/s41586-022-05258-z

[25] https://www.ucsf.edu/news/2022/09/423891/lsd-molecules-counter-depression-without-trip

Prácticamente el 100% de los pacientes con SII consiguen, con un tratamiento adecuado, una calidad de vida que limita muy poco su vida personal, familiar, laboral y social.

Ninguna medida terapéutica es inoportuna para mejorar al paciente con un SII, incluyendo por supuesto medidas que no se han mostrado más eficaces que el efecto placebo o terapias alternativas... siempre que la prioridad sea la mejoría del paciente y no se utilice su sufrimiento de forma interesada.

Entra en www.drlinaresdigestivo.es

Obtendrá información complementaria audiovisual en mi blog

¿Te ha gustado el libro? Recomiéndaselo a un amigo

Haga una reseña de este libro en Amazon

Seguir al autor Dr Antonio Linares Rodríguez

Twitter: @drlinaresonline

Facebook: https://www.facebook.com/drlinaresdigestivo/

Linkedin: Antonio Linares Rodriguez

Antonio Linares Rodríguez (A Pontenova 1956) Licenciado en Medicina y Doctor en medicina y cirugía por la Universidad de Oviedo. Especialista en Aparato Digestivo en el Hospital Universitario Central de Asturias.

Ha publicado "Para que no gane el olvido"

Más de Antonio Linares Rodriguez.

Para que no gane el olvido.

Printed by Amazon Italia Logistica S.r.l.
Torrazza Piemonte (TO), Italy

47113457R00159